M. Brool

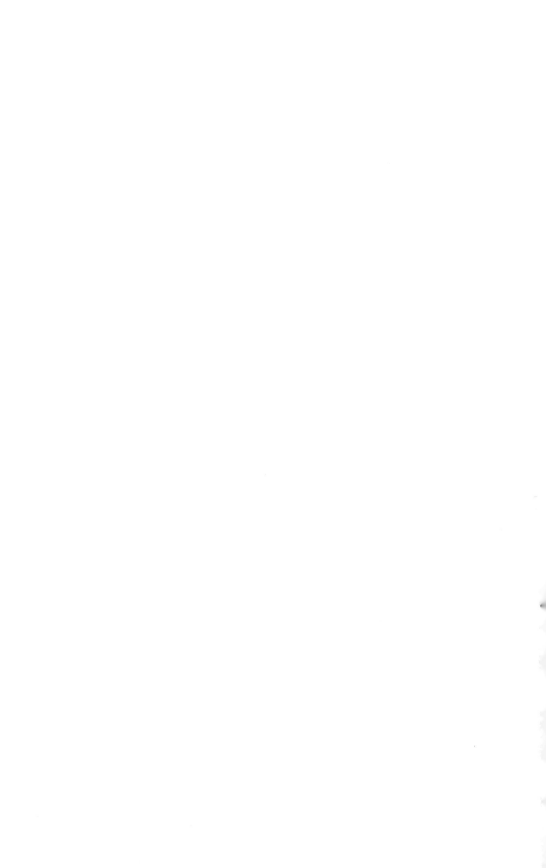

Müller-Frahling · Kasperzik
Biochemie nach Dr. Schüßler

Biochemie nach Dr. Schüßler

Grundlagen – Praxis – Antlitzanalyse

Margit Müller-Frahling, Sundern
Birte Kasperzik, Holzminden

Mit 60 farbigen Abbildungen, 11 Tabellen
und einem Arbeitsbogen zur Bedarfsermittlung

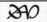 Deutscher Apotheker Verlag Stuttgart

Anschriften der Autorinnen:

Margit Müller-Frahling
Untere Kampstr. 23
59846 Sundern

Birte Kasperzik
Sollingbreite 22
37639 Bevern

Die in diesem Buch aufgeführten Angaben wurden sorgfältig geprüft. Dennoch können Autorinnen und Verlag keine Gewähr für deren Richtigkeit übernehmen.

Ein Markenzeichen kann warenrechtlich geschützt sein, auch wenn ein Hinweis auf etwa bestehende Schutzrechte fehlt.

Jede Verwertung des Werkes außerhalb der Grenzen des Urheberrechtsgesetzes ist unzulässig und strafbar. Die gilt insbesondere für Übersetzungen, Nachdruck, Mikroverfilmung oder vergleichbare Verfahren sowie für die Speicherung in Datenverarbeitungsanlagen.

Bibliografische Information der Deutschen Nationalbibliothek
Die Deutsche Nationalbibliothek verzeichnet diese Publikation in der Deutschen Nationalbibliografie; detaillierte bibliografische Daten sind im Internet über http://dnb.d-nb.de abrufbar.

ISBN 978-3-7692-4499-1

2., unveränderte Auflage September 2007
1. Auflage März 2007, erschienen bei der Wissenschaftlichen Verlagsgesellschaft mbH Stuttgart

© 2007 Deutscher Apotheker Verlag
Birkenwaldstraße 44, 70191 Stuttgart
www.deutscher-apotheker-verlag.de
Printed in Germany
Satz: primustype Robert Hurler GmbH, Notzingen
Umschlaggestaltung: Atelier Schäfer, Esslingen unter Verwendung eines Fotos von Focus, Hamburg
Druck & Bindung: Druckerei Auer, Donauwörth

Geleitwort

Die naturgemäßen Behandlungsmethoden erleben derzeit eine begrüßenswerte und hoffnungsvolle Renaissance. Immer mehr gesundheitsbewusste Menschen setzen auf ganzheitliche Heilweisen und sanfte Therapiemethoden.

Sowohl in Fach- als auch in Laienkreisen besteht ein zunehmend großes Interesse an Verfahren, die anstelle der konventionellen Medizin (alternativ) als auch ergänzend zu ihr (komplementär) eingesetzt werden. Es gibt eine Vielzahl von Krankheitsbildern und Befindlichkeitsstörungen, die die konventionelle Medizin nicht beheben kann. Als Medizinerin habe ich immer wieder sowohl bei schweren Erkrankungen als auch bei alltäglichen Beschwerden die Grenzen der Schulmedizin erfahren müssen.

Viele Fragen bleiben offen. Auch zu Beginn des 3. Jahrtausends kann oft noch nicht überzeugend erklärt werden, wieso es überhaupt zu manchen Erkrankungen kommt – und welche Kräfte letztlich die Heilung bewirken. Viele Medikamente wirken lediglich symptomatisch und sind nicht frei von unerwünschten Nebenwirkungen, es ist ein Abwägen zwischen Nutzen und Schaden. Mit Hilfe der Schüßler-Salzapplikation findet sich sowohl ein kausaler Therapieansatz, als auch eine Möglichkeit die körpereigenen Abwehr- und Selbstheilungskräfte zu unterstützen, ohne mit unangenehmen Nebenwirkungen rechnen zu müssen. So ist die Therapie mit Schüßler-Salzen als Regulationstherapie wichtiger Bestandteil der Naturheilkunde. Über eine sanfte Regulierung des Mineral- und Spurenelementhaushaltes ist es möglich, Störungen auszugleichen, ohne die Funktion der gesunden Zelle zu beeinträchtigen.

Mit diesem übersichtlichen und gut strukturierten Buch ist ein ideales Nachschlagewerk für geschulte Fachkräfte geschaffen worden. Über den detaillierten praktischen Teil hinaus finden sich sachkundige Darstellungen über theoretische Grundlagen, geschichtliche und biochemische Hintergründe sowie wichtige Hinweise zur ganzheitlichen Gesundheitspflege. Auch für den medizinisch interessierten Leser ist dieses Buch zu empfehlen. Für leichtere Erkrankungen ist in verständlicher Weise die Selbstmedikation ermöglicht, aber auch manch ganzheitlicher Zusammenhang zugänglich gemacht, bei schweren Erkrankungen oder fehlenden Heilerfolgen empfiehlt sich die medizinische Beratung durch geschulte Fachleute. Durch frühzeitiges Reagieren auf alltägliche Störungen ist mit Hilfe der Schüßler-Salze eine sinnvolle Selbsthilfe möglich, bei chronischen oder ernsthaften Erkrankungen eine begleitende Therapie gerechtfertigt.

Durch verständnisvolle, praxisbezogene Darstellungen ist dieses Buch als Handbuch einer ganzheitlichen Therapie für Fachkreise zu empfehlen, ebenso stellt es eine Bereicherung der Hausapotheke für medizinisch interessierte Leser dar.

Bei alledem versäumen die Autorinnen nicht, auf die Grenzen der Medikation ohne ärztliche Betreuung als auch auf die Grenzen der Methode an sich hinzuweisen.

Auch eine zunehmende Unzufriedenheit mit dem bestehenden Gesundheitssystem sowie ein grundlegend geändertes Verhältnis Arzt-Patient (verglichen mit dem klassischen Hausarzt der letzten Generation) lässt viele Menschen nach neuen Formen der Beratung und Therapie suchen.

Schon Hippokrates sagte seinen Patienten und Schülern vor mehr als 2000 Jahren: „Jeder muss selbst die Verantwortung für seine Gesundheit übernehmen". Die Medizin der Zukunft sollte sich frei von Vorurteilen als Synthese von Schulmedizin und naturheilkundlichen Methoden verstehen.

Sundern, im Frühjahr 2007   Dr. med. Maria Plitt-Becker

Vorwort

In den vergangenen Jahren erfreut sich die Biochemie nach Dr. Schüßler zunehmender Beliebtheit. Ursprünglich von Schüßler als Heilmethode für Ärzte entwickelt, hat sie sich durch ihre einfache und nebenwirkungsfreie Anwendung zu einem breit angewendeten Heilverfahren entwickelt. Die positiven gesundheitlichen Effekte, die mit den Mineralstoffen nach Dr. Schüßler erzielt werden, haben das Bedürfnis nach weiteren, modernen Ausarbeitungen der Biochemie nach Dr. Schüßler verstärkt. Wir freuen uns, dass wir hierzu einen Beitrag leisten dürfen.

Unser Dank gilt allen, deren Erfahrung und Mitwirkung die Grundlage für den Praxisbezug dieses Buchs lieferten.

Ganz besonders verbunden fühlen wir uns mit dem Deutschen Apotheker Verlag und unseren betreuenden Lektoren: Frau Piening, die uns bei der konzeptionellen Gestaltung fachlich fundiert unterstützt hat und Herrn Dr. Mohr, der uns kompetent und mit großem Engagement in der redaktionellen Arbeit bis zur Fertigstellung begleitet hat.

Herzlichen Dank auch an unsere Familien und Freunde, die mit ihrer Unterstützung und vielen Diskussionen zum Gelingen dieses Buches beigetragen haben.

Wir sind sicher, dass unser Buch ein wertvoller Begleiter für die Anwendung der Biochemie nach Dr. Schüßler wird!

Sundern und Holzminden, im Sommer 2007
Margit Müller-Frahling
Birte Kasperzik

Die Biochemie nach Dr. Schüßler im alternativen Beratungsangebot der Apotheken

Gesundheit rückt als entscheidende Voraussetzung für Lebensqualität immer mehr in den Mittelpunkt des Interesses. Mit dem wachsenden Gesundheitsbewusstsein steigen die Ansprüche der Menschen an die Qualität medizinischer Versorgung und an Beratungen im Sinne der Gesundheitspflege.

In den letzten Jahren ist das Angebot an Nahrungsergänzungen, Wellness-Produkten und alternativen Heilmitteln rasant angestiegen. Laut Intercontinental Marketing Services Health (= IMS HEALTH, siehe www.imshealth.de) ist der Markt der Selbstmedikation mit Vitaminen und Mineralstoffen im Jahr 2005 um zwei Prozent auf 383 Mio. Euro angewachsen. In den Industrienationen gibt die Bevölkerung so viel wie nie zuvor für ihre Gesundheit aus – und der Gesundheitsmarkt wird weiter wachsen. Kein anderer Markt ist derzeit von solchen Umwälzungen gekennzeichnet. Die hohe Bedeutung des Gesundheitsmarktes wird durch einen einfachen Vergleich deutlich: schon heute wird in diesem Markt mehr umgesetzt als in der gesamten Automobilbranche.

Steigende Ausgaben für die medizinische Versorgung erhöhen den Druck auf die Politik, aber auch auf Kliniken, Krankenkassen, Ärzte – und auf die Apotheken. Die Ratgeberfunktion der Apotheken ist nach der Gesundheitsreform wichtiger geworden. Bereits 10,6 Mio. Menschen lassen sich laut Marktanalyseservice TdW mittlerweile lieber in der Apotheke beraten, als sofort einen Arzt aufzusuchen (TdW 05/06, siehe www.tdwi.com). Mit OTC-Medikamenten (OTC = over the counter) wurden im Jahr 2004 laut Bundesverband der Arzneimittelhersteller (BAH) 4,36 Mrd. Euro umgesetzt – 8,7 Prozent mehr als im Vorjahr.

Zunehmend fordern Menschen in den Apotheken auch eine Beratung in Bezug auf gesundheitsfördernde Maßnahmen. Die einen, weil sie Beschwerdebilder zeigen, die noch nicht medizinischer Behandlung bedürfen, wie z. B. brüchige Fingernägel und Haare, Hornhautprobleme, andere, weil sie in der medizinischen Behandlung keine ausreichenden Besserungen erzielen konnten. Eine weitere, große Gruppe an Menschen existiert, die ihre Vitalität allgemein steigern wollen.

Gleichzeitig ist das Interesse an naturheilkundlichen, alternativen Präparaten gestiegen. Natürliche, pflanzliche oder homöopathische Bestandteile in einem Medikament sind für jeden fünften Deutschen wichtig (TdW 05/06 Trend) und so legte der Umsatz bei der Selbstmedikation mit homöopathischen Mitteln aus der Apotheke im Jahr 2004 überproportional um 16 Prozent auf 253 Mio. Euro zu.

Vor diesem Hintergrund verändern sich die Anforderungen an die Beratungsarbeit in der Apotheke. Die Kompetenz des Apothekenfachpersonals in gesundheitsfördernden und komplementärmedizinischen Bereichen wird zu einer Schlüsselqualifikation, um zeitgemäße und moderne Beratungsleistung in der Apotheke zu erbringen.

Kompetente Beratung ist darüber hinaus ein wesentlicher Faktor, der im Wettbewerb mit den Versandapotheken entscheidende Attraktivitätsvorteile bringen kann.

Die „Biochemie nach Dr. Schüßler" eignet sich hervorragend, um den aktuellen Entwicklungen und Bedürfnissen Rechnung zu tragen. Sie erfährt außerdem in den letzten Jahren eine zunehmende Aufmerksamkeit in der Bevölkerung, da sie eine einfache, überschaubare und wirksame Heilweise ist. Mit den Mineralstoffen nach Dr. Schüßler werden die Mineralstoffe in der Zelle aufgefüllt. Insbesondere die Anwendung dieser Heilweise in den letzten Jahren als Substitutionsheilweise hat zu überzeugenden Erfolgen und damit zu steigender Beliebtheit dieser Heilweise geführt. Die homöopathische Zubereitung der Mineralstoffe dient der Vereinzelung der Moleküle, der sog. Verdünnung, um ihre Aufnahme in der Zelle zu ermöglichen. Es werden ausschließlich Stoffe zugeführt, die physiologischer Bestandteil der Zelle sind. Im Unterschied zu orthomolekularen Produkten werden die Mineralstoffe stark verdünnt zugeführt und können auch in höheren Dosierungen keine schädlichen Wirkungen hervorrufen.

Mit den Mineralstoffen wird eine konstitutionelle Stärkung des Organismus erzielt. Da sie keine Nebenwirkungen haben und in der Anwendung mit anderen Therapien und allopathischen Medikamenten vereinbar sind, wird auch die Beratung des Kunden in der Apotheke um eine Möglichkeit bereichert, ursächliche Hilfe zu bieten.

Auf den heutigen Bedarf angepasst, kann die „Biochemie nach Dr. Schüßler" somit ein erfolgreicher Beitrag der kompetenten, zeitgemäßen Beratung in Fragen der Gesundheitsvorsorge und -unterstützung sein.

Das vorliegende Handbuch soll Orientierung und Hilfestellung für die tägliche Beratungsarbeit geben. Grundlage der Erstellung waren zunächst Originalquellen von Dr. Schüßler, seinen Nachfolgern sowie die vorhandene Gegenwartsliteratur zu der Thematik. Dem Grundsatz Dr. Schüßlers folgend, wurden die Anwendungsbereiche der Mineralstoffe nach Dr. Schüßler auf der Grundlage der Physiologie der Mineralstoffverbindungen, ihrer Funktionen und deren Folgewirkungen im Organismus überprüft.

Unter Einbeziehung neuerer wissenschaftlicher Erkenntnisse, insbesondere der Zellbiologie, konnte die Anwendung der Mineralstoffe nach Dr. Schüßler an einigen Stellen näher begründet und erweitert werden. In Verbindung mit den umfangreichen Praxiserfahrungen, ergaben sich für die Anwendungen neue Impulse, die in diesem Werk niedergelegt sind.

Im **ersten Teil** dieses Buchs werden die Hintergründe für die Anwendbarkeit der Mineralstoffe aufgezeigt und wichtige allgemeine Punkte diskutiert, wie

- Besonderheiten der Biochemie bzw. der Mineralstoffe nach Dr. Schüßler,
- ihr Weg in die Zelle,
- Grundsätze der Biochemie nach Dr. Schüßler
- Unterschiede zur Homöopathie oder
- ihre Einordnung in ein Konzept gesundheitsfördernder Maßnahmen.

Im **zweiten Teil** des Buchs werden die einzelnen Mineralstoffe in ihrem Wirkungsbereich und ihrer Funktion erklärt sowie die Möglichkeiten ihrer inneren und äußeren Anwendungen und Fragen der Einnahme erläutert. Im Mittelpunkt stehen die 12 Basissalze nach Dr. Schüßler. Die von den Nachfolgern Schüßlers angewandten 15 Erweiterungsstoffe werden im Überblick dargestellt.

Der **dritte Teil** macht Angaben zum
- praktischen Einsatz der Mineralstoffe (z. B. Zeitpunkt der Einnahme, Dosierung, Dauer der Anwendung, Verträglichkeit von Lactose), zu
- Reaktionen im Zusammenhang mit der Einnahme, zur
- äußeren Anwendung und zu
- häufig gestellten Fragen.

Der **vierte Teil** dient als Nachschlageverzeichnis der praktischen schnellen Hilfe in der täglichen Beratungsarbeit und liefert dazu Informationen zur Auswahl der Mineralstoffe bei einem bestimmten Beschwerdebild bzw. Anwendungsbereich und die dezidierten Anwendungspläne (Bedarf an Mineralstoff pro Tag).

Die für die Antlitzanalyse wichtigen Kennzeichen sind durch die im Mittelteil des Buchs befindlichen Farbtafeln illustriert. Der **Anhang** bietet insbesondere Übersichtstabellen, die wichtige Informationen zusammenfassen.

Inhalt

Geleitwort	V
Vorwort	VII
Die Biochemie nach Dr. Schüßler im alternativen Beratungsangebot der Apotheken	IX

Teil I: Grundlagen — 1

Grundlagen der Mineralstofflehre nach Dr. Schüßler — 3
- › Das Besondere der Mineralstoffe nach Dr. Schüßler — 4

Geschichte der Biochemie nach Dr. Schüßler — 17
- › Biografie und Wirken des Dr. Wilhelm Heinrich Schüßler — 17
- › Entwicklung und Verbreitung der Biochemie nach Dr. Schüßler — 20

Was unterscheidet die Biochemie von der Homöopathie? — 25
- › Wesentliche Unterschiede — 25
- › Gegenüberstellung Homöopathie – Biochemie — 27

Die Antlitzanalyse — 29
- › Entwicklung der Antlitzdiagnose — 29
- › Begriffsklärung: Antlitzdiagnose oder Antlitzanalyse — 30
- › Die Antlitzanalyse als Wegweiser zum notwendigen Mineralstoff — 30

Mineralstoffspeicher im Körper — 32
- › Betriebsspeicher: Aktuelle Verfügbarkeit von Mineralstoffionen — 32
- › Puffer: Speicher für Belastungssituationen — 33
- › Langzeitspeicher: Substanz — 33
- › Konsequenzen für die Anwendung — 33

Der Säure-Basen-Haushalt als lebenswichtige Grundregulation — 35
- › Die Bedeutung des pH-Wertes — 35
- › Puffersysteme des Blutes — 36
- › pH-Regulation durch Atmung und Nierenfunktion — 36
- › pH-Regulation durch den Leberstoffwechsel — 37
- › Der pH-Wert und die Verdauung — 37
- › Übersäuerung — 39
- › Wege aus der Übersäuerung — 39

Die Mineralstoffe nach Dr. Schüßler als Teil einer ganzheitlichen Gesundheitspflege — 41
- › Ein ganzheitliches Verständnis vom Menschen — 41
- › Eckpunkte der Gesundheitspflege — 42

Teil II: Die Mineralstoffe — 49

Die Mineralstoffe nach Dr. Schüßler — 51
Nr. 1 Calcium fluoratum – D 12 — 53
- › Allgemeine Hinweise und Besonderheiten — 53
- › Wirkungsbereich und Funktion — 54
- › Calcium fluoratum und seine Bezüge zu charakterlichen Strukturen — 57
- › Bewährte Kombinationen — 58
- › Begleitende Therapiemöglichkeiten — 59
- › Hilfreiche Fragen zur Ermittlung des Bedarfs — 59
- › Fallbeispiele — 59

Nr. 2 Calcium phosphoricum – D 6 — 63
- › Allgemeine Hinweise und Besonderheiten — 63
- › Wirkungsbereich und Funktion — 64
- › Calcium phosphoricum und seine Bezüge zu charakterlichen Strukturen — 69
- › Bewährte Kombinationen — 70
- › Begleitende Therapiemöglichkeiten — 71
- › Hilfreiche Fragen zur Ermittlung des Bedarfs — 72
- › Fallbeispiele — 72

Nr. 3 Ferrum phosphoricum – D 12 — 75
- › Allgemeine Hinweise und Besonderheiten — 75
- › Wirkungsbereich und Funktion — 76
- › Ferrum phosphoricum und seine Bezüge zu charakterlichen Strukturen — 80
- › Bewährte Kombinationen — 81
- › Begleitende Therapiemöglichkeiten — 82
- › Hilfreiche Fragen zur Ermittlung des Bedarfs — 82
- › Fallbeispiele — 82

Nr. 4 Kalium chloratum – D 6 — 85
- › Allgemeine Hinweise und Besonderheiten — 85
- › Wirkungsbereich und Funktion — 86
- › Kalium chloratum und seine Bezüge zu charakterlichen Strukturen — 90
- › Bewährte Kombinationen — 91
- › Begleitende Therapiemöglichkeiten — 92
- › Hilfreiche Fragen zur Ermittlung des Bedarfs — 92
- › Fallbeispiele — 93

Nr. 5 Kalium phosphoricum – D 6 — 95
- › Allgemeine Hinweise und Besonderheiten — 95
- › Wirkungsbereich und Funktion — 96
- › Kalium phosphoricum und seine Bezüge zu charakterlichen Strukturen — 102
- › Bewährte Kombinationen — 103
- › Begleitende Therapiemöglichkeiten — 104
- › Hilfreiche Fragen zur Ermittlung des Bedarfs — 104
- › Fallbeispiele — 105

Nr. 6 Kalium sulfuricum – D 6 — 108
- › Allgemeine Hinweise und Besonderheiten — 108
- › Wirkungsbereich und Funktion — 109

- ⟩ Kalium sulfuricum und seine Bezüge zu charakterlichen Strukturen — 113
- ⟩ Bewährte Kombinationen — 114
- ⟩ Begleitende Therapiemöglichkeiten — 114
- ⟩ Hilfreiche Fragen zur Ermittlung des Bedarfs — 114
- ⟩ Fallbeispiele — 115

Nr. 7 Magnesium phosphoricum – D 6 — 117
- ⟩ Allgemeine Hinweise und Besonderheiten — 117
- ⟩ Wirkungsbereich und Funktion — 118
- ⟩ Magnesium phosphoricum und seine Bezüge zu charakterlichen Strukturen — 123
- ⟩ Bewährte Kombinationen — 124
- ⟩ Begleitende Therapiemöglichkeiten — 124
- ⟩ Hilfreiche Fragen zur Ermittlung des Bedarfs — 124
- ⟩ Fallbeispiele — 125

Nr. 8 Natrium chloratum – D 6 — 127
- ⟩ Allgemeine Hinweise und Besonderheiten — 127
- ⟩ Wirkungsbereich und Funktion — 128
- ⟩ Natrium chloratum und seine Bezüge zu charakterlichen Strukturen — 139
- ⟩ Bewährte Kombinationen — 140
- ⟩ Begleitende Therapiemöglichkeiten — 141
- ⟩ Hilfreiche Fragen zur Ermittlung des Bedarfs — 141
- ⟩ Fallbeispiele — 141

Nr. 9 Natrium phosphoricum – D 6 — 145
- ⟩ Allgemeine Hinweise und Besonderheiten — 145
- ⟩ Wirkungsbereich und Funktion — 146
- ⟩ Natrium phosphoricum und seine Bezüge zu charakterlichen Strukturen — 150
- ⟩ Bewährte Kombinationen — 151
- ⟩ Begleitende Therapiemöglichkeiten — 152
- ⟩ Hilfreiche Fragen zur Ermittlung des Bedarfs — 152
- ⟩ Fallbeispiele — 152

Nr. 10 Natrium sulfuricum – D 6 — 155
- ⟩ Allgemeine Hinweise und Besonderheiten — 155
- ⟩ Wirkungsbereich und Funktion — 156
- ⟩ Natrium sulfuricum und seine Bezüge zu charakterlichen Strukturen — 161
- ⟩ Bewährte Kombinationen — 161
- ⟩ Begleitende Therapiemöglichkeiten — 162
- ⟩ Hilfreiche Fragen zur Ermittlung des Bedarfs — 162
- ⟩ Fallbeispiele — 162

Nr. 11 Silicea – D 12 — 165
- ⟩ Allgemeine Hinweise und Besonderheiten — 165
- ⟩ Wirkungsbereich und Funktion — 166
- ⟩ Silicea und seine Bezüge zu charakterlichen Strukturen — 173
- ⟩ Bewährte Kombinationen — 174
- ⟩ Begleitende Therapiemöglichkeiten — 176
- ⟩ Hilfreiche Fragen zur Ermittlung des Bedarfs — 176
- ⟩ Fallbeispiele — 176

Nr. 12 Calcium sulfuricum – D 6/D 12 — 180
- Allgemeine Hinweise und Besonderheiten — 180
- Wirkungsbereich und Funktion — 181
- Calcium sulfuricum und seine Bezüge zu charakterlichen Strukturen — 184
- Bewährte Kombinationen — 184
- Begleitende Therapiemöglichkeiten — 185
- Hilfreiche Fragen zur Ermittlung des Bedarfs — 185
- Fallbeispiele — 185

Die Erweiterungsstoffe — 187
- Allgemeine Hinweise und Besonderheiten — 187

Teil III: Praktische Aspekte und Informationen — 193

Einnahme und Dosierung — 195
- Qualität der Mineralstoffe nach Dr. Schüßler — 195
- Dosierung — 195
- Einnahmeformen — 196
- Zeitpunkt der Einnahme — 197
- Gleichzeitige Anwendung verschiedener Mineralstoffe — 198
- Mineralstoffe nach Dr. Schüßler für Säuglinge und Kinder — 198
- Einnahme der Mineralstoffe bei Diabetikern — 199
- Verträglichkeit der Lactose — 199
- Dauer der Anwendung — 200
- Verträglichkeit der Mineralstoffe mit Arzneimitteln — 200
- Absetzen der Mineralstoffe nach Dr. Schüßler — 201
- Grenzen der Biochemie nach Dr. Schüßler — 201

Reaktionen auf die Einnahme der Mineralstoffe nach Dr. Schüßler — 202
- Warum kommt es zu Reaktionen? — 202
- Mögliche Reaktionen bei Beginn der Einnahme — 203
- Mögliche Reaktionen beim Abbau vorhandener Belastungen — 204
- Mögliche Reaktionen im Zuge der Regeneration und Erneuerung — 204
- Konsequenzen für die Anwendung — 204

Die äußere Anwendung der Mineralstoffe nach Dr. Schüßler — 207
- Die Haut — 207
- Übersicht der äußeren Anwendungen — 212
- Bewährte Kombinationen — 213

Häufig gestellte Fragen — 216

Teil IV: Auswahl der Mineralstoffe – Anwendungen — 219

- Auswahl der Mineralstoffe nach Dr. Schüßler — 221
- Anwendung der Mineralstoffe nach Dr. Schüßler bei Tieren — 221
- Arbeitsbogen: Gesprächs- und Ermittlungsgrundlage des Bedarfs — 222
- Anwendungen von A–Z — 226

Anhang 303

Übersichtstabellen 305
Literaturverzeichnis 321
Autorinnen 325
Adressen/Kurse 326

Farbtafeln der Antlitzanalytischen Kennzeichen im Mittelteil des Buches
- › Nr. 1 Calcium fluoratum
- › Nr. 2 Calcium phosphoricum
- › Nr. 3 Ferrum phosphoricum
- › Nr. 4 Kalium chloratum
- › Nr. 5 Kalium phosphoricum
- › Nr. 6 Kalium sulfuricum
- › Nr. 7 Magnesium phosphoricum
- › Nr. 8 Natrium chloratum
- › Nr. 9 Natrium phosphoricum
- › Nr. 10 Natrium sulfuricum
- › Nr. 11 Silicea
- › Nr. 12 Calcium sulfuricum

Teil I

Grundlagen

Grundlagen der Mineralstofflehre nach Dr. Schüßler

Schüßler (1821–1898) war Arzt und Forscher zugleich. Die aktuellen Erkenntnisse über die Bedeutung der Mineralstoffe für Pflanzen und Lebewesen sowie die Zellforschung des 19. Jahrhunderts, seine homöopathische Ausbildung und ärztliche Praxis waren Grundlage seiner Annahmen und der daraus entwickelten Mineralstofftherapie. Als Erster hatte Schüßler die Notwendigkeit einer ausreichenden und vor allem körpergerechten Mineralstoffzufuhr für den menschlichen Körper erkannt, propagiert und deren Bedeutung für die Gesundheit des Menschen vorausgesehen. Bei der Beurteilung, welche Mineralstoffverbindungen in seine Heilweise aufgenommen werden sollten, bezog er sich auf die Verwendung der Mineralien im menschlichen Organismus, also deren Vorhandensein in Zellen und Gewebe, ihre physiologische Funktion und die Aufnahme der Mineralien in den Körper. Seinen Kriterien entsprachen folgende Mineralstoffverbindungen:

Nr. 1 Calcium fluoratum	Nr. 7 Magnesium phosphoricum
Nr. 2 Calcium phosphoricum	Nr. 8 Natrium chloratum
Nr. 3 Ferrum phosphoricum	Nr. 9 Natrium phosphoricum
Nr. 4 Kalium chloratum	Nr. 10 Natrium sulfuricum
Nr. 5 Kalium phosphoricum	Nr. 11 Silicea
Nr. 6 Kalium sulfuricum	Nr. 12 Calcium sulfuricum

Schüßler lehnte entschieden eine Erweiterung um Mittel, die nicht bewiesenermaßen seinen Kriterien entsprachen, ab. Er entfernte sogar die Nr. 12 Calcium sulfuricum 1887 aus seiner Therapie, weil ein zu damaligen Zeiten bedeutender Chemiker bewiesen haben wollte, dass Calcium sulfuricum nicht zum konstanten Bestand des Organismus gehöre. Seit Schüßlers Tod sind über hundert Jahre vergangen. Die bewährten Grundmittel nach Dr. Schüßler wurden um weitere Verbindungen ergänzt und in der biochemischen Praxis erfolgreich angewandt. Der heutige Forschungsstand und die umfangreichen Erfahrungen aus der Praxis haben die Grundlage für eine erweiterte Anwendung der Biochemie gelegt.

Das Besondere der Mineralstoffe nach Dr. Schüßler

Die Mineralstoffe nach Dr. Schüßler sind keine Mineralstoffe wie sie in herkömmlichen Präparaten verwandt werden.

› Ausgehend von der allgemeinen **Bedeutung der Mineralstoffe** werden nur die Mineralstoffe verwandt, deren physiologische Funktion eindeutig geklärt ist. Die Mineralstoffe werden „**verdünnt**", indem mittels Verreibungsvorgängen die Moleküle vereinzelt und somit Schäden einer übermäßigen Zufuhr vermieden werden.
› Die **Aufnahme der Mineralien** und ihre Verwertung im Organismus begründeten die spezifisch gewählten Mineralstoffverbindungen und die Vereinzelung der Mineralstoffmoleküle in Potenzierungsschritten. Die Mineralstoffe nach Dr. Schüßler werden über die Mundschleimhaut, den Rachen und den Schlund aufgenommen und umgehen eventuell vorhandene Verwertungsstörungen des Magen- und Darmtraktes. Sie sind **homogene Verbindungen**, die der Organismus direkt aufnehmen und verwerten kann. Zudem unterstützen sie die Aufnahme der vor allem über die Nahrung zugeführten Mineralien.
› In der Mineralstofflehre nach Dr. Schüßler wird zwischen dem Bedarf an Mineralstoffen in ihrer Menge als „Baustoff", extrazellulär, und in ihrer Funktion als „Funktionsmittel", intrazellulär, differenziert. Die Mineralstoffe nach Dr. Schüßler zielen auf eine **Deckung des intrazellulären Bedarfs und eine indirekte Steuerung der extrazellulären Konzentration**. In ihrer Funktion greifen sie **regulierend** in den Mineralstoffhaushalt ein (Aufnahme, Ausscheidung, Konzentrationsverhältnisse der Mineralstoffe zueinander).

Die Bedeutung der Mineralstoffe für unseren Körper

Ein Leben ohne die Anwesenheit von Mineralstoffen und Spurenelementen ist unmöglich. Die Entstehung des Lebens auf der Erde begann im mineralstoffreichen Meerwasser. Im Verlaufe der Evolution wurden die vielfältigen physiko-chemischen Eigenschaften der in der wässrigen Lösung vorhandenen Mineralstoffe und Spurenelemente genutzt, um die sich entwickelnden organischen Strukturen zu stabilisieren und an ihre unterschiedlichen Funktionen anzupassen. Alle Lebewesen sind auf die kontinuierliche Aufnahme von Mineralien angewiesen. Der menschliche Organismus ist darauf angewiesen, die Mineralstoffe über die Nahrung aufzunehmen. In jedem nur denkbaren Prozess, der im Körper abläuft, sind Mineralstoffe beteiligt, z. B. Muskelbewegungen, Knochenaufbau, Herzaktivität, Blutbildung, Wachstum. Mineralstoffe tragen zur Konsistenz und zum Geschmack der Nahrung bei. Weiter beeinflussen sie die Haltbarkeit der Nahrungsmittel und die chemischen Reaktionen, die während der Verarbeitung der Nahrungsmittel auftreten.

Im Gegensatz zu Vitaminen, die biochemische Reaktionen im Körper steuern, ohne dass sie dabei selbst metabolisiert werden, werden Mineralstoffe häufig in chemische

Verbindungen des Körpers eingebaut. Da sie über den Stuhl, den Urin und besonders über den Schweiß ausgeschieden werden, erklärt sich der in Abhängigkeit von der Art, Dauer und Intensität einer Belastung sowie von den Umgebungsbedingungen teilweise erhöhte Bedarf.

Ein solcher Mehrbedarf entsteht immer dann, wenn im Körper ein gesteigerter Umsatz stattfindet. Dies gilt besonders für Stresssituationen, körperliche Belastungen, Erkrankungen, Wachstumsphasen, in der Schwangerschaft und Stillzeit und bei allgemein schlechten Ernährungsgewohnheiten. Bei zu geringer Zufuhr an Mineralstoffen treten typische Mangelerscheinungen auf, aber auch die zu hohe Zufuhr der an sich nützlichen Verbindungen kann schädlich sein und zu gesundheitlichen Problemen führen. Nur ein Teil der Mineralstoffe und Spurenelemente wird allerdings als „essentiell" (lebenswichtig) bezeichnet.

Per Definitionem werden die Mineralstoffe in Mengenelemente und Spurenelemente eingeteilt. Mengenelemente sind Substanzen, die mit mehr als 10 g in einem erwachsenen Menschen enthalten sind. Spurenelemente dagegen kommen nur in sehr geringen Mengen (< 0,01 % des Körpergewichts) im Organismus vor. Zu den mineralischen Mengenelementen gehören die Kationen Natrium, Kalium, Calcium und Magnesium sowie die Anionen bzw. in anionischen Strukturen enthaltenen Elemente Stickstoff, Phosphor, Schwefel und Chlor. Ihr Vorhandensein ist unabdingbare Voraussetzung für ein funktionsfähiges Leben.

Spurenelemente werden in Essentielle und Nicht-essentielle aufgeteilt. Für den Menschen sind Eisen, Zink, Mangan, Kupfer, Chrom, Kobalt, Molybdän, Nickel und Selen, Jod und Fluor essentiell.

Die Spurenelemente waren zu Schüßlers Zeiten kaum bekannt. Sie konnten daher erst von seinen Nachfolgern in die Anwendung einbezogen werden. Die analytischen Nachweismethoden haben mittlerweile ein derartig hohes Niveau erreicht, dass weitere für die biochemische Heilmethode relevante Erkenntnisse in absehbarer Zukunft zu erwarten sind.

So konnte im Tierexperiment eine Reihe weiterer Mineralstoffe als essentiell nachgewiesen werden, allerdings steht der Beweis der Essentialität für den Menschen noch aus. Hierzu gehören Zinn, Rubidium, Blei, Vanadium, Lithium und Beryllium. Schon geringe Mengen – mitunter Spuren – dieser Substanzen können enorme Auswirkungen auf den Zustand unseres Organismus haben. Ein Defizit an Spurenelementen kann etwa zu Stoffwechselstörungen führen, indem die Aktivität wichtiger Eiweißverbindungen eingeschränkt oder sogar verhindert wird, mit der Folge, dass beispielsweise nicht genügend antioxidative Enzyme aktiviert und dadurch überschüssige, freie Radikale nicht abgefangen werden. Die Diskussion über die Belastung mit freien Radikalen ist hochaktuell. Ein Überschuss ist für den Körper gefährlich, da sie u. a. wichtige Zellbausteine oder die Erbsubstanz zerstören können. Ihr Mitwirken an der Entartung von Zellen (Krebszellen) ist gesichert.

Das „Gesetz des Minimums"

Die Erkenntnis, dass schon das Defizit an einem essentiellen Mineralstoff Gesundheit und Wachstum beeinträchtigen können, wurde bereits im 19. Jahrhundert von Justus von Liebig (1803–1873) nachgewiesen. Justus von Liebig, der bedeutende Chemiker, dem die Entdeckung und Darstellung vieler wichtiger Substanzen gelang, wies auch nach, dass die damals häufigen Missernten auf den Mangel an Mineralsalzen im Boden zurückzuführen waren. Das im Jahr 1840 veröffentlichte Werk *Die organische Chemie in ihrer Anwendung auf Agricultur und Physiologie*, in dem Liebig die Notwendigkeit der Mineraldüngung für den Boden unterstrich, machte ihn international bekannt. Er entwickelte das „Gesetz des Minimums" und die moderne Agrikulturchemie. In seinen Untersuchungen über das Wachstum der Pflanzen stellte er fest, dass das Gedeihen der Pflanze immer von dem Stoff abhängig ist, der am wenigsten vorhanden ist. Wird dieser Stoff ausreichend nachgedüngt, kann die Pflanze wachsen. Werden der Pflanze bis auf diesen einen nicht ausreichend vorhandenen Stoff alle Stoffe ausreichend zur Verfügung gestellt, bleibt sie dennoch kümmerlich. Eine Übertragung dieser Erkenntnis auf die Biochemie nach Dr. Schüßler entwickelte Dr. Kurt Hickethier, die er in folgender bildlicher Darstellung verdeutlichte:

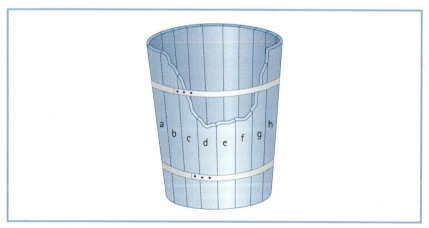

Abb. 1 – Wasserfass nach Hickethier:
„Es handelt sich um ein Wasserfaß, das durch Witterungseinflüsse usw. den oberen Teil einiger Dauben verloren hat. Es ist von vornherein klar, dass die Höhe des Wasserstandes sich immer nach der kürzesten Daube richtet. Bessern wir nun die Daube „d" so aus, dass sie bis zum Rand reicht, dann wird der Wasserstand immer noch nicht gehoben, weil das Wasser über die Daube „e" läuft. Werden alle Dauben aber gleichzeitig aufgefüllt, dann kann das Wasser steigen. Was am Beispiel das Wasser ist, vergleichen wir mit unserer Gesundheit. Die einzelnen Faßdauben stellen die erforderlichen Nährstoffe dar." (Hickethier 2001)

Das Wachstumsprinzip nach Justus von Liebig ist auf den Menschen übertragbar. Fehlt ein Mineralstoff, so kann der Mensch seine volle Vitalität nicht entfalten. Je stärker der Bedarf an einem Mineralstoff ist, umso wichtiger wird es, diesen einen Mineralstoff ausreichend in einer entsprechend hohen Dosierung zu geben. Fehlen mehrere Mineralstoffe, müssen diese nach Bedarf in einem ausgewogenen Verhältnis gleichzeitig gegeben werden.

Das Verhältnis der Mineralstoffe zueinander

Das Wissen um die Bedeutung der Mineralstoffe in Naturwissenschaft und Medizin ist seit altersher vorhanden. Die Wirkmechanismen werden erst in den letzten Jahrzehnten und teilweise erst seit wenigen Jahren erforscht und geklärt. Dies ist auch in der Entwicklung verfeinerter analytischer Nachweismethoden begründet. Allerdings stellen die bisherigen Kenntnisse nur einen Ausschnitt, dar und es sind bei weitem nicht alle Funktionen bekannt und erforscht. Die Überhöhung wissenschaftlicher Ergebnisse hat teilweise zu dem trügerischen Eindruck geführt, das Wissen über die Wirkungsweise der Mineralstoffe und damit verbundene Funktionsabläufe im Organismus sei ausgereift. Vielfach wurden und werden erst in der therapeutischen Anwendung Erkenntnisse über Aufnahme, Wirkung und Folgen der Anwendung konzentrierter, hoch dosierter Mineralstoffzufuhr gewonnen.

Ein Beispiel hierfür ist die Zufuhr von hoch dosiertem Calcium bei Allergien in den 70er Jahren, die aufgrund der möglicherweise hierdurch bedingten Kalkablagerungen heute skeptisch betrachtet wird. Auch die in den letzten Jahren propagierte Zufuhr von Selen bei Krebserkrankungen wird mittlerweile differenzierter gesehen, da nicht klar ist, ob gewisse Krebsformen durch diese Zufuhr gefördert werden und höhere Blutspiegel von Selen mit erhöhter Krebsinzidenz einhergehen (Pharmainformation 20/2, siehe www.uibk.ac.at).

Gesichert ist das Wissen darüber, dass die Mineralstoffe in einem Verhältnis zueinander stehen: ein Zuviel an Zink stört beispielsweise den Kupferstoffwechsel und hemmt dadurch die Eisenverwertung im Körper.

Die verschiedenen essentiellen Mineralstoffe stehen in einem spezifischen Verhältnis zueinander. Verschiebungen der Konzentrationsverhältnisse zwischen den Mineralstoffen können schwerwiegende körperliche Störungen verursachen.

Die Problematik einer hoch dosierten Mineralstoffzufuhr war Schüßler bereits bekannt. Aus ärztlicher Sorgfalt ging er der Frage nach, wie die Mineralstoffe dem Organismus ohne Schäden, aber zum Nutzen der Gesundheit zugeführt werden können (Schüßler 1904).

Eine wesentliche Differenzierung: Mineralstoffe extra- und intrazellulär

Die Mineralstoffe sind als freie Ionen einerseits wesentliche Bestandteile der intra- und extrazellulären Flüssigkeiten, andererseits stabilisieren sie organische Substanzen wie zum Beispiel Enzyme oder unsere Erbsubstanz, die DNA. Zudem bilden sie in Verbindung mit organischem Material wesentliche Stützstrukturen aus. Beispielsweise kommt ein Großteil des Calciums, immerhin zu einem Anteil von durchschnittlich einem Kilogramm, in den Knochen und Zähnen als Calciumphosphat gebunden vor. Calciumionen wiederum spielen u. a. eine wichtige Rolle als Faktor bei der Blutgerinnung und bei der neuromuskulären Erregbarkeit.

Bereits Schüßler differenzierte die Funktionsbereiche der Mineralstoffe und stellte fest: *Baumaterial sind sie durch ihre Masse, Funktionsmittel durch ihre Qualität* (Schüßler 1904).

(*Anmerkung:* In dem vorliegenden Handbuch werden durchweg die von Schüßler geprägten Begrifflichkeiten „Baustoff" (= Menge, Masse) und „Funktionsmittel" (= Funktion als Ionen) verwendet und nicht die in anderer Literatur über die Biochemie nach Dr. Schüßler zu findenden Begriffe Makro- und Mikromineralien. Die beiden letzteren Begriffe sind im Kontext der Biochemie nicht passend, da der Begriff „Mikromineralien" beispielsweise in der wissenschaftlichen Diskussion für die Spurenelemente verwendet wird.)

Zwischen den im Extrazellulär- und Intrazellulärraum vorkommenden Mineralstoffen gibt es ein Konzentrationsgefälle, das für einen gesunden Organismus stabil bleiben muss.

Die Mineralstoffe nach Dr. Schüßler können die Menge an Mineralstoff, die ein gesunder Organismus benötigt, nicht ersetzen. In der Verdünnung, die der D 6 entspricht, kommt ein Gramm Wirkstoff auf eine Tonne Milchzucker, in der Verdünnung D 12 eine Million Tonnen Milchzucker auf ein Gramm Wirkstoff. Der Mineralstoff Calcium sollte beispielsweise täglich in einer durchschnittlichen Menge von 900 mg aufgenommen werden.

> Mit den Mineralstoffen nach Dr. Schüßler (den Funktionsmitteln) werden jedoch die Voraussetzungen verbessert, die notwendige Menge an Mineralstoff (den Baustoff) zu steuern und zu verarbeiten.

Folgende Phänomene bestätigen diese Aussagen:

1. Wird bei einer Blutuntersuchung ein Eisenmangel festgestellt, muss ein eisenhaltiges Präparat genommen werden. Vielfach kommt es unter der Einnahme zu einer Besserung des Blutwertes. Nach Absetzen des Präparates sinkt häufig der Wert erneut und es zeigt sich, dass der Körper das Eisen nicht verarbeiten konnte. Erst wenn zusätzlich der Funktionsstoff Nr. 3 Ferrum phosphoricum ergänzt wird, ist

der Körper in der Lage, die grobstoffliche Zufuhr zu verwerten (siehe Fallbeispiel Nr. 4 bei Ferrum phosphoricum, S. 84).
2. Nach der Aufnahme einer übermäßigen Menge an Salz entsteht Durst. Dies ist eine natürliche Reaktion des Körpers, um mittels erhöhter Flüssigkeitszufuhr die Salzkonzentration zu verdünnen. In dieser Situation würde ebenfalls die Einnahme des Mineralstoffs Nr. 8 Natrium chloratum dazu führen, dass der Durst nachlässt. Der Körper hat durch den Funktionsstoff die Möglichkeit bekommen, das Zuviel an Kochsalz zu steuern.
3. Bei einem Defizit an den Calcium-Funktionsstoffen ist der Körper nicht mehr in der Lage, die Menge an Calcium-Baustoffen zu steuern. Es kann zu Ablagerungen an den Knochen kommen oder zu Steinbildungen in den Organen. Mit der konsequenten Einnahme des Funktionsstoffs Nr. 2 Calcium phosphoricum kann der Körper das Calcium verwerten. Praxisbeispiele zeigen sogar einen Rückgang bereits vorhandener Ablagerungen (siehe Fallbeispiel Nr. 4 bei Calcium phosphoricum, S. 74).

Die Regulierung des Mineralstoffhaushaltes

Unter idealen Bedingungen würde der Organismus ein Gleichgewicht zwischen Aufnahme, Verbrauch und Ausscheidung von Mineralstoffen sowohl extrazellulär als auch intrazellulär aufrechterhalten. Der Bestand der Mengenelemente Calcium, Magnesium, Kalium und Natrium wird überwiegend über die Niere reguliert. Aus dem Plasmafiltrat müssen die gelösten Mineralstoffe zurück resorbiert werden. Durch den täglichen renalen Verlust ergibt sich ein entsprechender Bedarf, der über die Mineralstoffzufuhr gedeckt werden muss. Weitere Verluste entstehen beispielsweise durch Sekretion in den Verdauungstrakt sowie durch Schweißabsonderungen und abgeschilferte Zellen.

Spurenelemente werden in der Regel nicht über die Niere ausgeschieden, da sie im Blut an hochmolekulare Proteine gebunden sind. Der tägliche Bedarf ergibt sich ausschließlich durch verloren gegangene Zellsubstanz und durch Blutverluste.

Eine exzessive Zufuhr von Mineralstoffen wird (teilweise) durch erhöhte Ausscheidung kompensiert. Eine unzureichende Zufuhr wird über eine bestimmte Zeit lang kompensiert, indem Speicher aktiviert und genutzt werden, um ein Absinken der Serumkonzentration zu verhindern. Hierfür gibt es keinen festgelegten Zeitraum, da die individuelle Konstitution der Menschen sehr unterschiedlich ist. Dauert das Defizit länger an, kann es im Fall von Calcium beispielsweise zu Knochenabbau kommen (Knochen als Calciumspeicher).

Bei langfristig unzureichender Versorgung entstehen Mangelsymptome beziehungsweise gesundheitliche Störungen oder sogar Krankheiten.

Die Aufnahme der Mineralstoffe

Zur Aufrechterhaltung der Lebensfähigkeit und Vitalität ist der menschliche Organismus auf eine regelmäßige Zufuhr von Mineralstoffen angewiesen (siehe Ernährung). Die Aufnahme der zugeführten Mineralstoffe erfolgt über Mundschleimhaut, Magen und Darm. Die Funktionstüchtigkeit dieser Organe bestimmt ebenso wie die Qualität der Zufuhr die mögliche Aufnahme. Eine ausgeglichene Darmflora, das Vorhandensein der notwendigen Bakterien, entscheidet beispielsweise über die Aufnahme des Calciums aus der Nahrung.

Der Bedarf an Mineralstoffen ergibt sich aus der Notwendigkeit, die üblichen Verluste auszugleichen, sowie aus dem erhöhten „Verbrauch" von Mineralstoffen durch Einbau in den Organismus z. B. während der Schwangerschaft oder des Wachstums. Normalerweise herrscht im Köper elektrische Neutralität, d. h., das Verhältnis der aus den Mineralstoffen im wässrigen Milieu entstehenden Kationen und Anionen ist gleich groß. Der Körper ist bestrebt dies beizubehalten.

Ändert sich auf irgendeine Weise die Elektrolytzusammensetzung, verschieben sich daher die Elektrolyte insofern, als die Konzentration der gesamten Anionen genauso groß bleibt wie die Konzentration der gesamten Kationen. Deshalb führt beispielsweise die verbreitete massive Phosphatzufuhr über Cola, Fleisch etc. zu einem gestörten Calcium-Phosphat-Gleichgewicht, weil das Phosphat Calcium bindet. Dies kann weit reichende Folgen haben, insbesondere für den Knochenstoffwechsel.

Das notwendige Gleichgewicht der Ionen im Organismus ist auch eine Erklärung dafür, warum die Verfügbarkeit der Mineralien aus natürlicher, vollwertiger Nahrung wesentlicher höher ist, als aus künstlich erzeugten, isolierten Supplementierungen, da in vollwertiger Nahrung von vornherein das für den Körper besser geeignete, ausgewogenere Verhältnis an Mineralien vorliegt.

Schüßler wählte daher **Mineralstoffverbindungen**, die in ihrer spezifischen Zusammensetzung unterschiedliche Funktionen im Körper ausüben:

> Calcium in Verbindung mit Fluorid, Phosphat, Sulfat
> Kalium in Verbindung mit Chlorid, Phosphat, Sulfat
> Natrium in Verbindung mit Chlorid, Phosphat, Sulfat
> Magnesium in Verbindung mit Phosphat
> Ferrum (Eisen) in Verbindung mit Phosphat
> Kieselsäure als Verbindung von H_2O und Siliciumdioxid.

Die Mineralstoffe nach Dr. Schüßler werden dem Körper so dargereicht, dass er sie direkt aufnehmen und verwerten kann. Die Aufnahme über Mundschleimhaut, Rachen und Schlund umgeht mögliche Verwertungsstörungen des Magen-Darm-Traktes und erzielt direkte Wirkung. Die notwendige Verdünnung wird durch Potenzierung in Dezimalschritten erreicht. Schüßler empfahl für die wasserlöslichen Stoffe, nachdem er unterschiedliche Potenzierungsstufen in der Praxis angewandt hatte, die sechste De-

zimalpotenz (D 6). Die wasserunlöslichen Stoffe Calcium fluoratum, Ferrum phosphoricum, Silicea werden nach Schüßler in der zwölften Dezimalpotenz (D12) genommen.
Die Nachfolger Dr. Schüßlers haben auch andere Potenzierungen empfohlen. Da sich jedoch in der vielfältigen Anwendungspraxis die optimale Aufnahme der von Schüßler empfohlenen Potenzierungen bewährt hat, empfiehlt sich eine Abweichung nach Auffassung der Verfasserinnen in der allgemeinen Anwendung nicht. Es gibt daher bei höherem Bedarf nur die Möglichkeit, die Zufuhr der benötigten Moleküle über die Steigerung der Tablettenzahl zu regulieren. Nur im Fall von Calcium sulfuricum sollte nach den aktuellen Erkenntnissen der Verfasserinnen, abweichend von der Schüßlers Nachfolgern, vorrangig die D12 Potenzstufe anstelle der D6 gegeben werden.

Exkurs: Die Zelle

Da die intrazelluläre Aufnahme bei den Mineralstoffen nach Dr. Schüßler im Mittelpunkt des Interesses steht, ist für das Verständnis der Mineralstofflehre das Wissen um die Anatomie und die Bedeutung der Zelle für den Organismus von großer Bedeutung. Dazu werden nachfolgend die wichtigsten Grundlagen zusammengefasst.

Zellen sind die kleinsten selbständigen Funktionseinheiten des Organismus. Sie sind durch Stoffwechsel, Wachstum, Vermehrung und Erregbarkeit gekennzeichnet. Die Zelle ist der „Baustein unseres Lebens". Eine durchschnittliche typische Eukaryontenzelle (eine Zelle mit echtem Kern) misst etwa 25 Mikrometer, ein vierhundertstel Zentimeter. Der Engländer Robert Hook benutzte das Wort „Zelle", um jene mikroskopisch kleinen Kammern zu beschreiben, die er im Jahre 1667 in einem hauchdünnen Korkscheibchen entdeckte. Fast zweihundert Jahre vergingen, bis Forscher entdeckten, dass alle Pflanzen und Tiere aus Zellen aufgebaut sind. 1855 verkündete der Pathologe Rudolf Virchow sein Credo: „Omnis cellula e cellula" – Zellen entstehen nur aus Zellen.

Wer den Organismus und seinen permanenten Auf- und Abbau verstehen will, muss die Lebensgeschichten von Zellen lesen und deren spezifischen Aufbau verstehen können.

Jede Zelle (siehe Abb. 2) besteht aus:
› Zytoplasma
› Zellorganellen
› Zellkern
› Zellmembran

Zytoplasma ist der Teil des Zellinhalts, der nicht vom Kern eingenommen wird. Es ist ein Kolloid gelartiger Beschaffenheit, bestehend aus Wasser, Eiweißen, Kohlenhydraten, Lipiden und Salzen.

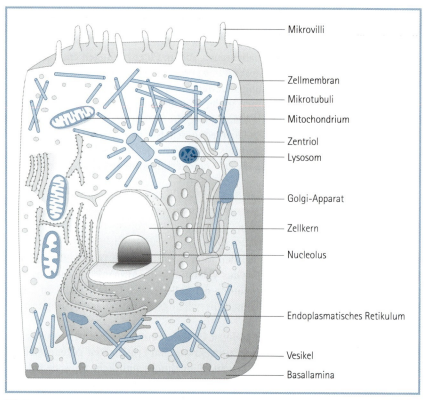

Abb. 2:
Ultrastruktur einer Zelle in schematischer Darstellung, modifiziert nach Krstic (Thews et al. 1999)

In das Zytoplasma eingebettet liegen die **Zellorganellen:**
> Endoplasmatisches Retikulum
> Ribosomen
> Golgi-Apparat
> Mitochondrien
> Zentriolen (Zentralkörperchen)
> Lysosomen
> Zilien

Zellkern. Alle menschlichen Zellen mit Ausnahme der reifen roten Blutkörperchen besitzen einen Zellkern. Dieser weist in der Regel eine kugelige oder ellipsoide Form auf. Manche besonders aktive Zellen haben zwei oder mehrere Kerne, die häufig von unregelmäßiger Gestalt sind.

Der Zellkern bildet mit dem Zytoplasma eine Funktionseinheit und ist das Steuerungszentrum des Zellstoffwechsels, sowie der Träger der genetischen Information, die in den Chromosomen lokalisiert ist.

Zellmembran. Die Zellmembran begrenzt die Zelle nach außen. Sie schirmt das Zellinnere durch ihre Struktur und Permeabilitätseigenschaften gegenüber Einflüssen von außen ab und ermöglicht gleichzeitig einen kontrollierten Stoffaustausch.

Die Zellmembran besteht aus einer weitgehend flüssigen, bimolekularen Lipidschicht, die von Proteinen (integrale Proteine) vollständig oder unvollständig durchsetzt wird. In der Lipiddoppelschicht, die vor allem aus Phospholipiden aufgebaut ist, sind die hydrophilen Gruppen nach beiden Seiten der Membran ausgerichtet, während die hydrophoben Enden der Lipidmoleküle ins Innere der Membran weisen. Neben den Phospholipiden gehören Glykolipide und Cholesterin zu den Zellmembranlipiden.

Ca^{2+}-Ionen spielen beim Aufbau der Zellmembran eine wichtige Rolle, ihre Entfernung führt zu einer Destabilisierung der Membran. Die Funktionen der Zellen – Stoffwechsel, Wachstum, Erregbarkeit – erfordern einen ständigen Transport von Flüssigkeit, Nährstoffen und Sauerstoff in die Zellen, während Kohlendioxid und Stoffwechselendprodukte aus den Zellen an die Umgebung abgegeben werden.

Stoffaustausch zwischen Intra- und Extrazellulärraum. Der kontrollierte Stoffaustausch zwischen Intra- und Extrazellularraum durch die Zellmembran hindurch erfolgt durch:

- **Freie Diffusion.** Wasser, Sauerstoff, Kohlendioxid und lipophile Stoffe gelangen durch passive Diffusion durch die Zellmembran hindurch. Entsprechend dem Fickschen Gesetz ist der Stofftransport dabei direkt proportional dem Konzentrationsgradienten, der Membranfläche, dem Verteilungskoeffizienten der betreffenden Substanz und umgekehrt proportional der Membrandicke.
- **Erleichterte Diffusion.** Ionen und kleine hydrophile Moleküle passieren die Membran durch Poren, die von eingelagerten Membranproteinen gebildet werden. In der Zellmembran kommen durch Proteine gebildete Ionenkanäle vor, die durch Konformationsänderung der Kanalproteine geöffnet oder geschlossen werden können. Aufgrund ihrer unterschiedlichen Struktur sind sie selektiv nur für bestimmte Ionen durchlässig, und man unterscheidet daher Natrium-, Kalium-, Calcium- und Chloridkanäle. Kleine Kationen sind Kalium- und Natriumionen. Das Natriumion ist an sich kleiner, durch angelagerte Wassermoleküle (Hydratmantel) benötigt es einen etwas größeren Kanal. Calciumionen sind größer und benötigen daher größere Kanäle. Der Ein- und Ausstrom der jeweiligen Ionen wird beeinflusst vom Konzentrationsgradienten zwischen Extra- und Intrazellularraum. Das Ausmaß des Ionenflusses hängt von der Zahl der geöffneten Kanäle, der Öffnungsdauer sowie der Permeabilität für die entsprechenden Ionen ab. Bei höherer extra-

zellulärer Calciumkonzentration werden depolarisationsgesteuerte Ionenkanäle weniger leicht geöffnet. Das Ruhemembranpotential wird stabilisiert. Man spricht von spannungsabhängigen Ionenkanälen, wenn die Öffnung oder Schließung der Kanäle durch Membrandepolarisation erfolgt. Werden die Kanäle durch Bindung von Liganden geöffnet oder geschlossen, spricht man von ligandengesteuerten Ionenkanälen oder Ionenkanal-Rezeptoren.

› **Aktiver Transport.** Ist die Beförderung von Stoffen durch die Zellmembran mit Hilfe eines Transportsystems. Ein solcher Transport, der Energie aus dem Zellstoffwechsel benötigt, kann Stoffe auch gegen ein Konzentrationsgefälle durch die Membran befördern. Zellen besitzen dadurch die Fähigkeit, im Inneren Ionenkonzentrationen aufrechtzuerhalten, die stark von der Konzentration in der extrazellulären Flüssigkeit abweichen. Diese Konzentrationsunterschiede zwischen intra- und extrazellulärer Flüssigkeit sind für die Funktionsfähigkeit der Zelle von entscheidender Bedeutung und werden nur durch aktive Transportleistungen der Zellmembran aufrechterhalten. Aminosäuren, verschiedene Zucker und einige wasserlösliche Vitamine werden auf diese Weise resorbiert.

› **Gap junction (Nexus).** Der Stoffaustausch kann aber auch direkt zwischen den Zellen erfolgen ohne den Umweg über den Extrazellulärraum Zwischen den Zellen befinden sich Gap junctions, Zell-Zell-Kanäle, die von Jean-Paul Revel und Morris Karnovsky 1967 entdeckt wurden. Gap junctions sind porenbildende Proteinkomplexe und stellen Kanäle dar, die die Zellmembran zweier benachbarter Zellen durchziehen und somit das Zytoplasma der Zellen miteinander verbinden. Gap junctions sind unspezifische Kanäle für den passiven Transport durch die Zellmembran, die sowohl den Austausch von Ionen als auch von ungeladenen Molekülen wie Wasser, Glucose, Aminosäuren, cAMP und ATP erlauben. Sie dienen dem Transport von Nährstoffen in schwach durchbluteten Geweben, z. B. Augenlinse, Knochen und der schnellen Weiterleitung von Aktionspotentialen im Herzmuskel und im Nervensystem. Randzellen nehmen dort die Nährstoffe beziehungsweise Impulse auf und geben sie über die Gap junctions an die Nachbarzellen weiter. Wird eine Zelle geschädigt, können die Poren geschlossen werden. Dadurch wird die geschädigte Zelle von den Nachbarzellen entkoppelt. Ein tiefer pH-Wert oder eine hohe Ca^{2+}-Konzentration bewirken eine Schließung.

Aktionspotential. Das Aktionspotential ist bedeutsam für die Erregung der Nerven- und Muskelzellen und ist durch Ionenein- und -ausstrom gesteuert. Der Grundprozess besteht in einer kurzzeitigen Veränderung des Membranpotentials. Sofern eine erregbare Zelle gereizt wird, ändert sich an ihrer Membran die Ionenleitfähigkeit. Wird eine bestimmte Schwelle überschritten, strömen Na^+-Ionen, die im Außenraum 10mal höher konzentriert vorliegen als im Zellinneren, in die Zelle ein. K^+-Ionen strömen aus der Zelle in den extrazellulären Raum. Infolge des Na^+-Einstroms wird die Zellmembran depolarisiert. Die Na^+/K^+-Pumpe sorgt für die Wiederherstellung der ursprünglichen Ionenkonzentrationen. Während die Na^+-Kanäle nach der Schließung nicht wieder aktivierbar sind, öffnen und schließen sich die K^+-Kanäle der Nervenfasern mehrfach nacheinander und bleiben während der gesamten Aktionspotentialdauer aktivierbar. Die intrazelluläre Ca^{2+}-Konzentration hat darüber hinaus eine steuernde Funktion in Bezug auf andere K^+-Kanaltypen.

Die beschriebenen Zellprozesse sind unabdingbar mit einer ausreichenden Mineralstoffversorgung im extra- und intrazellulären Raum verbunden. Hier begründet sich die Mineralstofflehre nach Dr. Schüßler. Mit den Mineralstoffen nach Dr. Schüßler sollen im intrazellulären Raum *Störungen, welche in der Bewegung der Moleküle der unorganischen Stoffe des menschlichen Organismus entstanden sind, mittels homogener Stoffe direct ausgeglichen* (Schüßler 1904) werden.

Die Mineralstofftherapie nach Dr. Schüßler ist daher eine Substitutionstherapie, mittels derer die *Verluste gedeckt werden sollen, die die Zelle beim Stoffwechsel erleidet* (Schüßler 1904).

Konsequenzen für die Anwendung

Für die Anwendungspraxis ergeben sich folgende Konsequenzen:

1. Ein Defizit an Funktionsstoffen führt zu einer ungenügenden Steuerung und Verwertung der lebensnotwendigen Mineralien im Organismus. Die Einnahme der Funktionsstoffe als Mineralstoffe nach Dr. Schüßler muss nicht notwendigerweise mit einem weiteren Mineralstoffpräparat unterstützt werden, sondern die Zufuhr lebensnotwendiger Mineralstoffe kann über eine ausgewogene Ernährung erfolgen.
Die Einnahme höher dosierter Mineralstoffpräparate (Dosierung mind. gleich oder über der von der DGE empfohlenen Tageszufuhr) sollte mit den Mineralstoffen nach Dr. Schüßler begleitet werden, damit Aufnahme und Verwertung optimiert werden.
2. Die Mineralstoffgaben müssen so dosiert sein, dass einerseits die Verluste der Zelle gedeckt werden und andererseits, sofern bereits Speicher angegriffen wurden, ein Auffüllen der Speicher ermöglicht wird. Die Ermittlung des Bedarfs ist daher unabdingbar, um eine zielgerichtete Anwendung zu erreichen.
3. Je ausgeprägter ein Mineralstoffdefizit ist, je kränker und belasteter ein Mensch ist, umso wichtiger ist die Auswahl des fehlenden Mineralstoffs bzw. der Mineralstoffe und dann die entsprechend ausreichend hohe Zufuhr.
4. Ein höherer Bedarf kann nur durch Steigerung der Tablettenanzahl gedeckt werden, da die allgemein optimale Aufnahme einer festgelegten Verreibungsstufe bedarf.
5. Niedrige Dosierungen, 3–5 Stück eines Mineralstoffes am Tag, sind in der Gesundheitsprophylaxe oder bei minimalen Störungen anzuwenden. Bei stärkeren Defiziten, gesundheitlich schweren Störungen, ist eine Mindestdosierung von 7 Stück täglich je Mineralstoff angezeigt, die im Einzelfall und akuten Bedarf auf 30 bis zu 100 Stück erhöht werden muss. Eine Überdosierung kann aufgrund der Verdünnung nicht erfolgen.

6. In akuten Situationen zeigt sich ein hoher Bedarf an einem oder wenigen Mineralstoffen. Einnahmepläne werden jetzt unterbrochen und der Mineralstoff/die Mineralstoffe, der/die sich deutlich im Bedarf zeigt/zeigen, wird/werden jetzt genommen.
7. Bei der Auswahl der Potenzen sollten die in der biochemischen Praxis bewährten Potenzen gewählt werden, um die höchstmögliche Wahrscheinlichkeit der Wirkung zu erreichen. Abweichungen empfehlen sich vom heutigen Standpunkt nur bei der Nr. 12 Calcium sulfuricum. Bei den anderen Mineralstoffen werden in der generalisierten Anwendung keine Abweichungen empfohlen, nur in spezifischen Fällen, eventuell zu Studienzwecken.
8. Die Mineralstoffe können – müssen bei einigen Beschwerdebildern – nach Bedarf miteinander kombiniert werden. Es gibt keine Gegenspieler und keine Begrenzung in der Anzahl der zu kombinierenden Mineralstoffe.
9. Die Mineralstoffe nach Dr. Schüßler können und sollen auch in der Gesundheitsvorsorge eingesetzt werden, um zu verhindern, dass Defizite entstehen. Je gesünder ein Mensch ist, desto mehr verschiedene Mineralstoffe können in einer gleichmäßig niedrigen Dosierung genommen werden.

Geschichte der Biochemie nach Dr. Schüßler

Technische und wissenschaftliche Revolutionen, große gesellschaftspolitische Umbrüche haben die Entwicklung der Biochemie nach Dr. Schüßler und die Verbreitung ihrer Anwendung maßgeblich bis heute beeinflusst.

Biografie und Wirken des Dr. Wilhelm Heinrich Schüßler

Wilhelm Heinrich Schüßler wurde am 21. August 1821 in Zwischenahn im Großherzogtum Oldenburg als drittes von fünf Kindern des Amtseinnehmers für das Amt Zwischenahn geboren. In dieser Zeit erlebten die Naturwissenschaften und die Medizin große Umbrüche und Fortschritte. Neue Grundlagen entstanden. Die Medizin entwickelte sich von der herrschenden naturphilosophischen Betrachtungsweise des Menschen und der Krankheiten hin zu einer naturwissenschaftlich begründeten Medizin.

Die Grundlage für die Medizin waren nunmehr Erkenntnisse, die durch Beobachtung, Messung, Vergleich und Experiment gewonnen wurden, also Erfahrungen. Im Unterschied hierzu waren in der früheren naturphilosophischen Betrachtung äußerliche, spekulative Erkenntnisse grundlegend.

Zu den wichtigsten Forschern dieser Zeit gehörten u. a. Louis Pasteur, Robert Koch, Rudolf Virchow, Ignaz Semmelweis sowie Samuel Hahnemann, der Begründer der Homöopathie.

Schüßler wuchs in ärmlichen Verhältnissen auf, und so war ihm der Besuch der höheren Schule und der Universität zunächst aufgrund der hohen Schul- und Studiengebühren verwehrt. Er verdiente seinen Lebensunterhalt vermutlich als Sprachlehrer. Schüßler konnte erst im Alter von 30 Jahren sein Medizinstudium aufnehmen. Da Schüßler kein Gymnasium besucht hatte, konnte er nicht in Deutschland studieren und schrieb sich 1852 im Alter von 31 Jahren an der École de Médecine in Paris ein. Zunächst studierte er ein Jahr in Paris, wo die medizinische Fakultät einen besonders guten Ruf hatte. Anschließend folgten Studienjahre in Berlin, in Gießen, wo er die medizinische Doktorwürde erwarb und in Prag, deren medizinische Fakultät einen besonderen Ruf in der Homöopathie genoss. In dieser Zeit lehrten auch Justus von Liebig und Rudolf Virchow, deren Forschungen entscheidenden Einfluss auf die weiteren Arbeiten Schüßlers hatten.

Nachdem Schüßler nachträglich am Gymnasium Oldenburg seine Maturitätsprüfung erfolgreich abgelegt sowie vor dem Collegium medicum am 14. August 1857 seine Staatsprüfung bestanden hatte, ließ er sich in der Stadt Oldenburg als Arzt nieder. Er praktizierte von Anfang an nach den homöopathischen Grundsätzen.

Er begann – angeregt durch die Werke Moleschotts, Liebigs und Virchows – sich mit homöopathischen und medizinischen Problemen auseinander zu setzen. Die Abwendung Schüßlers von der Homöopathie kann einerseits in der schlechten Situation derselben in den 60er Jahren des 19. Jahrhunderts und andererseits in der Abgeschlossenheit, der fehlenden Weiterentwicklung im Gegensatz zur Schulmedizin, begründet sein (Karrasch 1998).

Schüßlers Ziel war die Entwicklung einer einfachen und überschaubaren Heilweise: Die Homöopathie war und ist eine sehr komplexe und anspruchsvolle Heilweise. Heute sind allein ca. 1.500 homöopathische Mittel bekannt. Schüßler ging davon aus, dass es einfacher sein müsste, dem Menschen zur Gesundheit zu helfen. In seinen ersten 14 Praxisjahren nutzte er seine homöopathischen Kenntnisse, um in Verbindung zwischen praktischer Erfahrung und aktueller Forschung seine biochemische Heilweise zu entwickeln.

Das Studium der Werke des niederländischen Prof. Jacob Moleschott, insbesondere seines 1852 geschriebenen Werkes „Kreislauf des Lebens", sowie der 4.Auflage der „Zellular-Pathologie" von Rudolf Virchow führte Schüßler auf der Suche nach spezifischen Mitteln zu seinem neuen Heilverfahren.

Durch die Entwicklung des Mikroskops waren neue Einblicke in den menschlichen Organismus möglich, insbesondere in die kleinste Einheit: die Zelle. Hatten die Ärzte die Krankheit bislang als Störung der den ganzen Körper durchdringenden Prinzipien begriffen, die sie als Säftemischungen und -entmischungen bezeichneten, so wurde der Grundstein der modernen Heilkunde 1871 durch die „Zellen-Lehre" von Prof. Rudolf Virchow gelegt.

Virchows Kernsatz lautete: *Das Wesen der Krankheit ist die pathogen veränderte Zelle.* Hier fügte sich die Erkenntnis Moleschotts ein: *Die Krankheit der Zelle entsteht durch den Verlust an anorganischen Salzen.*

Aus diesen Lehren Moleschotts und Virchows ergab sich für Schüßler: *Dann muß die Gesundheit der Zelle und damit des Körpers durch Deckung des Verlustes entstehen.*

Schüßler untersuchte die Asche Toter, um die Mineralstoffverbindungen in den Organgeweben zu bestimmen. Auf diese Weise entdeckte er z. B. das Magnesiumphosphat im Nerven- und Muskelgewebe. Er nutzte die wissenschaftlichen Erkenntnisse seiner Zeit und seine praktischen Erfahrungen als Arzt, um den einzelnen Mineralstoffverbindungen ihre jeweilige Funktion im Körper zuzuordnen. Er gab seinen Patienten ab ca. 1872 Verreibungen der Mineralstoffe und stellte deren erfolgreiche Wirkung fest. So behandelte er Diphtheriekranke mit den Mineralstoffen erfolgreich, während seine Kollegen hilflos dieser schweren Krankheit gegenüberstanden.

Eine abgekürzte Therapie

Im Jahre 1874 erschien zum ersten Mal die Grundlagenschrift Schüßlers „Eine abgekürzte Therapie gegründet auf Histologie und Cellular-Pathologie", in der er seine Erkenntnisse darlegte und die Funktionen und Anwendungsgebiete der Mineralsalze beschrieb. Dieses 16 Seiten starke Heftchen hat Medizingeschichte geschrieben und erreichte in erweiterter Form 25 Auflagen.

In der Folge der Erscheinung des Heftchens 1874 kam es zu heftigen Auseinandersetzungen Schüßlers mit homöopathischen Kreisen, die sich (verständlicherweise) durch die Aussage provoziert fühlten, dass nunmehr 12 Mittel ausreichen sollten, den Menschen zu heilen.

So bescheiden und zurückhaltend wie Schüßler als Person im Privaten geschildert wird (Verlag des Biochemischen Vereins 1913), so entschieden, ja sogar schroff, bisweilen unsachlich, äußerte er sich in seinen schriftlichen Auslassungen zu gegensätzlichen Standpunkten oder anderen Heilverfahren. Dies wird in seinen Schriften *Die Cholera, Was kann die Kochsche Lymphe und was kann sie nicht, Das Heilserum und die Diphteriebehandlung, Kneipps Wasserkur* mehr als deutlich.

Schüßler galt als Person mit köstlichem Humor, dem die Heilung seiner Kranken am Herzen lag. Bedürftige behandelte er umsonst (Platz 1921). Das stattliche Vermögen, das er zur Unterstützung Bedürftiger als Nachlass stiftete, zeugt von dem Umfang seiner ärztlichen Tätigkeit. Denn Schüßler, der unverheiratet blieb, war mittlerweile ein weit über die Landesgrenzen hinaus bekannter Arzt, der von Menschen aus dem In- und Ausland aufgesucht wurde. Dem überwiegenden Teil der Mediziner blieb die Biochemie Schüßlers unbekannt, während die Bevölkerung sein Heilverfahren begierig aufgriff (Karrasch 1998). Seine Anhänger, die er in Oldenburg in großer Zahl hatte, gründeten bereits 1885 mit seiner Unterstützung den ersten biochemischen Verein.

Dr. Schüßler verfolgte unbeirrt seinen Weg – erfolgreich und zum Segen seiner Patienten – weiter. Er blieb bis zu seinem Tode am 30.03.1898 als Arzt tätig. Die Methode, die er entwickelt hatte, benannte er: Biochemie.

Biochemie

„Bios" bedeutet auf Deutsch „Leben" und „Chemie" die Wissenschaft der Elemente. Nach Dr. Kurt Hickethier (Begründer der Antlitzdiagnose, 1891–1958) bezeichnet Biochemie die *Lehre von der stofflichen Zusammensetzung der Lebewesen und ihren zur Lebensbejahung notwendigen Stoffumwandlungen und Stoffergänzungen. Kurz sagen wir: Lebenssalzkunde* (Hickethier 2001).

Die Biochemie nach Dr. Schüßler ist eine Heilweise, die auf der Grundlage allen Lebens aufbaut: auf der einzelnen Zelle. Das biochemische Heilverfahren gründet sich auf die physiologisch-chemischen Vorgänge, die sich im Organismus vollziehen.

Schüßler selbst formulierte hierzu: *Durch mein Heilverfahren werden Störungen, die in der Bewegung der Moleküle der unorganischen Stoffe des menschlichen Organismus entstanden sind, mittels homogener Stoffe direct ausgeglichen (...)* (Schüßler 1904).

In der biochemischen Heilweise geht es um die Deckung des Bedarfs, der durch ein Mineralstoffdefizit entsteht. Damit wird die Ursache der aufgetretenen Gesundheitsstörung direkt behoben. *Die Biochemie erreicht direct ihr Ziel: Deckung eines Defizits* (Schüßler 1904).

Der von Schüßler geprägte Begriff der „Biochemie" ist mittlerweile in den medizinischen Sprachgebrauch eingegangen – ohne dass modernen Biochemikern der Bezug zu Schüßler deutlich wäre – und steht für jene Wissenschaft, die das nachvollzieht, was Schüßler begonnen hat: die Erforschung des Zellstoffwechsels (Jörgensen 1994).

Entwicklung und Verbreitung der Biochemie nach Dr. Schüßler

Internationale Verbreitung

Bereits kurz nach den Erscheinen der *Abgekürzten Therapie* im Jahre 1874 wurde von den Professoren William Boericke und W.A. Dewy eine englische Übersetzung der Schrift mit dem Titel *The twelve Tissue salts of Dr. Schussler* in Amerika veröffentlicht. Spanische Übersetzungen erschien im Jahre 1886 zu Bogotá und in der Republik Columbia (Südamerika), im Jahre 1892 zu Montevideo (Biochemischer Verein Oldenburg 1913).

Heute gibt es kaum noch ein Land, in dem die Mineralstoffe nach Dr. Schüßler nicht bekannt wären. Vereine und Organisationen sind beispielsweise in Österreich, der Schweiz, den Niederlanden, Belgien, Spanien, Australien, Südafrika aktiv und auch international miteinander vernetzt.

Die Entwicklung bis zum Zweiten Weltkrieg

Mit Unterstützung Schüßlers wurde am 17. Juli 1885 der erste biochemische Verein in Oldenburg gegründet. In rascher Folge gründeten sich weitere Vereine in deutschen Städten und schlossen sich 1899 zum „Biochemischen Bund Deutschland" zusammen, der jedoch rasch zerfiel. Es entstanden der „Verband biochemischer Vereine für das Deutsche Reich", der „Schüßlerbund" und der „Jadeverband". 1922 kam es zur Fusionierung im „Biochemischen Bund Deutschlands".

Ende der 20er Jahre erlebte der Biochemische Bund seine Blütezeit mit einem eigenen Gebäude in Potsdam-Babelsberg, hauptamtlichen Mitarbeitern, einem Labor, einem eigenen Verlag und einem Hörsaal für die Weiterbildung der „Propaganda-Redner" (Jörgensen 1994).

Die biochemische Bewegung war Ende der 20er Jahre die größte naturheilkundliche Volksbewegung in Deutschland.
Folgende Zahlen belegen dies: Das Buch *Biochemischer Hausarzt* von Dr. F. Schneider wurde nach seinem Erscheinen 1924 bis zum Jahre 1927 alleine 75 000mal verkauft. 1928 wurden bereits 184 672 Mitglieder im Biochemischen Bund gezählt. Fast zu 90 Prozent waren ganze Familien im Verein angemeldet. Bei der Annahme von jeweils fünfköpfigen Familien würde die Mitgliederzahl 1 000 000 Personen betragen. Die Auflage der verbandseigenen „Zeitschrift für Biochemie" betrug im September 1928 „240 000 Exemplare" (Karrasch 1998).

In der biochemischen Bewegung gab es lebhafte und qualifizierte Diskussionen über Theorie und Praxis der Biochemie nach Dr. Schüßler. Die *Biochemischen Monatsblätter* der Gesellschaft für Biochemie und Gesundheitspflege (Berlin), ab Dezember 1927 auch Publikationsorgan des Neuen Vereins für Biochemie Hamburg e. V., legen hierfür Zeugnis ab. Zahlreiche Beispiele aus ärztlichen Praxen sind hier als Beleg der wirksamen Anwendung aufgeführt sowie Fachartikel zu pathophysiologischen Fragen und Aspekten der Gesundheitspflege. Der Schriftleiter der *Biochemischen Monatsblätter* und Münchener Arzt Dr. Paul Feichtinger arbeitete ausschließlich mit der biochemischen Heilmethode nach Dr. Schüßler. Er veröffentlichte umfangreiche *Biochemische Beweise aus der Praxis*, die er in seiner Tätigkeit in Kriegslazaretten und als Privatarzt gesammelt hatte

Als Ansatzpunkt für die Anwendung der biochemischen Mittel wurde neben den Krankheitsbildern die *Konstitution* des Menschen hinzugezogen. Die Bestimmung der Konstitution wurde unterschiedlich definiert: anatomische, physiognomische, charakterliche Aspekte, antlitzdiagnostische Merkmale ebenso wie pathophysiologische Erscheinungen wurden in die Bestimmung der Konstitution einbezogen.

Einführung von Erweiterungsmitteln. Eine wesentliche Grundlage für die Erweiterung der Mineralstofflehre nach Dr. Schüßler wurde 1903 von Prof. Hugo Schulz in seinen *Vorlesungen über Wirkung und Anwendung der unorganischen Arzneistoffe* gelegt.

Auf dieser Basis entwickelte der Biochemiker D. Schöpwinkel unter anderem seine *Polar-Biochemie als Weltgesetz*. Auch der *Leitfaden der biologischen Heilmethode* des Dr. H. Unglehrt greift ebenfalls acht weitere Mineralstoffverbindungen in seinen Empfehlungen auf.

Über die Frage der Notwendigkeit weiterer Mittel entzündeten sich heftigste Diskussionen. 1933 fanden die viel versprechenden Entwicklungen ein jähes Ende. Nach dem Wechsel der Führung im Biochemischen Bund vollzog er eine Anpassung an die nationalsozialistische Führung. Im August 1933 mussten die Mitglieder einen Fragebogen ausfüllen, der u. a. die nationale Gesinnung der Mitglieder erfassen sollte und in dem Eintrittsdatum mit Mitgliedsnummer in die NSDAP angegeben werden musste.

Mit der Anpassung an die nationalsozialistische Führung nahm der Biochemische Bund den Verlust demokratischer Kultur und zahlreicher Mitglieder in Kauf. Als Gegenleistung wurden die biochemischen Berater ab 1935 offiziell als Heilpraktiker behandelt und die Eröffnung eines verbandseigenen Kurhauses im Harz 1936 unterstützt (Karrasch 1998).

Kritische Geister wie Schöpwinkel wurden von der „Deutschen Gesellschaft zur Bekämpfung von Missständen im Gesundheitswesen" in ihrer Tätigkeit verfolgt und eingeschränkt (Schöpwinkel 1936).

1935 wurden der Biochemische Bund Deutschlands und der Schüßlerbund mit fünf weiteren Laienverbänden in der „Reichsarbeitsgemeinschaft der Verbände für naturgemäße Lebens- und Heilweise" zusammengeschlossen. Im Biochemischen Bund Deutschlands mussten mehrmals die Führungsspitzen ausgewechselt werden, bis sich der Verband und die Gesundheitsführung auf einen Kompromiss einigen konnten. Nach den Gleichschaltungsbedingungen wurden die einzelnen Bünde der Gesundheitsführung unterstellt und auf das Führerprinzip eingeschworen. Die Zeitschriften der Verbände dienten jetzt als Sprachrohr der nationalsozialistischen Gesundheitsführung. Kritik an schulmedizinischen Verfahren, Impfungen und Vivisektion, die vor 1933 üblich gewesen waren, verstummte (Karrasch 1998).

Charakter und Seele als eigene Dimension. 1931 veröffentlichte Dr. W. Cimbal, Oberarzt am Stadtkrankenhaus in Altona ein Buch über die *Neurosen des Lebenskampfes*. Sein Anliegen war, die eigenständige Dimension des Seelenlebens für die Gesundheit darzustellen. In der klinischen Praxis wandte er naturheilkundliche, insbesondere auch biochemische Mittel bei seelischen Erkrankungen an. Offenkundig blieb er von den nationalsozialistischen Verfolgungen verschont, denn 1941 erschien das Buch *Naturgemäße Wege zum seelischen Gleichgewicht*, in dem er die Anwendungen konkretisierte.

Seine *Heilwege der Biochemie und Naturheilkunde* wurden 1940 über den Verlag in Potsdam veröffentlicht. In diesem Buch stellt er als Erster einen Bezug der Biochemie zu den (damals aktuell erforschten) **Vitaminen** und zur Phytotherapie, den bewährten **Heilkräutern,** her.

1941 wurden die einzelnen Bünde aufgelöst und in einen Einheitsverband „Deutscher Volksgesundheitsbund" überführt. Die Zeitschriften der einzelnen Verbände wurden kriegsbedingt aufgelöst. Gegen Ende des Krieges kam die Arbeit der Vereine ganz zum Erliegen. Bis heute erlangten sie nicht mehr die Aufmerksamkeit und Bedeutung wie in der Zeit vor dem Nationalsozialismus.

Neubeginn nach dem Zweiten Weltkrieg

1946 kam es zur Neugründung des Biochemischen Bundes und 1949 zur Rückübernahme des bundeseigenen Kurheimes in Hahnenklee unter Leitung des Arztes Dr. Jaedicke. In seinem Buch *Dr. Schüßlers Biochemie* geht auch er ausführlich auf die *Konstitutionsbilder* ein, die neben den *Mittelbildern* Grundlage der Festlegung auf Dosierung und Art der Anwendung sein sollten.

Der Aufforderung Schüßlers, eine *Antlitzdiagnose* zu entwickeln, kam Dr. Kurt Hickethier (1891–1958) nach. Er hatte mit den Mineralstoffen nach Dr. Schüßler Beschwerdefreiheit bei seiner schweren Erkrankung (Bechterew'sche Krankheit) erreicht und beschäftigte sich fortan mit den Mineralstoffen nach Dr. Schüßler. Mit erstaunlicher Intuition und Beobachtungsgabe fand er für elf Mineralstoffverbindungen Anzeichen im Gesicht. Mit seinen Büchern *Sonnerschau, Lehrbuch der Antlitzdiagnostik* und *Lehrbuch der Biochemie* leistete er einen maßgeblichen Beitrag zur Weiterentwicklung der Biochemie nach Dr. Schüßler und deren zeitgemäße Anwendung.

Aktuelle unterschiedliche Richtungen der Biochemie nach Dr. Schüßler

In den letzten Jahren erfährt die Biochemie nach Dr. Schüßler eine erneute Zuwendung in der Bevölkerung. Dies zeigt auch die steigende Zahl an Veröffentlichungen.

Nach Reinhard Schaub (Schaub 2006) zeigen sich bei den verschiedenen Darlegungen drei Hauptrichtungen:

1. „homöopathisch arbeitende Biochemiker",
2. eine Gruppe, die die „Salze als Informationsträger" betrachtet,
3. eine Gruppe, die die Mineralstoffe nach Dr. Schüßler im Sinne der Substitution anwendet.

Die unterschiedlichen Auslegungen der Mineralstofflehre nach Dr. Schüßler führen zu unterschiedlichen Auffassungen der Anwendung der biochemischen Mittel, bezogen insbesondere auf die Häufigkeit der Gaben und der Zahl der verordneten Mittel.

Letztendlich entscheidet zwar das Anwendungsergebnis und nicht die theoretischen Annahmen. Die Auseinandersetzung mit den Grundlagen der Biochemie nach Dr. Schüßler und den Zusammenhängen bei der Anwendung kann jedoch die Wahrscheinlichkeit einer erfolgreichen Anwendung bedeutend erhöhen.

Die Verfasserinnen haben sich daher auf der Grundlage einer intensiven Auseinandersetzung mit dem zur Verfügung stehenden Material über die Biochemie nach Dr. Schüßler, aktuellen wissenschaftlichen Bezügen und Berichten aus der Anwendungspraxis, für den Ansatz der Substitution entschieden.

An praktizierenden Organisationen gibt es heute in Deutschland den „Biochemischen Bund", den „Arbeitskreis für praktische Biochemie im Fachverband Deutscher Heilpraktiker e. V." und seit einigen Jahren die „GBA – Gesellschaft für Biochemie nach Dr. Schüßler und Antlitzanalyse". Der Vorsitzende der GBA, Thomas Feichtinger, hat für die aktuelle Entwicklung der Biochemie nach Dr. Schüßler wesentliche Impulse gegeben.

So positiv und wertvoll die bisherigen Anwendungsergebnisse sind, so spannend sind die vielen – unbeantworteten – Fragen, die sich bis heute in der Beschäftigung mit den Mineralstoffen nach Dr. Schüßler offenbaren.

In diesem Sinne erscheint die Aussage Dr. Paul Feichtingers hochaktuell:
In all den heikelsten und verschiedenartigsten Krankheiten genügte mir Schüßlers Arzneischatz vollständig, und weil ich aus eigener Erfahrung diese Tatsache kennenlernte, daher bestaune ich so sehr dieses Wunderbare an Einfachheit und Wirksamkeit in Schüßlers Werk. Dabei konnte ich aber auch die Feststellung machen, dass es noch sehr, sehr viel an diesen 11 (bzw. 12) biochemischen Funktionsmitteln zu denken und zu ergründen gibt, dass diese 11 Salze noch lange nicht in ihrer ganzen Wesenheit erforscht und analysiert sind. (…) Kläglich wenig wissen wir noch über jedes biochemische Salz, und was wir da und dort in der biochemischen Literatur finden, ist die betrübliche Entdeckung, dass überall das gleiche steht, das einer vom andern in veränderter Fassung übernommen hat, ohne wesentlich Neues zu bringen (Feichtinger, zitiert nach „Biochemische Monatsblätter" Januar 1927).

In der breiteren Anwendung der Biochemie nach Dr. Schüßler und ihrer Auswertung auf der Basis moderner Forschung liegt die Chance, diese bewährte Heilweise den heutigen Anforderungen gemäß weiterzuentwickeln. Ganz im Sinne Schüßlers:
Die Biochemie ist noch nicht perfekt, sie aber perfektibel und wird mit der Zeit perfekt werden (Schüßler 1904).

Was unterscheidet die Biochemie von der Homöopathie?

Bis heute wird immer wieder die Frage gestellt, ob es sich bei der biochemischen Heilweise nach Dr. Schüßler um eine homöopathische Therapie handelt. Die Antwort auf diese Frage offenbart das grundlegende Verständnis der biochemischen Heilweise nach Dr. Schüßler. Dies wiederum hat Auswirkungen auf die Mittelwahl, die Höhe der Gaben und damit auf die Wahrscheinlichkeit eines Erfolges in der Anwendung.

Im Folgenden wird die Auffassung vertreten, dass es sich bei der biochemischen Heilweise nach Dr. Schüßler nicht um eine Variante der Homöopathie handelt. Die Begründung folgt den Aussagen Dr. Schüßlers und der Darlegung der grundsätzlichen Unterschiede zwischen der Biochemie und der Homöopathie (Hinweis: Eine weitergehende Darlegung und Auseinandersetzung findet sich bei Reinhard Schaub (Schaub 2006)).

Wesentliche Unterschiede

Dr. Schüßler hat seine biochemische Heilweise vor dem Hintergrund seiner homöopathischen Ausbildung und praktischen Tätigkeit als Arzt entwickelt. Von Beginn an führte er eine Auseinandersetzung mit seinen Arztkollegen über die Frage, ob seine Therapie eine homöopathische Therapie sei. Er selbst hatte 1873 seine Gedanken unter dem Titel *Abgekürzte homöopathische Heilweise* in der „Allgemeinen Homöopathischen Zeitung" veröffentlicht. In der folgenden Diskussion über seine Therapie klärte er Ansatz, Begründungszusammenhang und Ziel seiner Therapie. 1874 entfernte er konsequent das Wort „homöopathisch" aus seinem Titel und veröffentlichte seine Ausarbeitungen in einer Broschüre mit dem Titel „*Abgekürzte Therapie*".

Dr. Schüßler äußerte sich eindeutig mit einem „nein" zu der Frage, ob seine Heilweise eine homöopathische sei: *Wer von kleinen Gaben reden hört, denkt gewöhnlich sofort an Homöopathie; mein Heilverfahren ist aber kein homöopathisches, denn es gründet sich nicht auf das Ähnlichkeitsprinzip, sondern auf die physiologisch-chemischen Vorgänge, welche im menschlichen Organismus sich vollziehen* (Schüßler 1904).

Mittelwahl

Grundsätzlich unterscheiden die beiden Heilweisen andere Ausgangsgedanken, andere Ziele:

Der **homöopathische Grundsatz** lautet: „Simila simibilus curantur" (Ähnliches wird durch Ähnlichem geheilt). Das Wort Homöopathie kommt aus dem Griechischem und bedeutet „ähnliches Leiden".

Das Ähnlichkeitsprinzip besagt, dass ein Heilmittel, das beim Gesunden bestimmte Symptome hervorruft, ähnliche Symptome oder Beschwerden beim Kranken heilen kann. Die feinen Gaben in der Homöopathie sind Konsequenz des Ähnlichkeitsprinzips. Es werden diverse Stoffe, auch Gifte, als Ausgangssubstanz verwandt, der energetisierende Vorgang der Verreibung wird hoch bewertet. In hohen Potenzen sind keine stofflichen Nachweise möglich.

Der **biochemische Grundsatz** lautet: Krankheit entsteht durch den Verlust der Zelle an anorganischen Stoffen. Dem Organismus werden die notwendigen Mineralstoffverbindungen zugeführt. *Diese Stoffe gelangen in die pathogen veränderten Zellen, und somit kommt eine Heilung zustande* (Schüßler 1904). Physiologische Chemie ist die Grundlage der Biochemie.

Die Bezeichnung „Biochemie" habe ich gewählt, weil meine Mittel, Kranken verabreicht, die in lebenden Geweben vorhandenen chemischen Störungen vermöge chemischer Affinität auszugleichen (Schüßler 1924).

Auch die praktische Überprüfung der Wirksamkeit der Mittel unterscheidet sich grundlegend von der Homöopathie. Dr. Schüßler äußerte hierzu: *Ich habe meine Mittel an Kranken nicht an Gesunden geprüft, weil ich sie nicht nach dem Similia similibus verwerten wollte. Das Prüfen war kein planloses. Ich bediente mich chemisch-physiologischer Anhaltspunkte. Der Umstand, dass das Fluorcalcium in der Oberfläche der Knochen vorkommt, veranlasste mich, dies Mittel gegen höckerige Erhabenheiten auf den Knochen zu versuchen. Der Erfolg entsprach meiner Erwartung* (Schüßler 1924).

Substitution oder Reiz

In der Homöopathie sollen feinste Reize Störungen der Lebensenergie ausgleichen helfen. Aus Äußerungen Dr. Schüßlers geht jedoch eindeutig hervor, dass er keinesfalls die Absicht verfolgte, Reize zu geben, sondern eine Substitution der Zelle mit den notwendigen Mineralstoffmolekülen beabsichtigte: *Die pathogen veränderten Zellen, d. h. die Zellen, welche ein Defizit an einem ihrer Mineralien erlitten haben, bedürfen einer Deckung mittels eines homogenen Mineralstoffes* (Schüßler 1904).

Er beschäftigte sich auch mit der notwendigen Menge an Mineralstoffmolekülen in der Zelle: *Der Gehalt einer Zelle an Mineralstoffen ist verschwindend klein.*

Durch Wägung, Messung und Berechnung hat der Physiologe C. Schmidt ermittelt, dass eine Blutzelle etwa den billionsten Teil eines Grammes Chlorkalium enthält. Der billionste Teil eines Grammes entspricht der 12. Dezimalverdünnungsstufe (Schüßler 1904).

Dr. Schüßler hat die Methodik der Verreibung als praktische Möglichkeit gesehen, der Zelle die Moleküle in der benötigten Menge zuzuführen. Mögliche energetische Prozesse, die durch die Verreibung entstehen, waren nicht Bestandteil seiner Überlegungen. Dr. Schüßler selbst äußerte dazu: *Moleküle sind die kleinsten Teile, in welche ein Stoff auf mechanischem Wege, z. B. mittels Verreibung mit einem großen Quantum eines indifferenten Stoffes (Milchzucker) zerlegt werden kann* (Schüßler 1895). In den Potenzen bis D12, die Dr. Schüßler anwendete, sind die Ausgangssubstanzen noch nachweisbar.

Die Mineralstoffe nach Dr. Schüßler werden auch heute homöopathisch zubereitet, indem die Mineralstoffverbindungen nach dem Homöopathischen Arzneibuch (HAB) potenziert werden.

Das nährt das Missverständnis, die Biochemie nach Dr. Schüßler sei eine homöopathische Therapie. Aus dieser Annahme heraus wird die Biochemie nach Dr. Schüßler homöopathisch angewandt, in geringen Gaben und mit einer begrenzten Auswahl an Mitteln. Da dies in vielen Fällen nicht dem Bedarf der betroffenen Menschen entspricht, ist die Erfolgsaussicht einer solchen Anwendung eingeschränkt.

Fazit

In der Biochemie nach Dr. Schüßler werden homöopathisch zubereitete Mineralstoffverbindungen als biochemische Funktionsmittel eingesetzt, um ein durch fehlende Mineralstoffe bedingtes Defizit in der Zelle auszugleichen. Die Mineralstoffe werden potenziert, damit sie in die Zelle gelangen können. Es handelt sich um eine Substitutionstherapie und nicht um eine Variante der homöopathischen Therapie.

Gegenüberstellung Homöopathie – Biochemie

Die nachfolgende Tabelle veranschaulicht Zusammenhänge und Unterschiede von Homöopathie und Biochemie.

Tab. 1:
Homöopathie – Biochemie (Schaub 2003)

Aspekt	Homöopathie	Biochemie
Begründer	Dr. Samuel Friedrich Christian Hahnemann (1755 – 1843)	Dr. Wilhelm Schüßler (1821–1898)
Hauptwerk	„Organon der Heilkunst" 6. Auflage	„Abgekürzte Therapie" 25. Auflage
Verständnis von Gesundheit und Krankheit	Krankheit ist ... „die Gesamtheit der Symptome...", „...alle Veränderungen im Befinden des Leibes und der Seele ... oder alle Abweichungen vom gesunden Zustande"	„Krankheit des Körpers ist gleich Krankheit der Zelle" (Virchow) „Die Krankheit der Zelle entsteht durch Verlust anorganischer Salze" (Moleschott) „Dann muss die Gesundheit der Zelle und damit des Körpers wiederhergestellt werden durch Deckung des Verlusts" (Dr. Schüßler)
Ansatzpunkt der Behandlung	„Lebenskraft", Lebensenergie, die Heilmittel werden potenziert (verdünnt und verschüttelt), um als feinste Reize auf die Störungen der Lebensenergie zu wirken	Die Zelle; die Heilmittel werden soweit verdünnt (potenziert), dass sie in die Zelle hineingelangen können
Verwendete Heilmittel	Sie werden aus Mineralien, Pflanzen, Tieren und Krankheitsprodukten (Nosoden) gewonnen. Der Einsatzbereich wird mittels Arzneimittelprüfungen am Gesunden und Erfahrungen, die sich aus der praktischen Anwendung ergeben, gewonnen. Gebräuchlich sind niedrige Potenzen D4/ D6 bis sehr hohe Potenzierungen z. B. D1000	12 (26) anorganische Mineralsalze, die in den Zellen vorkommen. Es finden keine Arzneimittelprüfungen statt. Gebräuchliche Potenzen sind D6 bzw. D12. Sie versorgen die Zelle (Mikrobereich) mit Mineralstoffen. Der Makrobereich muss zusätzlich beachtet werden
Dosierung	Bei akuten Störungen häufige Arzneigaben bis zur Besserung, dann aufhören; bei chronischen Beschwerden Einzelgaben mit langer Nachwirkungszeit. Abwarten!	Mehrere Mineralstoffe werden in hoher Dosierung auch nach Abklingen der Beschwerden weiter genommen, um die Mineralstoffdepots an Funktionsmitteln aufzufüllen und Rückfälle zu verhüten.
Therapeutisches Vorgehen	Ermittlung der charakteristischen Zeichen und Befindensveränderungen. Dabei spielt das ausführliche Gespräch (Anamnese) und die Untersuchung des Patienten eine Rolle. Auswahl eines passenden Heilmittels nach Der Ähnlichkeitsregel („Similia similibus currentur"), Reiztherapie	Ermittlung des Defizits an Mineralsalzen in der Zelle im Gespräch und mittels der Antlitzanalyse
Nebenwirkungen	Evtl. Erstverschlimmerung, auch so genannte Arzneimittelsymptome sind möglich; Reaktionen im Sinne der Hering'schen Regel	Keine, aber Reaktionen auf die Einnahme im Sinne der Hering'schen Regel
Äußere Anwendung	In der klassischen Homöopathie nicht üblich	Wichtige, unverzichtbare Ergänzung

Die Antlitzanalyse

Die Antlitzanalyse ist eine hervorragende Möglichkeit, den Bedarf an den Mineralstoffen exakter zu bestimmen und auch verborgene Defizite zu erkennen. In der Antlitzanalyse wird auf Glanz, Färbungen, Strukturen und Falten der Gesichtshaut sowie Veränderungen im Gesicht geachtet. In der Antlitzanalyse werden auch die Anzeichen nach akutem Bedarf und Anzeichen für angegriffene Speicher für einige Mineralstoffe unterschieden.

Entwicklung der Antlitzdiagnose

Dr. Schüßler hat die Menschen, die er mit den Mineralstoffen als Arzt behandelt hat, sehr genau beobachtet. Er entwickelte bereits die ersten Grundlagen einer *Antlitz-Diagnostik* (Schüßler 1904).

Dr. Schüßler sah hierin eine Chance für die exaktere Mittelbestimmung: *Wer nur biochemische Mittel anwendet, kann, falls er seine Beobachtungsgabe üben will, im Laufe der Zeit die Fähigkeit erwerben, in vielen Fällen von, namentlich chronischen Krankheiten an der physischen Beschaffenheit des Gesichts und dem psychischen Ausdrucke desselben zu erkennen, welches biochemische Mittel einem gegebenen Krankheitsfalle entspricht. Eine solche Antlitz-Diagnostik darf zwar für sich allein nicht die Wahl des anzuwendenden Mittels bestimmen, sie kann aber die Wahl erleichtern, resp. bestätigen. (...) Es ist von verschiedenen Seiten behauptet worden, die Biochemie reiche für alle Fälle nicht aus. Den Betreffenden rufe ich zu: Studieren Sie ,mal gründlich die Antlitz-Diagnostik. Wenn Sie dieselbe capirt haben werden, kann der Fall eintreten, dass Sie sich veranlasst sehen, z. B. Magnesia phosphorica gegen einen septischen Zustand in Anwendung zu ziehen. – Sie werden demzufolge eine Heilung constatiren* (Schüßler 1904).

Dr. Schüßler selbst konnte die Anzeichen für die Mineralstoffe im Gesicht noch nicht verallgemeinert darstellen und weitergeben. Erst in der weiteren Entwicklung und Anwendung war dies möglich. In der Literatur nach 1900 werden zahlreiche Hinweise auf Kennzeichen im Gesicht wie Färbungen und Falten angegeben, aber nicht ausdrücklich als Antlitzdiagnose bezeichnet. Der Aufforderung Schüßlers eine „Antlitzdiagnose" zu entwickeln, kam Kurt Hickethier (1891–1958) nach. Hickethier hatte mit den Mineralstoffen nach Dr. Schüßler Beschwerdefreiheit von seiner schweren Erkrankung, der Bechterew'schen Krankheit erreicht. Er beschäftigte sich fortan mit Fragen der Gesundheitsförderung und stellte in seiner vielfältigen Praxis mit unglaublicher Intuition die Anzeichen für die ersten elf Mineralstoffverbindungen im Gesicht fest. Die besonderen Möglichkeiten der Antlitzdiagnose sah er in der

Beantwortung der Frage: „Was fehlt mir?". Die Lehre Schüßlers erweiterte er auch um die Dimension der Gesundheitsprophylaxe, insbesondere in der Sorge um die Kinder: *Somit soll es unser Bestreben sein, nicht nur abwehrend und beseitigend, sondern vor allem vorbeugend zu wirken im Kampf zwischen Leben und Tod* (Hickethier 2001).

Hickethier betonte die Chancen der Antlitzdiagnostik für eine *uneingeschränkte Gesundheitspflege der Kinder*, um etwaige Leiden und Störungen abzuwenden. Heute ist die Aufforderung Hickethiers: *Lest es vom Gesicht ab, was Euch und Euren Lieben fehlt!* (Hickethier 1993) aktueller denn je.

Wesentliche Impulse für die weitere Entwicklung, insbesondere für die Begriffsklärung „Diagnose oder Analyse" gab Thomas Feichtinger, der bei einer schweren Erkrankung wesentliche Hilfe durch die Mineralstoffe nach Dr. Schüßler erfuhr und sich seitdem mit den Mineralstoffen nach Dr. Schüßler beschäftigt.

Begriffsklärung: Antlitzdiagnose oder Antlitzanalyse

Mit dem Begriff „Diagnose" wird allgemein die Möglichkeit verbunden, eine Aussage über Verfasstheit oder Störungen der Organe treffen zu können. Schüßler als Arzt war daran interessiert, diagnostische Möglichkeiten zu entwickeln, die Grundlage der Anwendung seiner Heilmethode sein sollten.

Die Kennzeichen, die sich als Hinweis auf den Bedarf an Mineralstoffen im Antlitz eines Menschen bestätigt haben, geben keinen Aufschluss über mögliche Erkrankungen eines Menschen. Es ist nicht möglich, anhand der antlitzanalytischen Kennzeichen beispielsweise Aussagen über die Verfasstheit der Organe oder die Zusammensetzung des Blutes zu treffen. Es wird daher von den Verfasserinnen der Begriff *Antlitzanalyse* verwandt.

Die Antlitzanalyse als Wegweiser zum notwendigen Mineralstoff

Die Antlitzanalyse eignet sich hervorragend, um den unterschiedlichen Bedarf an Mineralstoffen zu erkennen oder zu präzisieren. Sie wird genutzt in der Gesundheitsprophylaxe, um rechtzeitig Störungen vorbeugen zu können. In der Beratungsarbeit kann die Kenntnis der antlitzanalytischen Zeichen, insbesondere das Erkennen von akutem (unterschiedlichen) Bedarf, eine wertvolle Unterstützung in der gezielten und kompetenten Anwendung der Biochemie nach Dr. Schüßler sein.

Im Gesicht des Menschen zeigen sich der unterschiedliche Bedarf besonders deutlich: Das Gesicht des Menschen ist besser vegetativ versorgt als andere Hautbezirke. Es ist nicht bedeckt und daher allen äußeren Einflüssen (wie Licht, Luft, Wetter, chemischen Einflüssen) ausgesetzt.

Die Antlitzanalyse bedarf der Übung, aber sie ist wie das Lesen und Schreiben grundsätzlich für jeden Menschen erlernbar (siehe Adressen/Kurse im Anhang).

Die Antlitzanalyse ist ein wichtiger Wegweiser zur Mittelfindung. Das Antlitz eines Menschen kann jedoch beispielsweise durch Kosmetik und Gifte manipuliert und verändert sein. Die Antlitzanalyse wird daher in der Mittelfindung ergänzt um: mögliche Zeichen am Körper, erkennbare Störungen und Belastungen der Mineralstoffspeicher und – wo möglich – Bezüge zu den charakterlichen Strukturen.

Mineralstoffspeicher im Körper

Die Bedeutung der Mineralstoffe nach Dr. Schüßler für die Gesundheitsprophylaxe erschließt sich in der Auseinandersetzung mit dem hierarchischen Versorgungs- und Speichersystem des Organismus.

Grundsätzlich kommt der Mensch mit einer bestimmten Ausstattung zur Welt. Hierzu gehört auch die Ausstattung des Menschen mit Mineralstoffen. Mängel, die die Mutter bereits hatte, und/ oder eine schlechte Versorgung in der Schwangerschaft führen dazu, dass bereits Säuglinge mit erheblichen Mineralstoffmängeln zur Welt kommen. Ab dem Zeitpunkt der Geburt verbraucht der Mensch in der Vielfalt des Lebens Mineralstoffe. Jeder Mensch hat daher einen permanenten **Bedarf** an den Mineralstoffen. Natürlich kann über eine vollwertige, umfassende Ernährung und eine angepasste Lebensweise der laufende unterschiedliche Bedarf gut versorgt werden. Menschen, die mit einer guten Ausstattung auf die Welt kommen und sich den Gesundheitsregeln entsprechend versorgen und verhalten, haben eine gute Chance, eine altersgemäße Vitalität zu erhalten.

Menschen, die von Geburt an nicht ausreichend ausgestattet waren und durch mangelhafte Versorgung Störungen erleiden, erleiden ein **primäres Defizit**. Sie haben die Chance, das bereits vorhandene Defizit und die Versorgung des laufenden Bedarfs mit den Mineralstoffen nach Dr. Schüßler gezielt zu decken. Sofern der laufende Bedarf andauernd nicht gedeckt wird, kommt es auch bei Menschen, die mit einer guten Ausstattung zur Welt gekommen sind, zu einem **sekundären Defizit**. Die weitere Versorgung des betroffenen Menschen entscheidet darüber, ob aus dieser Situation akute Störungen oder substanzieller Abbau die Folge sind.

Betriebsspeicher: Aktuelle Verfügbarkeit von Mineralstoffionen

Ausgehend von einem bestimmten Bestand an Mineralstoffionen, nimmt der Organismus Mineralstoffionen über die zugeführte Nahrung und Flüssigkeit auf. Diese werden für die unterschiedlichen Funktionen gebunden, wieder gelöst, neu gebunden oder ausgeschieden. Die direkte Verfügbarkeit von Mineralstoffionen hängt einerseits von der Zufuhr und andererseits von dem Ausmaß der aktuell benötigten Mineralstoffionen ab.

Puffer: Speicher für Belastungssituationen

In Belastungssituationen müssen über den normalen Bedarf hinaus Mineralstoffionen zur Verfügung stehen. Wenn dieser akute Mehrbedarf nicht gedeckt wird, kommt es zu Störungen.

> **Beispiel:**
>
> Ein Mensch, der im Hochsommer mit dem Flugzeug reist, muss teilweise Temperaturunterschiede von 25 Grad zwischen Außen- und Innentemperatur ausgleichen. Hinzu kommt die trockene Luft im Flugzeug. Für den Temperaturausgleich und für den Flüssigkeitshaushalt insgesamt benötigt der betroffene Mensch den Funktionsstoff Nr. 8 Natrium chloratum. Sofern der Mensch den akuten Mehrbedarf nicht versorgen kann, beginnt der Organismus den benötigten Funktionsstoff aus anderen Bereichen zu lösen. Es kommt zur so genannten „Tropfnase" oder sogar zur Verkühlung mit Infekt.

Eine Erholung von dieser akuten Überlastung ist möglich, ohne dass Langzeitschäden oder substanzielle Verluste die Folge sind.

Langzeitspeicher: Substanz

Der Körper beginnt, Mineralstoffe aus seinen Langzeitspeichern abzubauen, wenn der laufende Bedarf nicht anders gedeckt werden kann und die Puffersysteme erschöpft sind. Dies betrifft vor allem chronifizierte Prozesse.
Bekannt ist dieser Zusammenhang zwischen Übersäuerung und Osteoporose. Das Calcium wird im Organismus dringend zum Abpuffern belastender Säuren benötigt. Sofern der akute Bedarf dauerhaft nicht gedeckt wird, baut der Organismus Speicher (Knochen und Zähne) ab, um an die dringend benötigten Mineralstoffmoleküle zu gelangen. Dies entspricht der hierarchischen Versorgung im Körper, denn das Skelett ist für die Lebensfähigkeit im Unterschied zu Gehirn und Herz nicht bedeutsam.

Konsequenzen für die Anwendung

Der Organismus nutzt die zugeführten Mineralstoffe gemäß der hierarchischen Notwendigkeit. Es kann sein, dass jemand wegen schlechter Fingernägel Nr. 11 Silicea anwendet. Wenn im Körper verdeckte Störungen wie die Brüchigkeit der Gefäße vorhanden sind, bedarf es sehr viel Geduld und einer ausreichende hohen Zufuhr, damit alle Bereiche versorgt werden und auch die Speicher wieder gefüllt werden können.

In der Hierarchie des Körpers werden die Fingernägel nachrangig versorgt. Wichtig ist in diesem Zusammenhang die zusätzliche **äußere Anwendung**, um kurzfristige Entlastung und Besserung zu erreichen und die Versorgung DIREKT an Ort und Stelle zu bringen.

> Für die Dosierung der Mineralstoffe nach Dr. Schüßler ergeben sich folgende Konsequenzen:
> 1. Prophylaxe: 3–5 Tabletten am Tag,
> 2. Besondere Belastungssituationen: mindestens 12 Tabletten am Tag,
> 3. Störungen: akut bis zu 30 Tabletten am Tag, kann in einzelnen Fällen bis zu 100 Tabletten am Tag gesteigert werden,
> 4. Angegriffene Speicher: Langfristige Einnahme von 7–12 Tabletten am Tag.

Die Begleitung schwerwiegender Störungen und chronifizierter Prozesse sollte fachgerecht beraten werden, damit Auswahl und Dosierung dem individuellen Bedarf möglichst optimal angepasst werden kann.

Der Säure-Basen-Haushalt als lebenswichtige Grundregulation

Der Säure-Basen-Haushalt hat einen wesentlichen Anteil an der Gesundheit unseres Körpers. Er ist unmittelbar mit der Verfügbarkeit von Mineralstoffionen im Organismus verknüpft. Die Mineralstoffe nach Dr. Schüßler als Funktionsstoffe haben sich in der Praxis zur Regulierung des Säure-Basen-Haushaltes nachhaltig bewährt.

Die Bedeutung des pH-Wertes

Ein ausgewogenes Verhältnis zwischen Säuren und Basen ist für den Körper lebenswichtig. Die Säure-, bzw. Basenstärke einer Lösung wird durch den pH-Wert angegeben (pH steht für potentia hydrogenii). Der pH-Wert ist der negative, dekadische Logarithmus der Wasserstoffionenkonzentration. Die pH-Skala reicht von 1 für extrem sauer über 7 für neutral bis 14 für extrem basisch. Der pH-Wert ist für alle biologischen und biochemischen Reaktionen im Körper von enormer Bedeutung. Dieser Wert, der den Säuregehalt einer Lösung angibt, ist so wichtig, dass der Körper beim Gesunden in den verschiedenen Kompartimenten immer den gleichen pH-Wert einstellt. Durch vielfältige Einflüsse kann es dennoch zu Veränderungen im Säure-Basen-Gleichgewicht kommen. Durch unsere heutige Lebensweise (Stress, Aufnahme vorwiegend säurebildender Nahrungsmittel, mangelnde Bewegung, Sauerstoffmangel) ist der pH-Wert des Organismus meist ins Saure verschoben, und man spricht von einer Übersäuerung des Körpers (siehe u.).

Der pH-Wert unseres Blutes ist eng geregelt und liegt zwischen 7,37 und 7,43. Trotz der ständig schwankenden Abgabe saurer Stoffwechselprodukte an das Blut wird dieser pH-Wert sehr konstant gehalten. Die Konstanz ist eine wichtige Voraussetzung für die Aufrechterhaltung eines geregelten Stoffwechselablaufs in den Körperzellen, weil alle am Stoffwechsel beteiligten Enzyme in ihrer Aktivität pH-abhängig sind. Am Erhalt eines gleich bleibenden Blut-pH-Wertes sind die Puffersysteme des Blutes, der Gasaustausch in der Lunge, der Leberstoffwechsel und die Ausscheidungsprozesse der Niere beteiligt.

Puffersysteme des Blutes

Unter den Puffersystemen des Blutes (und des Extrazellulärraums) steht an erster Stelle das **Hydrogencarbonat-System**. Hydrogencarbonat steht mit der Kohlensäure in einem Gleichgewicht, dass vom jeweiligen pH-Wert abhängig ist. Da die Kohlensäure instabil ist, spielt das Kohlendioxid die wichtigere Rolle. Kohlendioxid ist ungeladen und gasförmig und kann ohne weitere Kontrolle über alle Membranen und Zellen diffundieren. Bei pH 6,1 liegen Hydrogencarbonat und Kohlendioxid in gleicher Konzentration vor. Über einen Bereich von pH 4 bis 8 ist neben Hydrogencarbonat immer Kohlendioxid im entsprechenden Verhältnis vorhanden. Immer wenn sich der pH-Wert in einem Kompartiment ändert, kommt es zum Austausch von Kohlendioxid und damit zu einer Angleichung des pH-Werts. Aus diesem Grund ist es in einem gesunden Organismus kaum möglich, im Menschen ein Kompartiment mit alkalischem pH-Wert zu erzeugen. Ständig würde Kohlendioxid aus dem Blut in das Kompartiment strömen und den pH-Wert niedrig halten.

Auch Proteine leisten zur Pufferkapazität des Blutes einen erheblichen Beitrag (**Proteinat-Puffersystem**). Eine besondere Bedeutung kommt dabei dem Hämoglobin aufgrund seiner hohen Konzentration und seines großen Histidin-Anteils – Histidin kann protoniert werden – zu.

Ein weiteres Puffersystem bilden die anorganischen Phosphate (**Phosphat-Puffersysteme**), wobei das primäre Phosphat ($H_2PO_4^-$) als Säure und das sekundäre Phosphat (HPO_4^{2-}) als korrespondierende Base wirken. Eine besondere Bedeutung kommt für dieses System den Mineralstoffen nach Dr. Schüßler Nr. 2 Calcium phosphoricum und Nr. 9 Natrium phosphoricum zu.

pH-Regulation durch Atmung und Nierenfunktion

Das als Endprodukt des oxidativen Stoffwechsels anfallende Kohlendioxid wird durch die Atmung laufend aus dem Blut eliminiert. Die Atmung verhindert somit durch die Abgabe dieses „flüchtigen Anhydrids der Kohlensäure" eine Säurebelastung des Organismus. Kommt es im Blut zu einer Anhäufung von Kohlensäure, wird sofort die Atmung verstärkt, wodurch Kohlendioxid vermehrt abgeatmet wird und der pH-Wert des Blutes sinkt.

Neben Kohlensäure werden im Stoffwechsel auch andere Säuren gebildet, z. B. Schwefelsäure. Dadurch anfallende Protonen können über die Niere ausgeschieden werden. Auch Harnsäure als Abbauprodukt des Purinstoffwechsels wird renal ausgeschieden.

pH-Regulation durch den Leberstoffwechsel

Die Leber ist das zentrale Organ für den Säure-Basen-Haushalt. Alle Stoffe, die aus dem Darm resorbiert werden, ebenso wie das Hydrogencarbonat aus dem Magen, gelangen über die Pfortader in die Leber und werden dort in der richtigen Zusammensetzung in den Körperkreislauf gebracht. Zur Leber gelangen außerdem die Stoffwechselprodukte aus anderen Organen. So gelangt Milchsäure als Endprodukt des anaeroben Glucoseabbaus aus der Muskulatur in die Leber und wird dort unter Energiegewinnung in Glucose umgewandelt.

Die Leber ist das wichtigste Organ für den Säure-Basen-Haushalt, da sie über den Abbau organischer Säuren 50mal mehr H^+-Ionen eliminieren kann, als über die Niere ausgeschieden werden können. Auf diese Weise reguliert die Leber auch den pH-Wert des Blutes.

Ist der Leberstoffwechsel durch Giftstoffe, Fremdstoffen oder Medikamenten belastet, so können nicht genug organische Säuren wie Milchsäure abgebaut werden. Diese Säuren können sich bei einer lang bestehenden Überlastung der Leber im Körper anreichern und tragen zu einer Übersäuerung des Grundgewebes bei. Eine Entlastung der Leber unterstützt somit immer auch die Entsäuerung des Körpers und hat einen positiven Einfluss auf den Säure-Basen-Haushalt des Organismus.

In der Leber wird auch der beim Eiweißabbau im Dickdarm entstandene Ammoniak entgiftet. Die Ammoniakentgiftung zu pH-neutralem Harnstoff geschieht unter Verbrauch von Hydrogencarbonat-Ionen. Die Ammoniakentgiftung findet in den gleichen Leberzellen wie der Abbau der organischen Säuren statt. Da das giftige Ammoniak bevorzugt abgebaut wird, können sich die organischen Säuren so anreichern und tragen bei einer Belastung der Leber zu einer Übersäuerung des Grundgewebes bei.

Der pH-Wert und die Verdauung

Messungen des Speichels ergeben einen neutralen bis leicht sauren pH-Wert von 6,7 bis 7,2. Im Darm dagegen werden größere pH-Schwankungen gemessen, die aus einer Summe von vielen Faktoren resultieren. Zu diesen zählen Magensaft (pH 1,2–3,0), Verdauungssäfte der Bauchspeicheldrüse (bis pH 8,6), Abgabe von organischen Säuren durch Bakterien (pH 4,0–5,0) und die Zusammensetzung der aufgenommenen Nahrung. Der pH-Wert des Stuhls schließlich beträgt beim Gesunden zwischen pH 5,5 und 6,5.

Abgesehen von der leichten Vorverdauung von Kohlenhydraten durch die α-Amylase im Mund, erfolgt der erste große Aufschluss der Nahrung im Magen. In den Belegzellen der Magenschleimhaut wird aus Natriumchlorid, Wasser und Kohlensäure Salzsäure gebildet. Durch die Sekretion von Salzsäure kann der pH-Wert des Magens auf bis zu 1,2 gesenkt werden. Eine besondere Bedeutung kommt in diesem Zusammenhang dem Mineralstoff nach Dr. Schüßler Nr. 8 Natrium chloratum zu.

Die Ansäuerung der aufgenommenen Nahrung im Magen ist notwendig für die Verdauung von Proteinen. Die dafür in den Magen sezernierten Enzyme (Proteasen) arbeiten nur bei derartigen Säurekonzentrationen optimal. Der pH-Wert ist außerdem wichtig für die spätere Resorption von Mineralstoffen wie z. B. Eisen und für die Abtötung von Bakterien.

Bei der Salzsäureproduktion in den Belegzellen der Magenschleimhaut entsteht pro mol Salzsäure ein mol Hydrogencarbonat, das direkt ins venöse Blut abgegeben wird und dort als Hydrogencarbonat-Puffer die größte Pufferkapazität des Körpers darstellt.

Im Dünndarm wird der saure Mageninhalt mit Pankreassaft und Gallenflüssigkeit durchmischt. Aufgrund des Hydrogencarbonatgehalts kommt es zu einer weitgehenden Neutralisierung des Speisebreis, da Hydrogencarbonat die Protonen der Magensäure abfängt und dabei zu Kohlensäure wird, die durch Wasserabspaltung zu Kohlendioxid wird.

Die von den physiologischen Darmbakterien produzierten organischen Säuren (Milchsäure, kurzkettige Fettsäuren) und die Diffusion von Kohlendioxid aus dem Kreislauf in das Darmlumen führen zu einer langsamen Ansäuerung des Darmmilieus. Die pH-Werte entlang der Darmwand stehen in einem korrespondierenden Verhältnis zum Blut-pH-Wert. Wenn der pH-Wert im Darmlumen höher als im Blutplasma ist, diffundiert Kohlendioxid aus dem Kreislauf in das Darmlumen und bewirkt dort eine Ansäuerung.

Der pH-Wert des Stuhls ist daher ein Produkt des Anteils der bakteriellen Stoffwechselprodukte und des gelösten Kohlendioxids (Kohlensäure) und liegt bei einem gesunden Darm zwischen pH 5 und 6. Stuhl-pH-Werte, die ins Alkalische übergehen, entstehen, wenn die anaerobe Darmflora (z. B. Clostridium) erheblich Überhand nimmt und sind keineswegs positiv zu sehen.

Durch Reduktion von Stickstoff aus dem Eiweißstoffwechsel kommt es zur Freisetzung von Ammoniak im Dickdarm, der über seine leberbelastende Wirkung den Säure-Basen-Haushalt negativ beeinflusst. Das starke Zellgift Ammoniak (NH_3) ist eine Base, die mit Ammoniumionen (NH_4^+) im Gleichgewicht steht. Je alkalischer das Darmmilieu wird, desto mehr verschiebt sich das Gleichgewicht in Richtung Ammoniak. Mit zunehmender Ansäuerung des Darminhalts liegen mehr Ammoniumionen vor, die aufgrund ihrer Ladung nicht resorbiert werden können. Erst unterhalb eines pH-Wertes von 7,0 geht Ammoniak durch Protonenaufnahme in Ammoniumionen über und kann somit den Körper, bzw. die Leber, nicht mehr belasten.

Eine stabile, physiologische Darmflora hat einen entscheidenden Einfluss auf den pH-Wert des Darminhalts und gleichsam auf den gesamten Säure-Basen-Haushalt des Körpers.

Das Beispiel Ammoniak verdeutlicht, wie differenziert mit Basen umgegangen werden muss. Säuren oder die Ansäuerung von Kompartimenten im Organismus sind andererseits ebenso notwendig und nicht allgemein schlecht. Es kommt auf ein ausgewogenes Verhältnis zwischen Säuren und Basen an, das der gesunde Organismus durch seine Ausscheidungsfunktionen und Pufferkapazitäten immer regulieren kann.

Übersäuerung

Eine Übersäuerung entsteht dann, wenn der Organismus nicht mehr ausreichend in der Lage ist, die im Stoffwechsel anfallenden Säuren abzubauen oder auszuscheiden. Nicht ausgeschiedene Säuren werden im Organismus abgelagert. Diese Übersäuerung, die sich im zellulären wie im intrazellulären Raum manifestiert und chronische Erkrankungen bis hin zu Krebs hervorrufen oder begünstigen kann, ist durch Bestimmungen des pH-Wertes in Blut, Urin, Speichel oder Stuhl nicht fassbar.

Für die Verarbeitung der Säuren benötigt der Organismus gut funktionierende Puffersysteme, für die eine ausreichende Versorgung mit Mineralstoffen wesentlich ist. Auch alle an der Ausscheidung von Säuren beteiligten Organe, Leber, Nieren, Lunge, brauchen für die Verarbeitung und Ausscheidung von Säuren Mineralstoffe.

Langjährige Fehlernährung verbunden mit Mineralstoffdefiziten und Sauerstoffmangel leisten der Übersäuerung Vorschub. Eine besondere Bedeutung haben in diesem Zusammenhang die Mineralstoffe nach Dr. Schüßler Nr. 9 Natrium phosphoricum, Nr. 11 Silicea und Nr. 12 Calcium sulfuricum.

Eine wesentliche Quelle der Übersäuerung ist die bei suboptimaler Sauerstoffversorgung des Organismus in den Muskeln gebildete Milchsäure. Diese Milchsäure kann in der Leber abgebaut werden. Ist die Leber jedoch in ihrer Funktion gestört oder durch Abbau anderer Stoffe überlastet, verbleibt die Milchsäure im Gewebe. Die dabei frei werdenden Protonen werden durch Hydrogencarbonat gepuffert und als Kohlendioxid abgeatmet. Als Folge davon sinkt die Pufferkapazität des Blutes mit der Folge lokaler zellulärer Säureüberschüsse. Der pH- Wert der Zellen sinkt, die Energiefreisetzung ist vermindert, der Zellstoffwechsel verlangsamt. Die natürlichen Speicher des Organismus werden angegriffen und führen bei lang andauernden Defiziten zu chronischen Erkrankungen.

Wege aus der Übersäuerung

Die latente Übersäuerung des Organismus führt zu einer Beeinträchtigung des Energiestoffwechsels. Da die Leber eine zentrale Rolle bei der Entsäuerung des Organismus einnimmt, ist die gesteigerte Leberleistung ein Hauptweg aus der Übersäuerung. Therapeutisches Hauptziel ist die Leberentlastung. Eine verbesserte Sauerstoffversorgung, basenbildende Nahrungsmittel, die Zufuhr von Mineralstoffen und eine Senkung der Belastungen aus dem Darm (u. a. Ammoniak) stärken die körpereigenen

Mechanismen und können einer Übersäuerung der Zellen und der Grundsubstanz entgegenwirken.

Die orale Zufuhr von Hydrogencarbonat in Form von herkömmlichen Basenpulvern kann nur bedingt helfen, die Pufferkapazität des Blutes zu erhöhen und wirkt zudem nur kurzfristig, da es im Nierenstoffwechsel bei pH-Werten oberhalb von 7,4 zu Hydrogencarbonatverlusten über den Harn kommt. Die Alkalisierung des Harns nach Hydrogencarbonatgabe ist daher kein schlüssiger Hinweis auf einen Abbau der Übersäuerung in zellulären Strukturen und im Grundgewebe.

Außerdem stellt eine langfristige Einnahme von Basenpulvern eine Belastung für den Organismus dar. Die Neutralisierung der Magensäure durch die Basen des Basenpulvers führt zu einer frühzeitigen Entleerung des unzureichend verdauten Mageninhalts in den Dünndarm. Proteine, die eigentlich schon im Sauren des Magens aufgeschlossen werden, gelangen somit in den Dünndarm und können dort zu Fäulnis- und Gärungsprozessen führen.

Da alle Pufferungssysteme des Körpers auf die Anwesenheit von Mineralstoffen angewiesen sind, besteht eine wirkungsvolle Unterstützung des Körpers in der Zufuhr der wichtigen Mineralstoffe und basischen Mineralstoffverbindungen. Hier setzt die Mineralstofftherapie nach Dr. Schüßler erfolgreich an.

Die Mineralstoffe nach Dr. Schüßler als Teil einer ganzheitlichen Gesundheitspflege

Die Mineralstoffe nach Dr. Schüßler sind einzuordnen in ein Konzept der ganzheitlichen Gesundheitspflege. Defizite in der Mineralstoffversorgung entstehen beispielsweise in der Folge eines gestörten Säure-Basen-Haushaltes, schlechter Ernährung, von übermäßigem Stress oder Belastungen mit Giftstoffen. Dr. Schüßler hat seine Therapie zur Heilung kranker Menschen entwickelt und nicht ausdrücklich eine Auseinandersetzung mit weiteren Voraussetzungen der Gesundung und Gesunderhaltung geführt. In der Streitschrift *Hensel's Kritik an der Biochemie* äußert er unmissverständlich: *Meine Therapie ist für Ärzte bestimmt. Diese brauchen über die Diät nicht belehrt zu werden* (Schüßler o.J.-A). Die Mineralstoffe nach Dr. Schüßler wurden jedoch weniger von Ärzten als vor allem von der Laienbewegung zur Selbstanwendung aufgegriffen. Eine Aufklärung in Fragen der Gesundheitspflege als Grundlage der Mineralstofftherapie nach Dr. Schüßler erwies sich als notwendig (Unglehrt o.J.). Auch die moderne Anwendung der Mineralstoffe nach Dr. Schüßler in der Gesundheitsprophylaxe kann auf die Beachtung diverser Gesundheitsregeln nicht verzichten. Die vielfach schlechte Qualität der Ernährung, steigende Belastungen durch Umweltgifte, zunehmender Stress und Bewegungsmangel sind nur einige der Faktoren, die den Gesundheitszustand der Bevölkerung erheblich geschwächt haben.

Die Einordnung der Mineralstoffe in Grundregeln der Gesundheitspflege ist daher ausdrücklich vonnöten, um die erfolgreiche Anwendung zu unterstützen.

Ein ganzheitliches Verständnis vom Menschen

Die Vitalität des Menschen ist von der Gesamtheit seines Lebens abhängig. Menschen, die nach alternativen Therapien suchen, formulieren häufig den Anspruch an eine *Ganzheitlichkeit* der Therapie. Auf die Frage, was „ganzheitlich" bedeutet, wird oft spontan geantwortet: Körper, Seele, Geist. Damit ist meistens eine diffuse Vorstellung verbunden.

Nach Frankl (Begründer der Logotherapie und Existenzanalyse) *handelt es sich beim Leiblichen, Seelischen und Geistigen um je eine Dimension des Menschseins* (Frankl 2002). Es gibt viele Ansätze diese *Dimensionen des Menschseins* in Worte zu fassen.

Nach der theosophischen Auffassung beispielsweise besteht der Mensch aus sieben zusammengesetzten Teilen, die in Verbindung stehen. Auch Thomas Feichtinger unterscheidet sieben Ebenen des Menschen: Körper, Gefühl, Energie, Farbe, Bewusstsein,

Charakter, Geist. Die unterschiedlichen Ebenen haben einen eigenständigen Charakter und sind gleichzeitig miteinander verwoben (Feichtinger 2003). Der konkrete Wert der Auseinandersetzungen über dies Verständnis besteht unter anderem darin, Erklärungen für den Erfolg oder Misserfolg einer Therapie zu ermöglichen. Wer beispielsweise mit den Mineralstoffen nach Dr. Schüßler körperliche Störungen überwinden will, aber nur „Fast Food" als Nahrung zu sich nimmt, steckt dem Erfolg der Einnahme enge Grenzen, da die Mineralstoffe nach Dr. Schüßler keine notwendige Nahrung ersetzen können. Wer psychotherapeutische Maßnahmen versucht, aber aus körperlicher Erschöpfung heraus keinen Mut mehr fassen kann, kann sein angestrebtes Ziel mit aller Wahrscheinlichkeit nur sehr schwer erreichen. Eine Nahrungsumstellung auf Vollwertkost kann den Menschen körperlich stärken, aber wird keine psychischen Probleme lösen. Eine einseitige, dogmatische Betrachtung berücksichtigt nicht die Vielfalt des Menschen. Unterschiedliche Ansätze stehen nicht gegeneinander. Eine Bioresonanz-Therapie setzt auf einer anderen Ebene als die Vollwerternährung an.

Die Mineralstoffe nach Dr. Schüßler können vor diesem Hintergrund einen bedeutsamen Beitrag in der Gesundung und Gesunderhaltung leisten, aber sie können nicht ALLES leisten. Schon in ihren Anfängen war die Biochemie nach Dr. Schüßler unmittelbar mit der Frage verbunden „Was braucht der Mensch für ein vitales Leben?". Vitalität ist mehr als die Abwesenheit von gesundheitlichen Störungen. Vitalität ist die Freude und Kraft – in Einheit von Körper, Seele und Geist – Leben zu gestalten.

In diesem Sinne sind die Mineralstoffe nach Dr. Schüßler gezielte Unterstützung oder auch Beitrag in einem Konzept der Gesundheitspflege.

Eckpunkte der Gesundheitspflege

Im Folgenden werden die Eckpunkte einer ganzheitlichen Gesundheitspflege dargestellt, die sich als wesentlich herausgestellt haben. In dem notwendigerweise begrenzten Rahmen sollen einzelne Hinweise gegeben werden, die, sofern gravierende Probleme sichtbar werden, einer intensiveren Beschäftigung und Beratung bedürfen.

Ernährung

Die Ernährung ist die Basis einer guten Versorgung des Körpers mit Mineralstoffen und Vitalstoffen allgemein.

Die einfachste Art, Mineralstoffdefiziten vorzubeugen und die Einnahme der Mineralstoffe nach Dr. Schüßler zu optimieren, ist eine ausgewogene und vollwertige Ernährung. Eine einseitige Ernährung gibt nicht, sie nimmt dem Körper. Zudem sollte das Essen die Sinne anregen und vor allem: schmecken!

Es gibt DIE RICHTIGE ERNÄHRUNG nicht, aber Grundregeln der Ernährung. So individuell wie der Mensch ist, so sollte auch seine Ernährung ihm entsprechend sein.

Oft entwickeln sich ungesunde Bedürfnisspiralen. Einmal unterbewusst gespeichert, dass die Schokolade Entlastungsgefühl in Stresssituationen bringt, greifen Menschen immer wieder gierig zur Schokolade. Einen Ausweg aus dieser Spirale findet der Mensch, der nun bewusst den Bedürfnissen seines Körpers nachgeht und diesen gerecht wird. Beispielsweise in diesem Fall die Nr. 7 Magnesium phosphoricum nimmt, Schritt für Schritt die Ernährung umstellt und nach neuen Möglichkeiten der Stressbewältigung sucht. Auf diese Art können gesundheitsfördernde Ernährungsgewohnheiten im Alltag Platz finden.

Die folgenden **Grundregeln** ermöglichen jedem Menschen, eine individuelle und langfristige Anpassung vorzunehmen:

Eine breite Auswahl der verschiedensten Nahrungsmittel. Vor allem die richtige Zusammensetzung der Nahrung ist entscheidend: eine ausreichende Versorgung mit Vitaminen und Mineralstoffen verbunden mit dem richtigen Verhältnis an Grundnährstoffen (Kohlenhydrate, Eiweiße, Fette) kombiniert in einer vollwertigen Mahlzeit. Der Eiweiß- und Fettbedarf sollte in erster Linie über pflanzliche, nicht über tierische Produkte gedeckt werden.

Komplexe Kohlenhydrate. Kohlenhydrate sollten beim gesunden Menschen mit 50 % an der Nahrung beteiligt sein. Sie liefern dem Körper die nötige Energie und verbleiben auch am längsten im Körper. Gerade bei Kohlenhydraten gibt es große Unterschiede, was den Vitalstoffgehalt angeht. Mindestens 30 % sollte in Form von naturbelassener Rohkost verzehrt werden. Komplexe Kohlenhydrate wie Kartoffeln, Vollkornprodukte, Gemüse, Salat sind empfehlenswert.
Genussmittel wie Süßigkeiten, Alkohol, gezuckerte Getränke und alle mit raffiniertem Zucker versetzten Lebensmittel enthalten zwar Energie, aber keine Vitamine, Mineralstoffe und Spurenelemente. Sie sollten die Ausnahme von der Regel sein und im täglichen Speiseplan nicht auftauchen. Gleiches gilt für durch Zusätze veränderte Kohlenhydrate, die beispielsweise in mit Weißmehl produzierten Backwaren enthalten sind oder für polierten Reis. Diese einfachen Kohlenhydrate führen zu einer hohen Insulinausschüttung und in der Folge wird mehr Fett in die Fettzellen transportiert und der Fettabbau insgesamt gehemmt.

Mehrfach ungesättigte Fettsäuren. Fette sollten höchstens 35 % unserer Nahrung ausmachen. Man unterscheidet einfach und mehrfach ungesättigte Fettsäuren. Gesättigte Fettsäuren befinden sich hauptsächlich in tierischen Fetten, sind zudem in vielen Nahrungsmitteln (Schokolade, Plätzchen, Wurstwaren, Käse etc.) „versteckt". Im Übermaß verzehrt, schädigen sie den Körper. Dagegen sind die mehrfach ungesättigten Fettsäuren, die z. B. in großen Mengen in Fisch enthalten sind, wichtig zuzuführen. Eine fettarme Ernährung kann die Gesundheit schwer belasten.
Hochwertige Öle können mit der täglichen Nahrung zugeführt werden. Die Verwendung unterschiedlicher Öle (z. B. Olivenöl, Sojaöl, Distelöl, Rapsöl) empfiehlt sich, um unterschiedliche ungesättigte Fettsäuren aufzunehmen.

Pflanzliche Eiweiße. Ähnlich wie Fette wird auch Eiweiß dem Körper häufig in zu hohen Mengen und vor allem über tierische Nahrungsmittel zugeführt. Idealerweise sollte Eiweiß mit 15% an der Nahrungszusammensetzung beteiligt sein. Vorzugsweise sollte der Eiweißbedarf mit Hülsenfrüchten, Kartoffeln und Getreide gedeckt werden. Vollkornprodukte enthalten mehr Eiweiß als Fleisch! Fisch, Geflügel und Milchprodukte in ausgewogenem Maß können die Zufuhr ergänzen.

Vollwertige und biologische Kost nutzen. Möglichst Lebensmittel meiden, die chemisch behandelt und ihres Nährstoffgehaltes beraubt wurden. Nach Möglichkeit Nahrungsmittel aus biologischem Anbau, frisch und unbehandelt verwenden, z. B. Vollwertgetreide: Hirse, Gerste, Hafer, Amaranth, Naturreis, frisches Gemüse, dunkle Blattsalate.
Diese Lebensmittel versorgen den Körper auch mit Energie, Vitaminen, Mineralstoffen, Faserstoffen.

Schonende Zubereitungsmethoden wählen. Z. B. das Dampfgaren nutzen, um die reichen Inhaltsstoffe der Nahrung zu erhalten. Zubereitungen in der Mikrowelle meiden, die die Nahrungsstoffe zerstört.

Einheimische Lebensmittel nach Hauptsaison bevorzugen. So werden Vitalstoffverluste, die durch Lagerung und Transportzeiten entstehen, vermieden. Frische Kräuter empfehlen. Sie geben dem Essen wunderbare Geschmacksnoten und versorgen zugleich mit feinstofflichen Mineralien.

Morgens Schwerverdauliches und zum Abend Leichtverdauliches aufnehmen.
Die Verdauung unterliegt einem Tagesrhythmus. Viele Menschen gewöhnen sich aufgrund ihres hektischen Lebensalltages an, am Abend eine große Hauptmahlzeit zu sich zu nehmen. Damit überfordern sie ihr Verdauungssystem, das am Abend zur Ruhe kommen möchte.
Obst oder Rohkost tagsüber nutzen! Keine Rohkost am Abend! Die Nahrung gärt dann im Darm und es entstehen Fuselalkohole, die Leber und Darm belasten (siehe Säure-Basen-Haushalt).

Gründlich kauen. Wird die Nahrung nicht vollständig gekaut, wird sie auch nicht vollständig verdaut! Die Verdauung beginnt im Mund. Ein gründliches Kauen fördert die Speichelbildung und die Herauslösung feinstofflicher Mineralien aus der pflanzlichen Nahrung und ermöglicht deren Aufnahme über die Mundschleimhaut.
Kauen fördert auch die Blutversorgung des Gehirns und trainiert die Muskeln von Mund, Kiefer und Hals.

Ausreichend Wasser trinken. Vorrangig sollte einfaches Wasser ohne Zusätze getrunken werden. Ganz besonders wichtig ist es, auf eine ausreichende Flüssigkeitszufuhr zu achten. Ein erwachsener Mensch sollte ca. zwei Liter Flüssigkeit am Tag zu sich nehmen. Die genaue Menge ist individuell unterschiedlich. Der Bedarf verändert sich zum Beispiel im Sommer, wenn mehr Flüssigkeit über die Haut ausgeschieden wird.

Nahrungsergänzung nur gezielt einsetzen. In Situationen wie beispielsweise nach einer schweren Erkrankung, in denen eine Nahrungsergänzung gewählt wird, sollten die Grundregeln der Ernährung unbedingt beachtet werden. Von einer willkürlichen Zufuhr hochdosierter Nahrungsergänzungen ist abzuraten, da die spezifischen Verhältnisse der einzelnen Vitalstoffe zueinander im Körper nachhaltig gestört werden können.

Zahnpflege

Eine wesentliche Voraussetzung, um kauen zu können, ist ein funktionsfähiges Gebiss und andersherum, das Kauen unterstützt die Erhaltung des Gebisses.

Die Zähne, auch die bleibenden, werden bereits in der Schwangerschaft angelegt. Die Ernährung der Mutter während der Schwangerschaft ist grundlegend für die Beschaffenheit der Zähne, für die Konstitution. Die Einstellung der Mutter ist für die weitere Entwicklung ebenfalls grundlegend. Die Kieferentwicklung und optimale Nahrungsaufnahme werden unterstützt durch das Stillen. Später spielt dann die tägliche Ernährung und Zahnpflege eine bedeutende Rolle für den gesunden Erhalt der Zähne.

Trotz zahlreicher Prophylaxemaßnahmen und Aufklärungsaktionen in Kindergärten und Schulen ist Karies nach wie vor eine Volkskrankheit. Eine nachhaltige Besserung wird perspektivisch nur über veränderte Ernährung und Lebensweise erreicht werden können.

Eine große Belastung für den Organismus stellen Amalgamfüllungen dar. Verschiedene Amalgamfüllungen im Mund (mit einem verschieden hohen Anteil der unterschiedlichen Metalle) können zu elektrischen Spannungen führen.

Aufgrund der elektrochemischen Spannungsreihe kommt es zu mehr oder weniger hohen Spannungen und über den Speichel zum Stromfluss. Die Nervenleitungen funktionieren auch ‚elektrisch', sodass Amalgamfüllungen Beschwerden an anderen Stellen des Körpers (Schulter, Gelenke, Organe) auslösen können. Es ist auch vorstellbar, dass diese Ströme im Mund die Reizleitung der Nervenübertragung im Gehirn beeinflussen.

Durch die elektrische Spannung im Mund kommt es zur Säurebildung. Der veränderte pH-Wert im Mund ist grundsätzlich problematisch. Durch sauren Speichel können Metall-Ionen (bis zu 32 verschiedene Metalle in einer Füllung, Quecksilberlegierung u. a. mit Silber, Zinn, Kupfer, Zink, Nickel, Cadmium!) ausgelöst werden. Diese werden über die Mundschleimhaut aufgenommen und führen zu einer schleichenden Vergiftung des Körpers. Geht die Füllung bis an den Nerv, besteht die Gefahr von metallisch-giftigen Ablagerungen an den Nervenleitbahnen.

Tote Zähne, Wurzelreste, schief liegende Weisheitszähne, nicht aus dem Kiefer herausgewachsene Zähne können ebenfalls die körperlichen Kräfte blockieren.

Die permanente Belastung durch Säure, Strom und Gift zehrt an den Mineralstoffvorräten. Für die Gesundung und Gesunderhaltung ist es daher bedeutsam, Zähne und Gebiss besonders zu beachten und eventuell zu „sanieren". Die Amalgamausleitung kann mit den Mineralstoffen nach Dr. Schüßler unterstützt werden (siehe Anwendungen).

Bewegung – Licht – Luft

Die Bedeutung körperlicher Bewegung ist allgemein bekannt. ‚Fitness-Bewegungen' leben auf und erfassen Teile der Bevölkerung wie z. B. das Nordic Walking.

Auch für die Aufnahme und Verwertung der Mineralstoffe spielt die Bewegung eine bedeutende Rolle. Im Mittelpunkt steht hierbei die Regelmäßigkeit, die Bewegung im alltäglichen Leben.

Heute leiden viele Kinder unter Bewegungsmangel oder kennen körperliche Bewegung vor allen Dingen über organisierte Kurse, so dass sie nur noch „bewegt werden" und sich nicht selbst bewegen. Computerspiele, Fernseher etc. fördern diese Passivität schon im frühsten Alter. Heute gibt es Störungsbilder aufgrund motorischer Fehlentwicklung, die vor 20 Jahren nicht beobachtet wurden.

Wesentlich ist, ab Kleinkindalter, die Freude an der Bewegung, vor allen Dingen an der frischen Luft, zu fördern, z. B. mit:
› einem Spaziergang im Wald: Hierbei können die Sinne gleichzeitig trainiert werden. Was sehe ich für Farben? Welche Geräusche höre ich? Was rieche ich?
› Hüpfspielen; Sie fördern die motorische Geschicklichkeit und unterstützen die Entwicklung des Gehirns,
› einem Trampolin, einer Kletterwand im Zimmer.

Neue Bewegungen können im alltäglichen Leben eingeführt werden: einen Weg zu Fuß gehen, anstatt mit dem Auto zu fahren, das Fahrrad nutzen, den Körper bewusst ausstrecken.

Der tägliche – wenn auch kurze – Spaziergang an der frischen Luft ist unbedingt zu empfehlen, da der Stoffwechsel des Menschen durch das Tageslicht und die Zufuhr des Sauerstoffes unterstützt wird. Ein solcher Spaziergang bringt auch Erholung für Psyche und Geist.

Psychisches Wohlbefinden

Das psychische Wohlbefinden des Menschen nimmt maßgeblich Einfluss auf seine gesundheitliche Verfassung. Es wird durch viele Faktoren beeinflusst. Die folgenden Punkte dienen als ausgewählte Anregungen für die Prophylaxe, um über Disharmonien hinausgehende Störungen zu vermeiden. Psychische Störungen bedürfen fachkundiger Unterstützung.

Die Lebenseinstellung. Das Wohlbefinden des Menschen ist abhängig von der Einstellung, mit der Lebensumstände gestaltet werden. Eine negative, pessimistische Lebenseinstellung belastet die körperlichen Kräfte, zum Beispiel Blutdruck, Verdauung, Magen und damit auch die Mineralstoffvorräte. Oft ist ein kleiner Hinweis, ein Zuspruch schon Aufmunterung und öffnet den Blick in eine neue Richtung.

Der Wechsel zwischen Spannung und Anspannung. Eine gute Versorgung mit Mineralstoffen ist Voraussetzung dafür, dass die Zellen ihr eigenes Schwingungsfeld aufbauen können. Organe und Körperteile ergeben gemeinsam ein körpereigenes Schwingungsfeld.

Stress und Reizüberflutung bringen die natürlichen Schwingungen unseres Körpers aus dem Takt! Eine Stunde Fernsehen zum Beispiel benötigt sechs Stunden Regenerationszeit für das Gehirn.

Jeder Mensch hat einen individuellen Rhythmus! Das Herz wird in seinem schwingenden Rhythmus über das vegetative Nervensystem gesteuert. In einem entspannten Zustand dominiert der Parasympathikus. Im Stress dominiert der Sympathikus.

Um gesund zu bleiben, braucht jeder Mensch ein Gleichgewicht im Tagesablauf zwischen ‚Spannung' und ‚Entspannung'.

Unterstützende Maßnahmen für einen gesunden Tagesrhythmus:
- regelmäßiger Schlaf (sieben bis acht Stunden),
- regelmäßige Mahlzeiten über den Tag verteilt, die in Ruhe eingenommen werden,
- Pausen: In einem Zeitraum von 90 Minuten sollten 75 Minuten der konzentrierten Arbeit und 15 Minuten der Entspannung möglich sein; zwei Tage der sieben Tage in einer Woche für die Entspannung (kein Freizeitstress!),
- den Tagesrhythmus (Morgenmuffel, Abendmensch) spüren und respektieren,
- Atemübungen durchführen,
- Reizüberflutung, Stress ohne Pausen vermeiden.

Wer am Tage im Dauerstress ist, trägt den Stress mit in die Nacht. Das erschwert die Erholung und Regeneration des Organismus sehr. Die Entfaltung des Tagesrhythmus unterstützt deshalb auch in dieser Hinsicht die körperlichen Kräfte!

Schlafplatzhygiene

Die Schlafenszeit in der Nacht ist die wichtigste Zeit der Regeneration des Körpers.

Der Schlaf dient der Erholung der Organe und der Zellerneuerung. Belastende Stoffe werden zur Ausscheidung bereitgestellt. Im Schlaf werden auch Erlebnisse der Wachphase verarbeitet und überflüssige Informationen entsorgt. Ein regelmäßiger ausgleichender Schlaf bringt die einzelnen Körpersysteme in ihren Ablaufrhythmus.

Warum ist es wichtig, auf energetische Belastungen am Schlafplatz zu achten?

Jeder Körper hat ein eigenes Energiefeld. Insbesondere unser Mineralstoffhaushalt reagiert empfindlich auf energetische Einflüsse von außen, da die Bewegung der Ionen hierdurch beeinflusst wird.

Energetische Einflüsse können sein:
› elektromagnetische Felder (Strom),
› pulsierende Strahlung,
› Erdstrahlen.

Im Wohnbereich und vor allen Dingen am Schlafplatz, an dem der Mensch einen Großteil seines Lebens verbringt, kann durch einfache Umstellungen oft Entlastung herbeigeführt werden.

Um festzustellen, ob der Schlafplatz belastet ist, können folgende Fragestellungen Anhaltspunkte bieten:
› Meiden Sie Ihr Bett? Schlafen Sie immer auf dem Sofa ein?
› Können Sie gut einschlafen?
› Haben Sie Beschwerden, die immer nachts auftreten?
› Wachen Sie morgens ausgeruht auf?
› Wann sind Ihre Beschwerden am stärksten, in der Früh?
› Haben Sie ein Stromkabel unter Ihrem Bett? Elektrogeräte im Schlafraum, z. B. einen Radiowecker?
› Haben Sie ein Funktelefon im Schlafraum? Oder ein Handy?
› Haben Sie einen Spiegel im Schlafraum?

Teil II

Die Mineralstoffe

Die Mineralstoffe nach Dr. Schüßler

In den folgenden Beschreibungen der einzelnen Mineralstoffe werden zunächst die allgemeinen Hinweise und Besonderheiten aufgezeigt. Die Erläuterungen der Wirkungsbereiche und Funktionen gehen aus von den Grundgedanken und Erfahrungen Dr. Schüßlers und seiner Nachfolger. Gemäß den Grundsätzen Dr. Schüßlers werden ausgehend von der Physiologie der Mineralstoffverbindungen und ihrer Funktionen im Organismus unter Einbezug aktueller wissenschaftlicher Erkenntnisse Präzisierungen der Anwendungen dargestellt. An einigen Stellen werden hierzu physiologische und pathophysiologische Erläuterungen für das Verständnis notwendig.

Die antlitzanalytischen Kennzeichen werden ausführlich im Kapitel Die Antlitzanalyse (s. Teil I) sowie in Tabelle 7 (s. Anhang) und den Farbtafeln dargestellt.

Die Bezüge der Mineralstoffe nach Dr. Schüßler zu charakterlichen Strukturen sollen einerseits helfen, den Bedarf eines Menschen erkennen zu können und andererseits Denkanstöße für Ansatzpunkte dieser Ebene aufzeigen. Im Rahmen des vorliegenden Handbuches können nur praxisorientierte Hinweise gegeben werden. Es wurden diejenigen Aspekte aufgegriffen, die sich in der Praxis ausreichend bestätigt haben. Eine darüber hinausgehende Auseinandersetzung würde den vorliegenden Rahmen bei weitem sprengen. Wichtig allerdings ist, dass die beschriebenen charakterlichen Aspekte die körperlichen Ressourcen stark fordern, jedoch die Einnahme der Mineralstoffe nach Dr. Schüßler nicht die charakterlichen Strukturen ändert.

Die Mineralstoffe nach Dr. Schüßler können allerdings einen Veränderungsprozess einleiten, der die Kraft für neue Lebensqualität auf allen Ebenen, damit auch auf der charakterlichen, in sich birgt. Psychische Konflikte bedürfen einer aktiven Bearbeitung, eventuell mit fachkundiger Begleitung.

Die nachfolgend bei jedem Mineralstoff aufgeführten „Hilfreichen Fragen zur Ermittlung des Bedarfs" unterstützen ebenso wie die jeweils angegebenen „Bewährten Kombinationen" die praktische Anwendung (siehe auch Arbeitsbogen zur Bedarfsermittlung in Teil IV). Die bei jedem Mineralstoff gegebenen Fallbeispiele sollen Einblick in die Wirksamkeit und Möglichkeiten der Anwendungen geben.

Die Beschreibungen der Mineralstoffe zeigen Anwendungsbereiche auf. Medizinische, fachkundige Unterstützung ist in einigen Fällen unabdingbar. Die angeführten Vorschläge begreifen sich als unterstützende und helfende Maßnahmen. Es wird nicht extra bei jeder Anwendung oder Gesundheitsstörung auf die Notwendigkeit medizinischer, ärztlicher Hilfe verwiesen.

An die Beschreibung der 12 Mineralstoffe nach Dr. Schüßler schließen sich Hinweise zu 15 Erweiterungsstoffen an, die in der biochemischen Praxis genutzt werden. Als grundlegend wird in diesem Buch die vertiefte Anwendung der 12 Basissalze in den Mittelpunkt gestellt. Erfahrungen in der Anwendung der Erweiterungsstoffe und aktuellste Erkenntnisse wurden jedoch in den Empfehlungen der „Bewährten Kombinationen" und der „Fallbeispiele" sowie der „Anwendungen von A–Z" (s. Teil IV) berücksichtigt.

Die an Teil II anschließenden Ausführungen des Teils III zur Einnahme, Dosierung und Reaktionen sowie zur äußeren Anwendung der Mineralstoffe nach Dr. Schüßler greifen die für die Anwendungspraxis relevanten Fragen und Möglichkeiten auf. Dort wird zudem in tabellarischer Form eine Übersicht der bewährten Kombinationen von Mineralstoffen für die äußere Anwendung gegeben.

Übersichtstabellen, die in den nachfolgenden Teilen gegebene, wichtige Informationen zusammenfassen (z. B. zu Grunddaten, Wirkungsweisen, Antlitzanalytischen Kennzeichen, Bezügen zu charakterlichen Strukturen der Mineralstoffe und Erweiterungsstoffe, sowie Lebensmittelempfehlungen), sind im Anhang aufgeführt.

Nr. 1 Calcium fluoratum – D 12

CaF_2 – Calciumfluorid, Flussspat

Allgemeine Hinweise und Besonderheiten

Calcium fluoratum ist nach den Erfahrungen und Kenntnissen der Biochemie nach Dr. Schüßler ein grundlegender Mineralstoff für verschiedene **Funktionsbereiche** in unserem Körper:

› Calcium fluoratum unterstützt **die elastischen Gewebe im Körper** und deren Fähigkeit sich zu dehnen und wieder zusammenzuziehen. Alle elastischen Fasern und Gewebe wie Sehnen, Bänder, Häute und Gefäßwände benötigen diesen Mineralstoff.
› Calcium fluoratum bindet das **Keratin (Hornstoff)** und ist damit wichtig für den Aufbau der Haare, Nägel, der Oberschicht der Haut und der Hornhaut des Auges.
› Calcium fluoratum ist der Mineralstoff, der unsere **schützenden Körperhüllen** bildet. Der Aufbau des Zahnschmelzes, des Periost (Knochenhaut), der Häute allgemein ist auf die Anwesenheit dieses Mineralstoffs angewiesen.

Calcium fluoratum ist praktisch unlöslich in Wasser. Schüßler hat diesen Mineralstoff daher in der zwölften Dezimalpotenz empfohlen. Die Aufnahme im Körper erfolgt langsam. Aus diesem Grund ist eine **lang andauernde Einnahme,** je nach vorhandenen Störungen über Monate und Jahre, angezeigt.
Gerade bei äußerlich sichtbaren Störungen (z. B. Schrunden, Einrissen der Haut) empfiehlt sich deshalb **zusätzlich die äußere Anwendung** von Calcium fluoratum, die oft überraschend schnell zu Besserungen führt.
Dieser Mineralstoff sollte in der **Gesundheitsprophylaxe**, insbesondere bei **Kindern** und in der **Schwangerschaft**, gegeben werden, um Zahnschmelz und Knochenbau im Aufbau und Erhalt zu unterstützen. Die vorbeugende Einnahme sollte ebenso Erwachsenen ab dem mittleren Lebensalter empfohlen werden, um die Knochengewebermodellierung (Versorgung des ständigen Knochenumbaus) und die Elastizität der Gewebe zu unterstützen.
Wenn die Elastizität der Bänder und Sehnen durch einen Defizit an diesem Mineralstoff bereits gelitten hat, kann es während der Einnahme zu **Regenerationsbeschwerden** kommen. Eine Verringerung der Dosierung auf 3 Tabl. täglich und anschließend schleichende Höherdosierung um jeweils 2 Tabl. in zwei- bis dreiwöchigem Abstand bis zur erforderlichen Tagesdosierung sowie die begleitende äußere Anwendung der Mineralstoffe kann von diesen Beschwerden entlasten.

Im Falle von Drüsenverhärtungen werden durch die Gaben von Calcium fluoratum Verhärtungen gelöst und Stoffe beweglich, die ausgeschieden werden müssen. In diesen Fällen ist es notwendig, die Mineralstoffe Nr. 4 Kalium chloratum und Nr. 9 Natrium phosphoricum zu geben, um Ausscheidungsreaktionen zu vermeiden.

Speicher im Körper: elastische Gewebe, Zahnschmelz, Knochenrinde, Oberhaut Antlitzanalytische Kennzeichen (siehe Farbtafeln).

Wirkungsbereich und Funktion

Elastizität der Gewebe

Elastische Fasern. Calcium fluoratum ist nach Dr. Schüßler voraussetzend für die Fähigkeit der elastischen Fasern, sich zu dehnen und wieder zusammenzuziehen. Elastinfasern sind (i. d. R. zusammen mit kollagenen Fasern) entscheidend für die Funktion z. B. von Stimmband, elastischem Knorpel, herznahen Arterien und auch bedeutsam für den Aufbau der Biomembranen und des Bindegewebes. Calcium fluoratum ist daher erforderlich für ein gesundes Stoffwechselgeschehen im Organismus.

Muskelfasern und Sehnen. Die Muskulatur ist über Sehnen mit den Knochen verbunden, so dass eine verminderte Elastizität von Muskulatur und Sehnen unsere Beweglichkeit einschränkt. Bei Erschlaffung des unteren Schließmuskels der Speiseröhre droht beispielsweise ein Reflux. Mit Hilfe des Mineralstoffs Calcium fluoratum soll die ursprüngliche Elastizität wiederhergestellt werden.

Bänder. Die Bänder sind elastische Verbindungen, die den Halt unseres Skeletts ermöglichen. Bei einem chronischen Defizit an Calcium fluoratum verkürzen sich die Bänder, und es entsteht eine Haltungsschwäche. Auch Senk-, Spreiz- und Plattfüße sind Folgen des Mangels an Calcium fluoratum und können durch konsequente Einnahme des Mineralstoffs eine Verbesserung erfahren (siehe Fallbeispiel 1).
Eine besondere Bedeutung hat dieser Prozess für unsere Halswirbelsäule (HWS): der Axis (2. Halswirbel) hat einen in den Ring des Atlas (1. Halswirbel) emporragenden Dens axis (Knochenzapfen). Um diesen kann sich der Atlas drehen. Ein Querband des Atlas hält den Dens. Bei einer Verkürzung des Bandes kommt es zur Einschränkung des Drehradius der Halswirbelsäule. Ein häufiges Problem älterer Menschen. Bei einer Erschlaffung des Bandes drohen Wirbelverschiebungen, und durch eine Frontalbewegung können starke Kopfschmerzen (der sog. „Schulkopfschmerz") ausgelöst werden.
Auch unsere inneren Organe werden durch Bänder gehalten. Ein Defizit an Calcium fluoratum kann z. B. zu einem Hodenhochstand, einer veränderten Lage der Gebärmutter oder einer Blasensenkung führen.

Haut. Leidet die Elastizität der Haut, so erscheint diese runzelig und erschlafft. Dies wird als „welke Haut" bezeichnet. Auch ein Hängebauch oder ein Hängebusen zeigen nach Dr. Schüßler den großen Bedarf an diesem Mineralstoff an und können mit der äußeren Anwendung von Calcium fluoratum unterstützt werden.
Die Phimose (Vorhautverengung) kann ebenfalls äußerlich und innerlich mit Calcium fluoratum versorgt werden.
Besonders im Winter und im Sommer treten Störungen auf, da der Organismus sehr viel Calcium fluoratum für die notwendige Elastizitätsleistung, die mit der permanenten Anpassung an unterschiedliche Temperaturen verbunden ist, verbraucht. Aufgesprungene Lippen, eingerissene Mundwinkel, eingerissene Fingerkuppen können innerlich und äußerlich mit diesem Mineralstoff versorgt werden (siehe Fallbeispiel 2).

Blutgefäße. Bei einem chronischen Defizit an Calcium fluoratum kann es zur Erweiterung der Blutgefäße (wie z. B. Krampfadern, Hämorrhoiden) kommen. Auch bei Couperose und Besenreisern wird dieser Mineralstoff eingesetzt.
Das Calcium fluoratum kann auch bei starken Gebärmutterblutungen und mangelnden Nachwehen angewandt werden (siehe Fallbeispiel 5).

Augen. Der Mineralstoff Calcium fluoratum ist nach Ansicht der Biochemie nach Dr. Schüßler bedeutsam für unsere Sehkraft, deren Voraussetzung die Elastizität der Linsen unseres Auges ist. Die Linse ist aufgehängt in den muskulären Ausläufern der Aderhaut, mit der sie durch Aufhängefasern verbunden ist. Ihre Wölbung kann variiert werden (Akkomodation). Bei Akkomodationsstörungen wie Altersweitsichtigkeit kann deshalb Calcium fluoratum eingesetzt werden.

Keratin (Hornstoff)

Haut. Dr. Schüßler beobachtete, dass die Oberfläche der Haut bei einem Defizit an Calcium fluoratum verhärten kann. Es kommt zu vermehrter Schwielenbildung, harter Haut, in der Folge zu Rissen und Schrunden. Die übermäßige Verhornung der Haut kann dazu führen, dass nach einer Rasur die nachwachsenden Haare „einwachsen" mit den entsprechenden Folgeproblemen (Entzündung der Drüse).
Ein Defizit an Calcium fluoratum kann jedoch im Gegenteil auch dazu führen, dass sich der Verhornungsprozess nicht ausreichend vollzieht und in der Folge die Haut mangelhaft geschützt ist und entsprechend sensibel auf jeglichen Kontakt mit der Umwelt reagiert.

Augen. Für den Aufbau der Augen, der Cornea (Hornhaut des Auges) und ihrer Schutzfunktion ist Calcium fluoratum notwendig. In Kombination mit dem Mineralstoff Nr. 8 Natrium chloratum wird Calcium fluoratum in der Biochemie beim „Grauen Star" eingesetzt.

Bindegewebe. Verhärtungen des Bindegewebes wie Geschwüre mit harten Rändern, verhärtete Narben, gutartige Brustknoten, verhärtete Drüsen können mit diesem Mineralstoff behandelt werden.

Nägel. Fingernägel, die sich biegen und sehr weich sind oder im Gegenteil hart, spröde und splittern wie Glas zeigen nach Dr. Schüßler den Bedarf an Calcium fluoratum.

Haare. Auch die Haare bestehen zu einem großen Teil aus Keratin (Hornstoff). Dünne Haare und Haare, die leicht brechen, weisen auf ein Defizit an diesem Mineralstoff hin.

Aufbau der schützenden Körperhüllen

Zähne. Der Zahnschmelz ist besonders reich an Calcium fluoratum. Ein Defizit führt dazu, dass der Zahnschmelz mangelhaft ausgebildet wird oder aufgeraut ist. Der Zahn ist dann unzureichend vor Säuren und Bakterien geschützt. Die Folge kann eine Überempfindlichkeit der Zähne oder eine Karieserkrankung sein.
Eine gute Unterstützung bietet das Calcium fluoratum auch beim Zahndurchbruch (siehe Zahnungsmischung) der Säuglinge und Kleinkinder sowie bei sog. Zahnkrämpfen, da es sowohl die Härte der Zähne ausbildet als auch die Elastizität des Kiefers unterstützt.
Da die Zähne durch Bänder im Kiefer gehalten werden, zeigen lockere Zähne ein starkes Defizit an Calcium fluoratum an (siehe Fallbeispiel 3).

Knochen. Die Härte der Knochenrinde wird mit dem Mineralstoff Calcium fluoratum ausgebildet.
Auch die Elastizität des Knochens ist bedeutsam, um Druck, Biegung, Zug und Drehung widerstehen zu können. Knochen, die splittern wie Glas, zeigen einen dauerhaft erhöhten Bedarf an Calcium fluoratum an.
Die Formbarkeit des Knochens ist z. B. wesentlich, wenn es um kieferorthopädische Korrekturen geht. Die sog. Spangenkinder sollten gut mit Calcium fluoratum unterstützt werden, um die Behandlung zu optimieren und eventuell sogar verkürzen zu helfen (siehe Fallbeispiel 4).
Calcium fluoratum ist bei allen Problemen und Störungen, die mit dem Knochengerüst zusammenhängen, angebracht: bei Knochenbrüchen, Knochendeformierungen, Überbeinen, Knochenschwellungen, -entzündungen, -quetschungen, wenn sich die Fontanelle des Säuglings schlecht schließt und auch bei Gelenkschwellungen, -entzündungen.

Bandscheiben. Auch bei Bandscheibenschwäche ist im Sinne der Biochemie nach Dr. Schüßler Calcium fluoratum notwendig, um den Faserknorpelmantel der Bandscheibe in Aufbau und Elastizität zu stärken. Wenn der Fasermantel dem Druck des Gallertkern (Nucleus pulposus), der den Druck innerhalb der Bandscheibe bei Belastungen ausgleicht, nicht mehr elastisch nachgibt, kommt es zu Bandscheibenprotrusionen (Ausbeulungen) und bei fortgeschrittener Schwäche sogar zum Prolaps (Bandscheibenvorfall). Zur Versorgung der Bandscheibe ist der Mineralstoff Nr. 8 Natrium chloratum erforderlich.

Faszien. Calcium fluoratum ist nach Dr. Schüßler auch für den elastischen Aufbau der Häute im Körperinneren notwendig. Hierzu gehören beispielsweise die Faszien, die einzelne Organe, Muskeln oder Muskelgruppen umhüllen.

Calcium fluoratum und seine Bezüge zu charakterlichen Strukturen

In der Beobachtung von Menschen mit einem starken Defizit an Calcium fluoratum haben sich in der biochemischen Praxis folgende Themen im Bezug zum Charakter als wesentlich bestätigt:

› Schutz des eigenen Lebens und Abgrenzung zu anderen Menschen
› Haltung und notwendige Flexibilität, die die unterschiedlichsten Lebenssituationen erfordern

Schutz und Abgrenzung

Menschen, die sich in ihrem Da-Sein nicht angenommen fühlen, versuchen durch Äußerlichkeiten wertvoll zu erscheinen. Sie versuchen, ihre Daseinsberechtigung zu erarbeiten durch Nett-Sein, durch Leistung, oder sie definieren sich über Karriere, Besitz, Sexualität. Nur wer seinen eigenen Lebensraum als stabil erfährt, erlebt **Schutz**. In Analogie zu allen lebenswichtigen Organen, wie Gehirn, Herz oder Lunge, die von Knochen umgeben geschützt sind.
Wer stark um einen guten Eindruck bei anderen und deren positive Rückbestätigung bemüht ist, steht unter großer Anspannung.
Er muss Äußerlichkeiten zeigen, von denen er annimmt, dass sie für die gesellschaftliche Anerkennung erforderlich sind: z. B. ein tolles Auto, schicke Kleidung, Urlaubsreisen, eine gut aussehende Frau. Oder er muss herausragende Leistungen erbringen: z. B. berufliche Abschlüsse, Karriereschritte.
Solch eine herausragende Leistung kann auch das Verhalten eines Kindes sein, das versucht die Bestätigung der Erwachsenen durch besonderes Nett- und Brav-Sein zu bekommen. Oder im Gegenteil: das Kind verweigert jegliche Leistung und zieht durch Verhaltenskapriolen die Aufmerksamkeit auf sich.

Erscheinungsformen, die auf einen besonderen Eindruck bei anderen Menschen gerichtet sind, verweisen auf einen hohen Bedarf an Calcium fluoratum.

Haltung und Flexibilität

Einen erhöhten Bedarf an Calcium fluoratum zeigen Menschen, die auf ihrem Standpunkt beharren und sich auf ihrem Standpunkt „versteifen". Oder im Gegenteil: Menschen, die immer nachgeben, die nicht Nein sagen können und das Eigene nicht schützen. **Starre** entsteht aus Angst. Ein Beharren auf einem Standpunkt, eine **verhärtete Einstellung**, entwickelt der Mensch, der nicht gelernt hat, in Auseinandersetzungen Positionen zu verändern und flexibel auf neue Erkenntnisse zu reagieren.
In diesem Sinne weist auch der Starrsinn oder der sog. Altersstarrsinn älterer Menschen auf einen erhöhten Bedarf an Calcium fluoratum hin. Auch die Altersweitsichtigkeit steht im übertragenen Sinn mit einer mangelnden **Flexibilität** im Zusammenhang.
Die gegenteilige Erscheinungsform ist die Überbeweglichkeit, die permanente Anpassung an andere, die sich auf der körperlichen Ebene in Form der Hypermobilität zeigt.
Sehr deutlich kann die Haut als Kontaktorgan zur Umwelt Belastungen, die sich aus der Abgrenzung zur Umwelt ergeben, ausdrücken. Die Umgangssprache kennt die Ausdrücke „dünne Haut" und „dicke Haut". Wer eine dicke Haut hat, möchte sich vielleicht innerlich nicht berühren lassen. Und der Mensch mit der dünnen Haut ist vielleicht sehr sensibel und kann sich nicht gut schützen.

Bewährte Kombinationen

Elastizität und Festigkeit der Gewebe. Nr. 1 Calcium fluoratum und Nr. 11 Silicea

Aufbau und Versorgung der Gewebe. Nr. 1 Calcium fluoratum, Nr. 4 Kalium chloratum, Nr. 5 Kalium phosphoricum, Nr. 8 Natrium chloratum, Nr. 12 Calcium sulfuricum

Aufbau des Knochengewebes. Nr. 1 Calcium fluoratum, Nr. 2 Calcium phosphoricum, Nr. 7 Magnesium phosphoricum, Nr. 11 Silicea
Bei einer längeren Einnahme als sieben Tage sollten ergänzt werden: Nr. 5 Kalium phosphoricum, Nr. 8 Natrium chloratum, Nr. 9 Natrium phosphoricum

Begleitende Therapiemöglichkeiten

Entspannungstechniken z. B. Yoga, Wassergymnastik, Dehnungsübungen, manuelle Therapie

Hilfreiche Fragen

?	Ermittlung des Bedarfs an Calcium fluoratum

› Haben Sie Hornhaut an den Fersen oder am Ellbogen?
› Splittern Ihre Finger-/Fußnägel oder sind sie sehr biegsam und weich?
› Leiden Sie unter Krampfadern oder Hämorrhoiden?
› Sind Ihre Hände rissig?
› Haben Sie raue Handinnenflächen oder wirken diese gelb und hart?
› Haben Sie schlechte Zähne?
› Leiden Sie unter Senkfüßen? Spreizfüßen? Plattfüßen?
› Sind Ihre Lippen rissig oder schmerzen (besonders bei Kälte)?
› Haben Sie Überbeine?
› Knicken Sie schnell um?

Fallbeispiele

 Fallbeispiel 1

Fallbeschreibung:
Bei einem 9-jährigen Jungen wurde bei einer orthopädischen Kontrolluntersuchung ein sog. „Plattfuß" festgestellt. Gleichzeitig bemängelte der Orthopäde die mangelnde Spannung im Muskelgewebe des Jungen und riet der Mutter zu regelmäßigen gymnastischen Übungen mit dem Kind. In drei Monaten sollte die nächste Kontrolluntersuchung stattfinden. Falls keine Besserung festzustellen sei, sollten Einlagen verschrieben werden. Die Mutter hatte von den Mineralstoffen nach Dr. Schüßler gehört und suchte eine Apotheke auf, die für die Beratung mit den Mineralstoffen nach Dr. Schüßler bekannt war.

Empfehlung:
Täglich 15 Tab. Nr. 1 Calcium fluoratum sowie regelmäßige Breiauflagen mit dem Mineralstoff.

Reaktion:
Nach 14 Tagen Einnahme knickte der Junge permanent mit dem rechten Fuß um. In der biochemischen Praxis nach Dr. Schüßler gibt es die Erfahrung, dass mit der Einnahme von Calcium fluoratum und den damit beginnenden Regenerationsarbeiten des Körpers zunächst eine

▶

gewisse Überbeweglichkeit der Bänder auftreten kann, allerdings eher bei älteren Menschen, sodass die Beraterin in diesem Fall keine einschleichende Dosierung gewählt hatte.
Die Dosierung wurde zunächst auf 5–7 Tab. Nr. 1. Calcium fluoratum täglich reduziert, die äußere Anwendung beibehalten. Für die innere Einnahme wurden die Mineralstoffe: Nr. 4 Kalium chloratum mit 7 Tab./Tag, Nr. 8 Natrium chloratum mit 7 Tab./Tag, Nr. 9 Natrium phosphoricum mit 7 Tab./Tag, Nr. 11 Silicea mit 7 Tab./Tag ergänzt.
Nach zwei Wochen ohne Reaktionen wurde die Dosierung der Nr. 1 Calcium fluoratum zunächst auf 10 Tab./Tag, nach weiteren zwei Wochen auf 12–15 Tabl. täglich erhöht.
Ergebnis:
Die Kontrolluntersuchung beim Orthopäden nach drei Monaten brachte eine erstaunliche Besserung, obwohl der Junge seine gymnastischen Übungen nicht in dem erforderlichen Maß durchgeführt hatte. Nach einem weiteren Jahr konsequenter Einnahme hatte sich der Fuß soweit gebessert, dass der Orthopäde keinerlei Behandlungsnotwendigkeiten mehr sah.

Fallbeispiel 2

Fallbeschreibung:
Ein 43-jähriger Mann litt bei kaltem trockenem Winterwetter regelmäßig an rissigen, trockenen Händen mit schmerzhaften Rhagaden an den Fingerkuppen. Diese heilten trotz intensiver Hautpflege nur sehr langsam ab und traten immer wieder auf.
Empfehlung:
Täglich 15 Tab. Nr. 1 Calcium fluoratum, zusätzlich wurde eine Mineralstoffcreme, die Calcium fluoratum enthält, einmal täglich aufgetragen.
Ergebnis:
Die schmerzhaften Rhagaden heilten schnell ab, die Risse an den Händen verheilten und traten auch nicht wieder auf.

Fallbeispiel 3

Fallbeschreibung:
Ein 46-jähriger Mann hatte bereits zwei gesunde Zähne verloren, da sich die Zähne im Oberkiefer unaufhaltsam lockerten. Gleichzeitig litt er darunter, dass seine sehr dünne Haut bei Belastungen wie z. B. beim Wandern aufschürfte und nur sehr langsam wieder verheilte.
Empfehlung:
Täglich 12–15 Tab. Nr. 1 Calcium fluoratum, regelmäßige Breiauflagen mit dem Mineralstoff.
Reaktion:
Er bekam nach zwei Tagen Rückenbeschwerden, die er als „Muskelkater" am Rücken beschrieb. ▶

Die Dosierung wurde zunächst auf 7–10 Tab. Nr. 1. Calcium fluoratum täglich reduziert, die äußere Anwendung beibehalten. Für die innere Einnahme wurden die Mineralstoffe: Nr. 2 Calcium phosphoricum mit 7 Tab./Tag, Nr. 5 Kalium phosphoricum mit 5–7 Tab./Tag, Nr. 7 Magnesium phosphoricum mit 7 Tab./Tag, Nr. 8 Natrium chloratum mit 7 Tab./Tag, Nr. 9 Natrium phosphoricum mit 7–12 Tab./Tag, Nr. 11 Silicea mit 5 Tab./Tag ergänzt. Ein basisches Bad wurde 2-mal wöchentlich empfohlen.

Ergebnis:
Die geduldige Einnahme der Mineralstoffe, insbesondere der Nr. 1 Calcium fluoratum, führte zu einer Stabilisierung des Zustandes nach einem halben Jahr. Nach zwei Jahren konsequenter Einnahme hatten sich keine weiteren Zähne gelockert und die Haut war wieder belastungsfähig.

▶ Fallbeispiel 4

Fallbeschreibung:
Ein 14-jähriges Mädchen trug bereits seit drei Jahren eine feste Spange. In der Behandlung war seit einem Jahr kein Fortschritt mehr erzielt worden. Drei Zähne waren im Kiefer verblieben, die mit kieferorthopädischen Maßnahmen im Durchbruch gefördert werden sollten.

Empfehlung:
Täglich 12 Tab. Nr. 1 Calcium fluoratum, 12 Tab. Nr. 2 Calcium phosphoricum, 7 Tab. Nr. 5 Kalium phosphoricum, 7 Tab. Nr. 7 Magnesium phosphoricum, 7 Tab. Nr. 8 Natrium chloratum.

Ergebnis:
Nach vier Monaten hatten bereits zwei der fehlenden Zähne ohne weitere Maßnahmen ihren Platz im Kiefer eingenommen. Im Verlauf der darauf folgenden sechs Monate folgte der dritte fehlende Zahn und die Behandlung wurde 14 Monate nach Beginn der Einnahme der Mineralstoffe erfolgreich abgeschlossen.

▶ Fallbeispiel 5

Fallbeschreibung:
Eine 43-jährige Frau litt seit ihrem 15. Lebensjahr unter einer extrem starken und lang andauernden Periode. Am zweiten Tag der Periode war sie kaum in der Lage, das Haus zu verlassen. Sie nahm seit zwei Jahren eine Mischung der Mineralstoffe nach Dr. Schüßler regelmäßig ein. Viele Beschwerden hatten sich gebessert, die starke Periode war jedoch unverändert. Calcium fluoratum nahm sie täglich mit 5–7 Tab. ein.

Empfehlung:
Täglich 30 Tab. Nr. 1 Calcium fluoratum, während der Periode täglich 40 Tab./Tag, die anderen Mineralstoffe wurden ausgesetzt.

Ergebnis:
Die nächste Periode verkürzte sich von sieben auf vier Tage. Die Blutung war normal.

Reaktion:
Die Frau bekam Ekzeme am rechten Unterschenkel und leichte Schwellungen der Lymphknoten am Hals.
Die Dosierung der Nr. 1 Calcium fluoratum wurde beibehalten. Ergänzt wurden: 12 Tab./Tag Nr. 4 Kalium chloratum, 7 Tab./Tag Nr. 7 Magnesium phosphoricum, 7 Tab./Tag Nr. 8 Natrium chloratum, 15 Tab./Tag Nr. 9 Natrium phosphoricum, 10 Tab./Tag Nr. 10 Natrium sulfuricum. Zusätzlich wurde das basische Bad zweimal wöchentlich empfohlen.

Ergebnis:
Die leichten Schwellungen der Lymphknoten am Hals verschwanden innerhalb von drei Tagen, die Ekzeme am rechten Unterschenkel vollständig nach 14 Tagen. Die nächste Periode verlief normal, vier Tage. Die Dosierung des Mineralstoffs Nr. 1 Calcium fluoratum wurde auf 20 Tab./Tag reduziert, die übrige Dosierung beibehalten. Nachdem sich der Prozess weitere vier Monate stabilisiert hatte, konnte die Dosierung der Nr. 1 Calcium fluoratum auf 12 Tab./Tag zurückgenommen werden.

Nr. 2 Calcium phosphoricum – D 6

$CaHPO_4 \cdot 2\,H_2O$ – Calciumhydrogenphosphat-Dihydrat

Allgemeine Hinweise und Besonderheiten

Calcium phosphoricum ist nach den Erfahrungen und Kenntnissen der Biochemie nach Dr. Schüßler und ihrer modernen Anwendung ein grundlegender Mineralstoff für Aufbau und Regeneration des Körpers. Er nimmt wahrscheinlich Einfluss auf sämtliche von Calcium gesteuerten Lebensvorgänge, da im Organismus Calcium durch Phosphor aktiviert wird.
Folgende **Wirkungsbereiche und Funktionen** im menschlichen Körper sind in der Anwendung dieses Mineralstoffs bedeutsam:

› Calcium phosphoricum ist voraussetzend für die **Zellteilung** und das **Gewebewachstum**. Körperliche Zustände, die die Regenerationskraft fordern, benötigen diesen Mineralstoff. In der Schwangerschaft ist er ein wesentlicher aufbauender Mineralstoff, aber auch nach schweren Krankheiten oder bei Schwächezuständen unterstützt er die Rekonvaleszenz. Er gilt als **Blutaufbaumittel.**
› Calcium phosphoricum ist eines der wesentlichen Knochenaufbaumittel in der Biochemie nach Dr. Schüßler. Die Callusbildung, der Aufbau organischer Knochenstruktur, benötigt die Anwesenheit dieses Mineralstoffs.
› Calcium phosphoricum unterstützt die Odontoblasten (Zahnbeinbildner) im **Aufbau des Zahnbeins**, des Zahninneren.
› Calcium phosphoricum ist notwendiger Baustein für den organischen Aufbau des Eiweißes. Es findet daher Anwendung bei allen Problemen, die mit dem Eiweißstoffwechsel im Organismus zusammenhängen.
› Calcium phosphoricum hat einen Bezug zum Nervensystem und **stärkt den Parasympathikus**. Nach Schüßler heilt dieser Mineralstoff auch Nervenschmerzen im Alter, wenn das regenerative Funktionsmittel fehlt.
› Calcium phosphoricum gilt als Betriebsstoff der willkürlichen Muskulatur.
› Calcium phosphoricum ist das **Hauptmittel zur Beruhigung des Herzens** und zur Unterstützung der gleichmäßigen Herztätigkeit.
› Calcium phosphoricum wird vom Organismus zur Neutralisierung für überschüssige Säuren genutzt. In der Anwendungspraxis wurde beobachtet, dass Menschen, die an Übersäuerung leiden und zu kalkhaltigen Ablagerungen oder zur Steinbildung neigen, wesentliche Verbesserungen ihrer Beschwerden erzielten und sogar Kalkablagerungen abgebaut wurden.

› Calcium phosphoricum unterstützt die notwendige **Apoptose (programmierter Zelltod)** und findet daher beispielsweise Anwendung nach einer Infektion, wenn überflüssige Immunzellen absterben müssen, beim Abstillen oder beim übermäßigen Aufbau von Gebärmutterschleimhaut.

Dr. Schüßler hat die Einnahme von Calcium phosphoricum in der sechsten Dezimalpotenz empfohlen. Calcium phosphoricum wirkt bei Störungen, die die Muskulatur betreffen wie z. B. Muskelkrämpfen sehr schnell, muss jedoch bei Störungen, die die körperliche Grundsubstanz (z. B. Knochen, Zähne) betreffen, über einen längeren Zeitraum, der mindestens ein Jahr umfasst, und teilweise in höheren Dosierungen (mehr als 12 Tab. pro Tag) genommen werden.

Ein extremer Bedarf dieses Mineralstoffs entsteht während der Schwangerschaft, in der Kindheit und Pubertät, besonders bei Wachstumsschüben. Erkrankungen des Knochengerüstes wie z. B. die Osteoporose bedürfen einer langjährigen, hoch dosierten Begleitung mit diesem Mineralstoff.

Die Leidenschaft für Pikantes, Ketchup, Geräuchertes, Senf und Lakritz zeigt einen hohen Bedarf an Calcium phosphoricum an.

Speicher im Körper: Knochen und Zähne
Antlitzanalytische Kennzeichen (siehe Farbtafeln).

Wirkungsbereich und Funktion

Zellteilung

Gewebewachstum. Calcium phosphoricum spielt bei der Neubildung der Zellen nach Dr. Schüßler die Hauptrolle. Er ist damit das Hauptmittel des Aufbaus und der permanenten Erneuerung des Organismus, denn fast alle im menschlichen Körper versammelten Zelltypen verändern sich ständig. Die Geschwindigkeit des Umbaus ist sehr unterschiedlich. Zellen der Blutgefäße und des Darms sind schon nach wenigen Tagen komplett ausgetauscht, Zellen einiger Organe nach Wochen bis Monaten, der Umbau der Knochen des gesamten Skeletts dauert ca. 7–8 Jahre. Eine Anwendung dieses Mineralstoffs als Kur empfiehlt sich daher in jedem Alter, um Defizite, die die Speicher (Zähne, Knochen) belasten, zu verhindern.

Blut. Calcium phosphoricum unterstützt die Blutbildung und ist daher das biochemische Mittel anämischer Zustände (Blutmangel, nicht zu verwechseln mit Eisenmangel!). Der überwiegende Anteil der Blutbestandteile (z. B. Leukozyten, Erythrozyten, Thrombozyten) besteht aus Eiweißkörpern, die nach Dr. Schüßler nur unter Anwesenheit von Calcium phosphoricum aufgebaut werden können.

Menschen mit einem starken Defizit an Calcium phosphoricum wirken bleich und schlecht durchblutet. Der wächserne Ton ist daher deutliches antlitzanalytisches Zeichen dieses Mineralstoffs.
Calcium ist ein Gerinnungsfaktor (Faktor IV) im Blutgerinnungssystem. Calcium phosphoricum gilt als Mittel zur Erhöhung der Gerinnungsfähigkeit des Blutes wird in der biochemischen Praxis erfolgreich bei Nasenbluten und bei hellroter, starker Periodenblutung angewandt (Cimbal 1940).

Regeneration. Nach schweren Erkrankungen, Operationen oder Verletzungen ist Calcium phosphoricum das Restaurationsmittel der Gewebe (Schüßler 1904). Es ist ein wichtiges Mittel bei Schwächezuständen und Rekonvaleszenz.

Schwangerschaft. Calcium phosphoricum ist neben Nr. 8 Natrium chloratum das biochemische Hauptmittel in der Schwangerschaft. Der Körper der werdenden Mutter muss für den Aufbau des Fetus ausreichend Mineralstoffe zur Verfügung stellen. Hat die Mutter bereits ein Defizit an diesem Mineralstoff, werden möglicherweise die Speicher der Mutter, Zähne und Knochen, angegriffen (siehe Fallbeispiel 1).
In diesem Zusammenhang erscheint bedeutsam, dass mit dem Beginn der Geburt der Uterus von einem Ruheorgan zu einem kontraktionsfähigen Muskel umgebaut werden muss. Zu diesem Zeitpunkt werden Gap junctions (Zell-Zell-Kanäle) gebildet, deren wahrscheinlicher Funktionsstoff Calcium phosphoricum ist. Gap junctions wiederum sind die Voraussetzung für eine synchrone Kontraktion.
Die Vorbereitung der Geburt kann mit diesem Mineralstoff begleitet werden (siehe u. Bewährte Kombinationen). Nach der Geburt unterstützt Calcium phosphoricum die Milchbildung.

Knochen- und Zahnaufbau

Knochenaufbau. Für den Aufbau der organischen Knochenstruktur ist Calcium phosphoricum voraussetzend. Eine ausreichende Versorgung mit diesem Mineralstoff während der Wachstumsphasen in Kindheit und Jugend ist besonders wichtig. Die Wachstumsschmerzen der Kinder erfahren mit ausreichenden Gaben dieses Mineralstoffs eine wertvolle Entlastung. Auch nach Abschluss des Längenwachstums findet ein reger Knochenstoffwechsel (Umbaustoffwechsel) statt, dessen voraussetzender Mineralstoff Calcium phosphoricum ist.
Bei Störungen der Mineralisation des Knochengewebes (Osteomalazie, Rachitis) steht dieser Mineralstoff im Mittelpunkt der biochemischen Anwendungen.
Insbesondere nach Knochenbrüchen ist eine gute Unterstützung mit diesem Mineralstoff angezeigt.

Osteoporose. Bei der Osteoporose kommt es zu einer mengenmäßigen Verminderung des Knochengewebes bei erhaltener Knochenstruktur. Die Verminderung des

Knochengewebes beruht auf einem vermehrten Knochenabbau und/ oder auf einem verminderten Knochenaufbau. Calcium phosphoricum reguliert nach den Erfahrungen der Biochemie Auf- und Abbau des Knochengewebes. Der Mineralstoff wird sowohl bei der primären und als auch bei der sekundären Osteoporose, von der mehr Männer als Frauen betroffen sind, angewandt.

Osteoporose und Osteomalazie (Störung in der Mineralisation des Knochengewebes) treten häufig gemeinsam auf. Beide Störungen zeigen ein extremes Defizit an Calcium phosphoricum.

Hinweis: Insbesondere bei der Osteoporose ist die Entlastung des Mineralstoffhaushaltes durch eine basenreiche, vollwertige Ernährung zu berücksichtigen.

Zähne. Calcium phosphoricum ist notwendig für den Aufbau des Zahnbeins. Da die Zähne bereits in der Schwangerschaft angelegt und ausgebildet werden, ist eine gute Versorgung mit diesem Mineralstoff auch aus diesem Grunde während der Schwangerschaft angezeigt. Die Zähne sind ein Speicher für diesen Mineralstoff. In Phasen von extremem Bedarf, z. B. bei Wachstumsschüben der Kinder, werden die Speicher bei mangelnder Versorgung angegriffen. Insbesondere in der Pubertät, der Phase des stärksten Längenwachstums, wurde bei Jugendlichen mit einem starken Defizit an Calcium phosphoricum beobachtet, dass die Zähne förmlich von innen „ausgehöhlt" werden. Als Warnzeichen können die durchscheinenden Zahnspitzen gelten. Es besteht die Erfahrung in der konsequenten und geduldigen Anwendung von Calcium phosphoricum, dass die Zahnspitzen die Färbung des übrigen Zahnes annehmen, also an Substanz gewinnen (siehe Fallbeispiel 2).

Eiweißstoffwechsel

Allergien. Für die Verarbeitung von Eiweißsubstanzen benötigt der Organismus nach allen Erfahrungen und Beobachtungen Calcium phosphoricum. Nach Dr. Hickethier ist Calcium phosphoricum das Bindemittel für den organischen Aufbau des Eiweißes (Hickethier 2001). In der Anwendungspraxis wurde beobachtet, dass Menschen, die allergisch auf körperfremde Stoffe reagieren, die aus Eiweißsubstanzen aufgebaut sind, ein großes Defizit an Calcium phosphoricum zeigen und durch die Einnahme dieses Mineralstoffs eine Besserung, sogar Überwindung ihrer Beschwerde erzielen konnten. Hierzu gehören: Tierhaare, Absonderungen eines Tieres, Hausstaubmilben, Nahrungsmittel, insbesondere Milch, Medikamente, auch Impfungen sowie die überschlagende Reaktion auf Insektenstiche (siehe Fallbeispiel 3).

Eiweißspeicherkrankheit. Bei einem anhaltenden Defizit an Calcium phosphoricum werden möglicherweise Eiweiße nicht mehr ausreichend im Organismus verarbeitet und es kommt regelrecht zu einer Anschwemmung von Eiweißflocken. In der Folge zeigt sich eine „Eiweißdickleibigkeit". Die Belastung des Bindegewebes mit Eiweiß wurde von Professor Lothar Wendt als „Eiweißspeicherkrankheit" bezeichnet und hat weit reichende Folgen für das Lymphsystem und den Säure-Basen-Haushalt. Chronifiziert kommt es in Folge zur Bindegewebsstarre (siehe Nr. 12 Calcium sulfuricum).

In der Anwendung der Mineralstoffe nach Dr. Schüßler hat sich die Unterscheidung der Dickleibigkeit bewährt. Die „Eiweißdickleibigkeit" ist äußerlich an ihrem weißlichen, festen Gewebe zu erkennen.

Hinweis: Bei Problemen, die im Zusammenhang mit dem Eiweißstoffwechsel zu sehen sind, sollte auf der Nahrungsebene eine sog. „Eiweißkarenz" eingehalten werden.

Nerven und Muskulatur

Nerven. Calcium phosphoricum stärkt die Nerven und hat wahrscheinlich einen engen Bezug zum Parasympathikus. Dieser ist der Gegenspieler zum Sympathikus und dient der Energiespeicherung, Erholung und dem Aufbau. Calcium phosphoricum wird angewandt zur Regulierung von Atmung, Herzschlag und Blutdruck.

Calcium phosphoricum wird auch erfolgreich angewandt bei plötzlichem Schweißausbruch nach emotionaler Anspannung.

Von großer Bedeutung kann dieser Mineralstoff für den menschlichen Darm sein, der ca. 100 Millionen Neuronen (Nervenzellen) umfasst. Er wird auch als „Bauchhirn" bezeichnet. In der wissenschaftlichen Forschung wird die Zunahme der Darmerkrankungen mit zunehmendem Stress gesehen. Ein neues wesentliches Anwendungsgebiet von Calcium phosphoricum sind daher auch Reizdarmsymptome.

Positive Erfahrungen wurden in der jüngeren Zeit bei der Anwendung von Calcium phosphoricum bei hyperaktiven Kindern gemacht. Nervöse, unruhige Kinder, die zudem schnell erschöpfbar sind, können mit diesem Mineralstoff gestärkt werden.

Muskulatur. Calcium phosphoricum gilt als Betriebsstoff der willkürlichen (quer gestreiften) Muskulatur. Hierzu gehören die Skelettmuskulatur, die Muskeln des Gesichtes, der Zunge, des Kehlkopfs, des Schlunds und der oberen Speiseröhre, des Augapfels, des Mittelohrs, des Beckenbodens und des Zwerchfells sowie die Ringmuskeln der Schließmuskulatur des After, des Mundes und des Blasenausganges. Sie sind vom somatischen Nervensystem versorgt und können zum größten Teil willkürlich bewegt werden.

Nach Hickethier wirkt Calcium phosphoricum beruhigend, was insbesondere bei Krämpfen zu beachten sei. In der Anwendung von Calcium phosphoricum hat sich dieser Mineralstoff als Hauptmittel bei Muskelkrämpfen und damit auch bei Wadenkrämpfen bewährt. Angesichts des hohen Bedarfs der Schwangeren an diesem Mineralstoff erscheint die Tatsache, dass viele Schwangere an Wadenkrämpfen leiden, nur zu verständlich.

Calcium phosphoricum wird angewandt bei Verspannungen, sowohl innerlich als auch äußerlich.

Nach Einnahme von Calcium phosphoricum kann ein erwärmendes Gefühl auftreten. Dies erklärt sich aus der mit der Entspannung einhergehenden besseren Durchblutung. Bei kalten Fingern und Füßen, bei Kältegefühl allgemein, sollte u. a. dieser Mineralstoff angewandt werden.

Calcium phosphoricum ist aufgrund seiner muskelentspannenden Wirkung das Hauptmittel bei Kribbeln und Taubheitsgefühl in Armen und Beinen. Kinder beschreiben die Beschwerde häufig als „Ameisenlaufen".

Verspannte Muskeln im Nackenbereich können die Versorgung des Kopfbereiches einschränken. Eine häufige Folge ist der sog. Spannungskopfschmerz, dessen Hauptmittel Calcium phosphoricum ist.

Herz. Calcium phosphoricum ist das Mittel zur Beruhigung des Herzens und wirkt entlastend bei zu hohem Pulsschlag. Es verstärkt die Kontraktionskraft des Herzens. Eine Erklärung könnte in der möglichen Bedeutung von Calcium phosphoricum für die Funktionsfähigkeit der Gap junctions (Zell-Zell-Kanäle) liegen. Gap junctions sind elektrische Synapsen. In den Glanzstreifen zwischen den Herzmuskelzellen können sie eine Fläche bis zu einem Quadratkilometer bedecken und sind dort an der schnellen Weiterleitung von Aktionspotentialen beteiligt.

Aufgrund seiner entspannenden und beruhigenden Wirkung ist Calcium phosphoricum auch wesentlicher Bestandteil der Schlafmischung.

Neutralisierung überschüssiger Säuren

Steinbildung. Calcium phosphoricum ist sehr bedeutsam, wenn es um die Überlastung des Organismus mit Säuren geht. Er ist offenkundig einer der wesentlichen Mineralstoffe, die für das Abpuffern der belastenden Säuren genutzt werden. In der Folge solcher Prozesse wurde beobachtet, dass es beispielsweise zu Steinablagerungen in Niere und Galle kommt. Bei Steinen, kalkhaltigen Ablagerungen ist Calcium phosphoricum das Hauptmittel (siehe Fallbeispiel 4). Auch bei Gicht sollte er hinzugefügt werden.

Apoptose (programmierter Zelltod)

Immunsystem. Leben und Gesundheit hängen davon ab, dass Zellen rechtzeitig zugrunde gehen. Der programmierte Zelltod ist lebensnotwendig. Die Apoptose (gr. Niedergang) ist eine Form des physiologischen Zelltodes, die von einer biologischen Zelle selbst aktiv durchgeführt wird. Nach einer überstandenen Infektion oder beispielsweise nach einer Impfung sind massenhaft Immunzellen im Blut, die absterben müssen. Wird dieser Vorgang nicht ausreichend bewältigt, kann es in der Folge zu Fehlreaktionen des Immunsystems kommen. Calcium phosphoricum kann somit das Immunsystem unterstützen.

Schleimhauthypertrophie. Schüßler selbst hat Calcium phosphoricum erfolgreich bei Schleimhautpolypen eingesetzt. Auch wenn die Gebärmutterschleimhaut nur aufgebaut, aber nicht oder nicht ausreichend abgestoßen wird, sollte dieser Mineralstoff angewandt werden (siehe Fallbeispiel 5).

Fetogenese. In der embryonalen Entwicklung müssen für eine gesunde Entwicklung Zellen absterben. Die zunächst gebildeten Schwimmhäute zwischen Fingern und Zehen werden zurückgebildet, damit die Entwicklung der Hände und Füße möglich ist. Auch die Zellkerne der ausgebildeten Linsen müssen absterben, damit die Linse durchsichtig wird und das neugeborene Kind später sehen kann. Ebenso gehen zwischen 35 bis 80 Prozent der Nervenzellen je nach Hirnregion zugrunde. Wenn der Säugling auf die Welt kommt, sind in seinem Organismus Billionen Zellen aufgebaut, aber bereits Millionen Zellen auch wieder abgebaut worden. Eine gute Versorgung der werdenden Mutter mit Calcium phosphoricum während der Schwangerschaft kann die embryonale Entwicklung auch in dieser Hinsicht wertvoll unterstützen.

Calcium phosphoricum und seine Bezüge zu charakterlichen Strukturen

In der Beobachtung von Menschen mit einem starken Defizit an Calcium phosphoricum haben sich in der biochemischen Praxis folgende Themen im Bezug zum Charakter als wesentlich bestätigt:

› Aufbau der Persönlichkeit
› Innere Substanz und Stärke

Aufbau der Persönlichkeit – Angenommenwerden

Die wichtigste Quelle für den Grundwert und damit die Basis für die Entwicklung der Persönlichkeit, ist die Erfahrung, von anderen gewollt und erwartet zu sein. Das reine „Da-Sein" (siehe Nr. 1 Calcium fluoratum) ist die unumstößliche Grundtatsache des Lebens, an der Nichts zu ändern ist. Wie schön ist es, wenn ein Kind gewollt und erwartet wird. Dann fällt der Lebensbeginn leichter und auch die später bewusste Einwilligung ins Leben. Kinder sind in ihrer Entwicklung besonders darauf angewiesen, Bestärkung in der Entwicklung ihrer Persönlichkeit und konstruktive Rückmeldung auf sich selbst zu bekommen. Es hilft ihnen, sich selbst und ihre Grenzen kennen zu lernen. Angenommensein schafft Geborgenheit und Ruhe. Ein Kind, das keine Rückmeldung bekommt, wird Anstrengungen unternehmen, um Reaktionen zu provozieren. Im „Spiegel" des anderen lernt der Mensch sich selbst kennen. Es geht um das tiefe innere Bedürfnis des Menschen, zu erfahren „Wer bin ich?",

„Was sind meine Stärken?", „Welche Schwächen habe ich?" Auf diese Art kann ein „Urvertrauen" entwickelt werden, das in schwierigen Situationen Rückhalt und Stabilität gibt.

Menschen, die keine Rückmeldung auf sich selbst bekommen, empfinden eine tiefe Unsicherheit. Ohne die positive Haltung anderer Menschen, die den Lebensweg begleiten und wollen, dass genau dieser Mensch lebt, ist es äußerst schwierig, vielleicht sogar unmöglich, ein Grundwertgefühl zu entwickeln. Es entstehen tiefe Ängste, Spannungen und Unruhe, die die körperlichen Kräfte beanspruchen. Menschen, die permanent auf sich aufmerksam machen (müssen) oder mit übertriebener Darstellung die Aufmerksamkeit der anderen binden, zeigen einen großen Bedarf an Calcium phosphoricum.

Innere Substanz und Stärke – Annehmen

Innere Substanz und Stärke werden auch auf der psychischen Ebene entwickelt. Im erwachsenen Leben hängt die innere Ruhe entscheidend davon ab, ob der Mensch in sein Da-Sein eingewilligt hat. Diese zweite Geburt ist abhängig von der Zustimmung des Menschen zu sich selbst als Person, zum Leben, zur Welt und zu seinen Taten. Annahme schafft Raum. Ablehnung engt ein. Es entstehen Ängste, die den Menschen beklemmen, wie Angst vor der Umwelt, vor fremden Menschen, vor dem Alter. Auf der körperlichen Ebene führen diese Ängste zu massiven Verspannungen mit vielfältigen Folgewirkungen oder auch zu körperlichen Sensationen (z. B. erhöhter Pulsschlag), die die Ängste weiter verstärken. Menschen, die sehr ängstlich sind und überall Gefahren wittern, zeigen einen großen Bedarf an Calcium phosphoricum.

Bewährte Kombinationen

Zellteilung. Nr. 2 Calcium phosphoricum, Nr. 8 Natrium chloratum

Regeneration. Nr. 2 Calcium phosphoricum, Nr. 3 Ferrum phosphoricum, Nr. 5 Kalium phosphoricum, Nr. 8 Natrium chloratum

Aufbau des Knochengewebes. Nr. 1 Calcium fluoratum, Nr. 2 Calcium phosphoricum, Nr. 7 Magnesium phosphoricum, Nr. 11 Silicea
Bei einer längeren Einnahme als sieben Tage sollten ergänzt werden: Nr. 5 Kalium phosphoricum, Nr. 8 Natrium chloratum, Nr. 9 Natrium phosphoricum

Zähne. Nr. 1 Calcium fluoratum, Nr. 2 Calcium phosphoricum, Nr. 7 Magnesium phosphoricum, Nr. 8 Natrium chloratum

Osteoporose. Nr. 1 Calcium fluoratum, Nr. 2 Calcium phosphoricum, Nr. 5 Kalium phosphoricum, Nr. 7 Magnesium phosphoricum, Nr. 8 Natrium chloratum, Nr. 9 Natrium phosphoricum, Nr. 11 Silicea, Nr. 15 Kalium jodatum, Nr. 22 Calcium carbonicum

Eiweißstoffwechsel. Nr. 2 Calcium phosphoricum, Nr. 4 Kalium chloratum, Nr. 12 Calcium sulfuricum, Nr. 18 Calcium sulfuratum

Nerven. Nr. 2 Calcium phosphoricum, Nr. 5 Kalium phosphoricum, Nr. 7 Magnesium phosphoricum, Nr. 9 Natrium phosphoricum, Nr. 11 Silicea, Nr. 16 Lithium chloratum, Nr. 21 Zincum chloratum

Muskelkrämpfe. Nr. 2 Calcium phosphoricum, Nr. 7 Magnesium phosphoricum

Herz (Beruhigung und Kraft). Nr. 2 Calcium phosphoricum, Nr. 5 Kalium phosphoricum, Nr. 7 Magnesium phosphoricum

Schlafmischung. Nr. 2 Calcium phosphoricum, Nr. 7 Magnesium phosphoricum
Falls der Erfolg nicht wie erwünscht eintritt, sollte ergänzt werden: Nr. 14 Kalium bromatum, Nr. 15 Kalium jodatum

Säureregulierung und -entlastung. Nr. 2 Calcium phosphoricum, Nr. 8 Natrium chloratum, Nr. 9 Natrium phosphoricum, Nr. 10 Natrium sulfuricum, Nr. 12 Calcium sulfuricum

Apoptose. Nr. 2 Calcium phosphoricum, Nr. 10 Natrium sulfuricum, Nr. 12 Calcium sulfuricum

Begleitende Therapiemöglichkeiten

Ergotherapie, Muskelaufbautraining unter therapeutischer Anleitung, Physiotherapie, Bioenergetik, Rad fahren, Wandern, Schwimmen, Nordic Walking

Hilfreiche Fragen

?	Ermittlung des Bedarfs an Calcium phosphoricum

- Leiden Sie unter Kribbeln in Händen oder Füßen?
- Haben Sie Wadenkrämpfe?
- Können Sie schlecht einschlafen? Haben Sie einen unruhigen Herzschlag?
- Haben Sie weiße Flecken auf den Nägeln oder den Zähnen?
- Sind Sie öfter verspannt, vor allem im Nacken?
- Sind Sie eine eher ängstlicher Mensch?

Fallbeispiele

 Fallbeispiel 1

Fallbeschreibung:
Eine 32-jährige Frau bekam in ihrer dritten Schwangerschaft massive Knochenschmerzen. Der betreuende Gynäkologe riet ihr zu den Mineralstoffen nach Dr. Schüßler, allerdings möglichst nur zur Anwendung eines, maximal zwei Mineralstoffe. Falls keine Besserung eintreten würde, sollten weitere Untersuchungen erfolgen. Schmerzmittel sollten möglichst vermieden werden.

Empfehlung:
Täglich 20–30 Tab. Nr. 2 Calcium phosphoricum, 12 Tab. Nr. 3 Ferrum phosphoricum, äußere Anwendung einer Creme, die Nr. 2 Calcium phosphoricum, Nr. 5 Kalium phosphoricum, Nr. 7 Magnesium phosphoricum beinhaltet.

Ergebnis:
Die Schmerzen besserten sich innerhalb von bereits zwei Tagen erheblich. Von der Wirkung motiviert, ergänzte sie mit Unterstützung des Gynäkologen zur Stärkung der Knochen die Einnahme mit täglich 7 Tab. Nr. 1 Calcium fluoratum, 5–7 Tab. Nr. 4 Kalium chloratum, 7 Tab. Nr. 5 Kalium phosphoricum, 7 Tab. Nr. 7 Magnesium phosphoricum, 7–10 Tab. Nr. 8 Natrium chloratum, 7 Tab. Nr. 9 Natrium phosphoricum, 7 Tab. Nr. 10 Natrium sulfuricum. Die Schwangerschaft verlief in der Folge beschwerdefrei.

Nr. 2 Calcium phosphoricum

▶ **Fallbeispiel 2**

Fallbeschreibung:
Ein 14-jähriger Junge klagte über Zahnschmerzen. Die Untersuchung beim Zahnarzt ergab zunächst keinen Befund. Weitere Hinweise auf mögliche Erkrankungen lagen nicht vor. Die Mutter suchte mit dem Jungen eine Mineralstoffberatung auf, in der Hoffnung für ihren Sohn, der mittlerweile jeden Tag Schmerzmittel nahm, eine Hilfe zu finden. Das Antlitz des Jungen zeigte einen extremen Bedarf an Nr. 2 Calcium phosphoricum, die Zahnspitzen erschienen durchsichtig. Die Mineralstoffberaterin riet der Mutter, den Zahnarzt erneut aufzusuchen und zu beraten, ob eventuell ein verdeckter Schaden an der Zahnsubstanz die Schmerzen auslösen würde. Die folgende Untersuchung unter Zuhilfenahme des digitalen Röntgen ergab, dass ein Zahn, der von außen gesund erschien, im Inneren bereits „zerfressen" war, zwei weitere Zähne zeigten ähnliche Prozesse und mussten ebenfalls behandelt werden.

Empfehlung:
Täglich 10 Tab. Nr. 1 Calcium fluoratum, 15 Tab. Nr. 2 Calcium phosphoricum, 7 Tab. Nr. 8 Natrium chloratum, 7 Tab. Nr. 9 Natrium phosphoricum.

Ergebnis:
Die regelmäßige Einnahme über einen Zeitraum von ca. 2 Jahren war erfolgreich. Die regelmäßige Kontrolle beim Zahnarzt ergab keine neuen Befunde, Zahnschmerzen traten nicht mehr auf. Fotos im Abstand von zwei Jahren zeigten, dass die Zahnspitzen offenkundig an Substanz gewonnen hatten und nicht mehr durchsichtig erschienen.

▶ **Fallbeispiel 3**

Fallbeschreibung:
Eine 28-jährige Frau litt unter vielfältigen allergischen Reaktionen. Eine besondere Belastung und Einschränkung stellte ihre allergische Reaktion auf Hausstaubmilben dar, weil sie schon bei dem geringsten Kontakt reagierte. Ein weiteres Problem war ihr Übergewicht. Sie hatte schon unzählige Diäten versucht, teilweise mit so genannten „Eiweißdiäten" (= hochkonzentrierte Zufuhr von Eiweiß) Erfolg gehabt, so dass sie regelmäßig derartige Diäten durchführte.

Empfehlung:
Täglich 12–15 Tab. Nr. 2 Calcium phosphoricum, 12 Tab. Nr. 4 Kalium chloratum, 12 Tab. Nr. 8 Natrium chloratum, 12 Tab. Nr. 9 Natrium phosphoricum, 12 Tab. Nr. 10 Natrium sulfuricum, 7–10 Tab. Nr. 12 Calcium sulfuricum, zusätzlich basische Bäder und als Ernährungsempfehlung vorläufige „Eiweißkarenz", v.a. keine tierischen Eiweiße.

Reaktion:
Sie bekam nach 7 Tagen des allgemeinen Wohlbefindens eine Gefühl der Müdigkeit und zu ihrem Leidwesen einen Heißhunger auf Nussschokolade.

Die tägliche Dosierung wurde ergänzt um mit 12 Tab. Nr. 5 Kalium phosphoricum und 12 Tab. Nr. 7 Magnesium phosphoricum. Der Heißhunger ließ nach 2 Tagen bedeutend nach. Das Wohlgefühl stellt sich wieder ein.

Ergebnis:
Die Einnahme der Mineralstoffe wurde im ersten Jahr regelmäßig durchgeführt, weitere Mineralstoffe im Laufe des Jahres nach Bedarf ergänzt. Die Entlastung von übermäßigem (v.a. tierischem) Eiweiß in der Ernährung fortgesetzt. Das Gewicht wurde entscheidend – von 15 kg Übergewicht um 12 kg – reduziert. Nach einem weiteren Jahr war sie beschwerdefrei.

Fallbeispiel 4

Fallbeschreibung:
Ein 8-jähriger Junge litt seit seinem fünften Lebensjahr an Nierensteinen. Er trank leidenschaftlich Milch und die Mutter achtete wegen der Zähne auf eine besonders calciumreiche Ernährung.

Empfehlung:
Täglich 12–15 Tab. Nr. 2 Calcium phosphoricum, 12–15 Tab. Nr. 8 Natrium chloratum, Ernährungsumstellung (Reduktion von Milch, Käse, Schwerpunkt auf pflanzliche Kost, Gemüse).

Ergebnis:
Nach einem halben Jahr kontinuierlicher Einnahme konnten bei der Kontrolluntersuchung keine Steine mehr festgestellt werden. Die Einnahme wurde – mit kleineren Unterbrechungen - kontinuierlich über drei Jahre fortgeführt. Die Kontrolluntersuchungen wurden zunächst jährlich fortgeführt – ohne Befund.

Fallbeispiel 5

Fallbeschreibung:
Eine 48-jährige Frau nahm mit dem Ziel der Knochenstärkung jeden Tag 12 Tab. Nr. 2 Calcium phosphoricum ein.

Reaktion:
14 Tage nach Beginn der Einnahme stellte sich bei der Frau zum ersten Mal nach zwei Jahren wieder eine Periodenblutung ein. Die Untersuchung beim Frauenarzt ergab keinen Befund. Drei Jahre vorher war bei ihr eine Kürretage (Ausschabung) vorgenommen worden, nachdem sich die Gebärmutterschleimhaut immer wieder aufgebaut hatte, aber nicht abgestoßen worden war. Seitdem wurden regelmäßige Ultraschallkontrollen durchgeführt und bei der letzten Untersuchung hatte ihr Arzt den Verdacht geäußert, dass eine ähnliche Situation wie vor drei Jahren entstehen könnte.

Ergebnis:
Nach vier Wochen trat dem früheren Zyklus gemäß wieder eine normale Periode auf.

Nr. 3 Ferrum phosphoricum – D 12

$FePO_4 \cdot 4\,H_2O$ – Eisen(III)-phosphat

Allgemeine Hinweise und Besonderheiten

Ferrum phosphoricum ist nach den Erfahrungen und Kenntnissen der Biochemie nach Dr. Schüßler ein grundlegender Mineralstoff mit folgenden **Wirkungsbereichen und Funktionen** im menschlichen Körper:

- Ferrum phosphoricum wird eingesetzt bei allen **entzündlichen Krankheitsprozessen im Anfangsstadium und niedrigem Fieber.** Es hat sich als ideales Mittel bei leichten fieberhaften Infekten von Kindern bewährt und kommt dabei hauptsächlich im ersten Stadium einer Erkrankung zum Einsatz.
- Ferrum phosphoricum ist das **Mittel für die Erste Hilfe** und hilft bei **akuten Verletzungen,** wie Schnitt- und Schürfwunden, Stauchungen oder Quetschungen und den damit verbundenen Schmerzen. Es ist anzuwenden bei klopfenden, pochenden Schmerzen und Schmerzen, die durch Bewegung vermehrt, durch Kälte gebessert werden.
- Da Ferrum phosphoricum die körpereigenen Abwehrkräfte stärkt, kann es sowohl vorbeugend eingesetzt werden, um das **Immunsystem** zu stärken, als auch bei beginnenden Infektionen im ersten Stadium.
- Ferrum phosphoricum steuert den **Eisenhaushalt** und kann deshalb bei einer **Eisenmangel-Anämie,** auch ergänzend zu Eisenpräparaten, genommen werden, um eine optimale Aufnahme und Verwertung des Eisens zu gewährleisten.
- Ferrum phosphoricum verbessert die **Sauerstoffversorgung des Gewebes.** Durchblutungsstörungen können daher mit diesem Mineralstoff behandelt werden, aber auch **mangelnde Konzentration** oder **Ermüdungserscheinungen,** die aus einer mangelnden Sauerstoffversorgung des Körpers resultieren.
  - Die **Muskelzellen,** die bei starker Beanspruchung viel Sauerstoff benötigen, sind auf eine gute Versorgung mit Ferrum phosphoricum angewiesen. Vor großer körperlicher Anstrengung prophylaktisch gegeben unterstützt dieser Mineralstoff daher die Muskulatur und beugt Muskelkater vor.
  - Auch die Muskulatur des **Darms** benötigt für die Darmperistaltik Sauerstoff und damit Ferrum phosphoricum. Der Mineralstoff reguliert die Darmtätigkeit und wird daher sowohl bei Durchfallerkrankungen, als auch bei Verstopfung wirkungsvoll eingesetzt.

- Mangelnde Durchblutung der **Ohren** und des **Gleichgewichtsorgans** können zu Ohrgeräuschen oder Schwindel führen und können durch Ferrum phosphoricum gelindert werden.

Da Ferrum phosphoricum fast unlöslich in Wasser ist, hat Schüßler für diesen Mineralstoff die zwölfte Dezimalpotenz empfohlen.
Ferrum phosphoricum kann sehr schnell wirken und wird bei akuten Erkrankungen, auch bei Verletzungen, alle 3–5 Minuten eingenommen, bis eine Besserung eintritt. Bei frischen Wunden ist auch die äußerliche Anwendung dieses Mineralstoffs erforderlich, bei schmerzhaften Erscheinungen empfehlenswert.
Zu Beginn der Einnahme kann es zu einem leichten Temperaturanstieg kommen.
Bei einem großen Defizit und chronischen Prozessen sollte Ferrum phosphoricum über einen längeren Zeitraum genommen werden.
Zur allgemeinen Stärkung des Immunsystems empfiehlt sich die Anwendung dieses Mineralstoffs als Kur beispielsweise in den Herbst- und Wintermonaten.
Menschen, die wenig schlafen, großen körperlichen Anstrengungen ausgesetzt sind, viel Kaffee oder schwarzen Tee trinken oder allgemein einen hohen Energiebedarf haben, zeigen sehr häufig einen großen Bedarf an Ferrum phosphoricum. Auch Sonnenunverträglichkeit kann ein Defizit an Ferrum phosphoricum anzeigen.

Speicher im Körper: Leber, Milz, Knochenmark
Antlitzanalytische Kennzeichen (siehe Farbtafeln).

Wirkungsbereich und Funktion

Entzündungen

Entzündungen. Wird das Gewebe durch bestimmte Noxen (auslösende Reize, wie z. B. mechanische, thermische, chemische Reize oder Mikroorganismen) geschädigt, so reagiert das Gefäßbindegewebe am Ort der Schädigung mit einer Entzündung. Symptome der entzündlichen Reaktion sind Rötung, Schwellung, Überwärmung, Schmerz und gestörte Funktion. Diese Symptome sind Folge der sich aus der Gewebsschädigung resultierenden Durchblutungsstörung, sowie der erhöhten Gefäßpermeabilität und des Austritts von Blutplasma in den extravaskulären Raum. Dadurch können Mediatorstoffe freigesetzt werden (Prostaglandine, Histamin, Kinin), die wiederum eine verstärkte Durchblutung (Hyperämie) bewirken. Dr. Schüßler nannte diesen Zustand „Reizungshyperämie" als das erste Stadium der Entzündung (Schüßler 1904). Die zelluläre Immunabwehr wird durch die Hyperämie aktiviert, und diese wiederum benötigt Ferrum phosphoricum.
Als Mittel für das erste Stadium einer Entzündung wird Ferrum phosphoricum in der Biochemie nach Dr. Schüßler bei allen entzündlichen Krankheitsprozessen eingesetzt.

Erhöhte Blutsenkung. Als wertvoll hat sich die Anwendung von Ferrum phosphoricum herausgestellt, wenn die Blutsenkung zwar einen Befund zeigt, jedoch in der medizinischen Untersuchung keine Entzündung gefunden wird (siehe Fallbeispiel 1).

Fieber

Fieber. Ferrum phosphoricum ist in der Biochemie nach Dr. Schüßler ein wichtiges Fiebermittel. Es wird eingesetzt bei leichtem Fieber. Fieber stellt eine Abwehrreaktion des Körpers dar, die gegen die Krankheitsursache gerichtet ist. Die erhöhte Körpertemperatur stimuliert die Abwehrmechanismen des Körpers. Dabei soll das Fieber, solange es keine bedrohliche Höhe erreicht, nicht bekämpft, sondern der Ausscheidungsprozess unterstützt werden. Eine ausreichende Flüssigkeitszufuhr und Ruhe sind hiermit unabdingbar verbunden.
Hält das Fieber an oder steigt die Temperatur sind neben der medizinischen Hilfe weitere Mineralstoffe erforderlich.

Erste Hilfe

Akute Verletzungen. Ferrum phosphoricum ist das Mittel für die Erste Hilfe bei akuten Schmerzen, die durch Verletzungen des Gewebes durch Schnitt- oder Schürfwunden, Prellungen, Stauchungen oder Quetschungen sowie bei kleineren operativen Eingriffen oder Zahnextraktionen entstehen.
Bei frischen Verletzungen ist die äußere Anwendung erforderlich (siehe Fallbeispiel 2).

Schmerzen. Ferrum phosphoricum hilft bei allen pochenden, klopfenden Schmerzen, auch Kopfschmerzen, die klopfend oder pulsierend empfunden werden. Es handelt sich hierbei um *schmerzhafte Empfindungen, die durch Hyperämie der inneren Organe hervorgerufen werden* (Schulz 1903).
Ferrum phosphoricum heilt nach Dr. Schüßler Schmerzen, die sich durch Bewegung verschlimmern und durch Kälte gebessert werden. Es sollten bei akuten Verletzungen 12–20 Tabletten schnell nacheinander gelutscht werden.

Immunsystem

Beginnende Infekte, erstes Stadium einer Erkrankung. Wird Ferrum phosphoricum bei den ersten Anzeichen einer Erkrankung frühzeitig eingesetzt, wird das Immunsystem erfahrungsgemäß so unterstützt, dass die Erkrankung frühzeitig abgewendet werden kann, bevor sie sich im Körper ausbreitet.

Abwehrschwäche. Es hat sich in der Biochemie nach Dr. Schüßler gezeigt, dass Ferrum phosphoricum das Immunsystem stärkt. Dringen Erreger in den menschlichen Körper ein, werden diese von der unspezifischen Immunabwehr abgefangen. Diese benötigt Eisen für die Arbeit der Makrophagen und Granulozyten.
Die vorbeugende Einnahme empfiehlt sich, um ausreichenden Immunschutz vor Grippe oder grippalen Infekten aufzubauen. Bei allgemeiner Abwehrschwäche (immer wiederkehrende Infektionen) wird Ferrum phosphoricum angewandt (siehe Fallbeispiel 3).

Antioxidanzien. Ferrum phosphoricum ist wesentlicher Bestandteil der Antioxidanzienmischung. Antioxidanzien schützen den Organismus vor freien Radikalen, indem sie diese abfangen und unschädlich machen.

Eisenmangel

Anämie. Bei der Eisenmangelanämie, der häufigsten Anämieform, ist die Hämoglobinkonzentration stärker reduziert als die Erythrozytenzahl. Es handelt sich um eine hypochrome Anämie, der Mangel an Eisen ist die Ursache für die Abnahme des Hämoglobingehaltes im Blut.
Ursache dafür können Eisenverluste durch starke Blutungen, ungenügende Eisenzufuhr, erhöhter Eisenbedarf während Schwangerschaft, Stillzeit oder Wachstum oder auch Eisenresorptionsstörungen sein.
Häufig wird bei der Einnahme von „klassischen" Eisenpräparaten festgestellt, dass nach deren Absetzen der Eisenspiegel wieder absinkt. Nach den Erfahrungen in der Biochemie kann die Einnahme von Nr. 3 Ferrum phosphoricum zusätzlich zu Eisenpräparaten oder eisenhaltigen Nahrungsmittel sehr hilfreich sein, um zu gewährleisten, dass das eingenommene Eisen besser verwertet wird, d. h. die Hämoglobinkonzentration steigt (siehe u. Bewährte Kombinationen und Fallsbeispiel 4).

Konzentration, Leistungsfähigkeit. Müdigkeit, mangelnde Konzentrationsfähigkeit und Lernstörungen sind Zeichen einer reduzierten körperlichen und geistigen Belastbarkeit und häufige Symptome eines Eisenmangels, da gut durchbluteten Organen wie Gehirn, Herz und Nieren aufgrund des mangelnden Eisens der Sauerstoff fehlt.
Auch bei diesen Störungen hat sich in der Biochemie nach Dr. Schüßler Ferrum phosphoricum als äußerst hilfreich erwiesen. Kindern im Wachstum, die einen großen Eisenbedarf haben, kann durch ausreichende Versorgung mit Ferrum phosphoricum bei Konzentrations- und Lernschwäche gut geholfen werden.
Die bewährte „Lernmischung" empfiehlt sich allgemein in Situationen erhöhter Auseinandersetzung (siehe u. Bewährte Kombinationen).

Sauerstoffversorgung der Gewebe

Muskulatur. Auf die Muskulatur wirkt Ferrum phosphoricum stärkend, da es die Sauerstoffversorgung der Muskeln verbessert. Eine mögliche Erklärung könnte darin liegen, dass der Muskelfarbstoff Myoglobin, der reich in der Muskulatur vorkommt und dort als Sauerstoffspeicher dient, ein eisenhaltiges Protein ist und daher Ferrum phosphoricum benötigt. Bei muskulärer Beanspruchung bewirkt die Einnahme von Ferrum phosphoricum eine größere Leistungsfähigkeit und beugt Muskelkater vor.

Darm. Als stärkendes Mittel für die Muskulatur wirkt Ferrum phosphoricum auch auf die Darmmuskulatur und damit auf die Darmtätigkeit. Es hat sich nach den Erfahrungen in der Biochemie sowohl bei Diarrhö als auch bei Obstipation bewährt. Nach Dr. Schüßler kann Diarrhö entstehen, wenn die Darmzotten funktionsunfähig werden, weil ihren Muskelzellen Eisenmoleküle fehlen (Schüßler 1904). Ist die Bewegung der Darmzotten gestört, ist die Resorption von Flüssigkeit eingeschränkt, und es entsteht eine Diarrhö.
Andererseits kann durch ein Fehlen von Eisenmolekülen in der Ringmuskulatur des Darms die Darmperistaltik so verlangsamt oder eingeschränkt sein, dass Darmträgheit (Schüßler 1904) oder Obstipation die Folge ist. Ferrum phosphoricum wirkt damit regulierend auf die Darmtätigkeit und kann bei Diarrhö und Obstipation eingesetzt werden.

Ohren. Die Ohren und das im Innenohr liegende Gleichgewichtsorgan sind auf eine gute Sauerstoffversorgung und damit auf eine gute Durchblutung angewiesen. Ein Sauerstoffmangel kann sich in brummenden Ohrgeräuschen oder kurzem Pfeifen, dem **Tinnitus,** äußern. Nach den Erfahrungen in der Biochemie nach Dr. Schüßler sollte Ferrum phosphoricum angewandt werden (siehe Fallbeispiel 5).

> In der modernen Anwendung der biochemischen Heilweise werden den unterschiedlichen Geräuschen im Ohr verschiedene Mineralstoffe zugeordnet, die sich in der entsprechenden Anwendung bewährt haben:
> Rauschend: Nr. 1 Calcium fluoratum und Nr. 3 Ferrum phosphoricum
> Wechselnde Töne: Nr. 2 Calcium phosphoricum
> Hohes Pfeifen: Nr. 11 Silicea
>
> Sind sklerotisch verengte Blutgefäße der Grund für das Auftreten des Tinnitus, sollte zusätzlich Nr. 9 Natrium phosphoricum genommen werden.
> Bei Ohrgeräuschen oder Schwerhörigkeit aufgrund einer erhöhten Blutviskosität hat sich Nr. 4 Kalium chloratum bewährt. Nr. 2 Calcium phosphoricum ist zusätzlich angezeigt, wenn die Ohrgeräusche wegen Verspannungen im Nacken auftreten.

Kommt es zu einem akuten Sauerstoffmangel im Innenohr, dem **Hörsturz**, sind sofort – zusätzlich zur medizinischen Behandlung – sehr große Mengen von Ferrum phosphoricum erforderlich (50–100 Tabletten).
Werden die feinen Blutgefäße im Gleichgewichtsorgan mangelhaft durchblutet, kommt es zu einer ungenügenden Sauerstoffversorgung. **Schwindel** und **Übelkeit** sind eine mögliche Folge. Die Einnahme von Ferrum phosphoricum hat sich hierbei als entlastend bewährt.

Ferrum phosphoricum und seine Bezüge zu charakterlichen Strukturen

In der Beobachtung von Menschen mit einem starken Defizit an Ferrum phosphoricum haben sich in der biochemischen Praxis folgende Themen im Bezug zum Charakter als wesentlich bestätigt:

› Auseinandersetzung mit der Umwelt
› Auseinandersetzung mit der eigenen Person

Die Auseinandersetzung mit der Umwelt

Jeder Mensch findet sich in einer physischen und sozialen Umgebung vor, die er nicht gewählt hat. Alles kommt nun darauf an, wie er sein Leben in dieser Welt gestaltet. Die Voraussetzung hierfür ist die Auseinandersetzung mit dem, was der Mensch zunächst als gegeben vorfindet. Wie sich der Mensch auseinandersetzt, das hat er erlernt. Wurde er ermutigt als Kind zur Auseinandersetzung und zur eigenen Entscheidung? Oder waren autoritäre Strukturen oder andererseits Gleichgültigkeit die Antwort auf seine Fragen?
In der konstruktiven Auseinandersetzung begibt sich der Mensch in einen lebendigen Prozess der Veränderung. Menschen, die sich an allem und jedem reiben, die „heiß laufen", weil die Kissen auf dem Sofa nicht richtig platziert sind, belasten ihre körperlichen Ressourcen insgesamt und v.a. ihren Haushalt an Ferrum phosphoricum. In der aktiven Haltung entscheidet der Mensch, ob und wie viel er sich auseinandersetzt. Ein „Zerreiben" und „Gehetzt-Werden" durch äußerliche Faktoren wird so gemieden. Der Mensch, der nicht zur Ruhe kommt, der sich in permanenter Auseinandersetzung befindet, belastet seine Eisenspeicher. Diese Menschen haben einen hohen Bedarf an Ferrum phosphoricum. In einer solchen Haltung kann der eigene Gestaltungsspielraum nicht mehr gesehen werden. Grundsätzlich kann der Mensch in jeder Lebenssituation zwischen den Alternativen „akzeptieren, verändern, verlassen" wählen. Erst in dieser aktiven Haltung kommt die – auch körperliche – Entlastung.

Die Auseinandersetzung mit der eigenen Person

Das Leben des Menschen stellt ihn immer wieder vor die Herausforderung, die Auseinandersetzung mit der eigenen Person zu führen. Insbesondere die unterschiedlichen Lebensphasen des Menschen drängen zu Auseinandersetzungen mit Fragen wie: Was wird von mir gebraucht? Was kann ich konkret tun? Kann ich etwas Wertvolles bewirken? Ist das, was ich tue, für mich, für andere wichtig? Muss ich es tun? Für wen mache ich das eigentlich? (Längle 2002). In der Auseinandersetzung hiermit findet der Mensch zu seinen inneren Werten und – zur inneren Ruhe. Der Mensch, der sich an diesen Lebensfragen permanent reibt, hat einen hohen Bedarf an Ferrum phosphoricum.

Bewährte Kombinationen

Antioxidanzienmischung. Nr. 3 Ferrum phosphoricum, Nr. 6 Kalium sulfuricum, Nr. 10 Natrium sulfuricum, Nr. 17 Manganum sulfuricum, Nr. 19 Cuprum arsenicosum, Nr. 21 Zincum chloratum, Nr. 26 Selenium

Energiemischung. Nr. 3 Ferrum phosphoricum, Nr. 5 Kalium phosphoricum, Nr. 8 Natrium chloratum

Lernmischung. Nr. 3 Ferrum phosphoricum, Nr. 5 Kalium phosphoricum, Nr. 6 Kalium sulfuricum, Nr. 8 Natrium chloratum
Bei Anwendung länger als 3 Tage sollte ergänzt werden: Nr. 10 Natrium sulfuricum

Immunsystem. Nr. 2 Calcium phosphoricum, Nr. 3 Ferrum phosphoricum, Nr. 5 Kalium phosphoricum, Nr. 8 Natrium chloratum, Nr. 21 Zincum chloratum

Eisenmangel-Anämie. Nr. 3 Ferrum phosphoricum, Nr. 5 Kalium phosphoricum, Nr. 17 Manganum sulfuricum, Nr. 19 Cuprum arsenicosum

Ohrgeräusche. Nr. 1 Calcium fluoratum, Nr. 3 Ferrum phosphoricum, Nr. 4 Kalium chloratum, Nr. 9 Natrium phosphoricum, Nr. 11 Silicea

Sportlermischung. Nr. 2 Calcium phosphoricum, Nr. 3 Ferrum phosphoricum, Nr. 5 Kalium phosphoricum, Nr. 7 Magnesium phosphoricum, Nr. 8 Natrium chloratum, Nr. 9 Natrium phosphoricum, Nr. 10 Natrium sulfuricum

Begleitende Therapiemöglichkeiten

Cranio-Sacral-Therapie, Osteopathie, Bewegung im Freien, ansteigende Fußbäder

Hilfreiche Fragen

?	Ermittlung des Bedarfs an Ferrum phosphoricum

› Sind Sie leicht erkältet? Sind Sie leicht krank? Haben Sie ein schwaches Immunsystem?
› Ermüden Sie sehr leicht?
› Sind Sie schnell unkonzentriert?
› Trinken Sie viel Kaffee oder schwarzen Tee?
› Haben Sie starke Regelblutungen?

Fallbeispiele

▶	Fallbeispiel 1

Fallbeschreibung:
Bei einer 63-jährigen Frau wurde eine erhöhte Blutsenkung festgestellt. Die folgenden Untersuchungen ergaben keinen Befund. Eine Kontrolle nach vier Wochen ergab erneut eine erhöhte Blutsenkung. Differentialuntersuchungen sollten nach einer erneuten Kontrolle im Abstand nach vier Wochen eingeleitet werden.
Empfehlung:
Täglich 20 Tab. Nr. 3 Ferrum phosphoricum.
Ergebnis:
Drei Wochen nach der Einnahme ergab die Kontrolle bei der Blutsenkung einen normalen Wert. Die Einnahme wurde fortgesetzt mit 12 Tab. am Tag. Eine weitere Kontrolle nach 6 Wochen ergab wieder eine normale Blutsenkung. Als schönen Nebeneffekt vermerkte die Frau eine gesteigerte Leistungsfähigkeit.

Nr. 3 Ferrum phosphoricum

▶ **Fallbeispiel 2**

Fallbeschreibung:
Ein 5-jähriges Mädchen klemmte sich den Mittelfinger in der Haustür. Der Finger schwoll rot an, das Mädchen schrie vor Schmerzen.

Empfehlung:
15 Tab. Nr. 3 Ferrum phosphoricum wurden in einem kleines Schälchen mit Wasser aufgelöst und der Finger darin gebadet.

Ergebnis:
Der Schmerz ließ sofort nach. Dann wurde ein Brei mit Nr. 3 Ferrum phosphoricum aufgetragen und eine Frischhaltefolie darüber gelegt, damit die Feuchtigkeit nicht so schnell verdunstet. Nach einer halben Stunde wurde die Auflage abgenommen. Am Finger war nur noch ein winziger roter Punkt zu erkennen, ansonsten sah er aus, als wäre nichts passiert.

▶ **Fallbeispiel 3**

Fallbeschreibung:
Ein 9-jähriger Junge litt seit zwei Jahren in der Winterzeit unter chronischen Erkältungen, die stets mit Halsschmerzen begannen. Das häufige Fehlen in der Schule hatte bereits zu Problemen in der Schulleistung geführt.

Empfehlung:
Täglich 7 Tab. Nr. 2 Calcium phosphoricum, 12 Tab. Nr. 3 Ferrum phosphoricum, 7 Tab. Nr. 5 Kalium phosphoricum, 7 Tab. Nr. 8 Natrium chloratum, 7 Tab. Nr. 9 Natrium phosphoricum.

Reaktion:
Ca. eine Woche nach Beginn der Einnahme bekam der Junge leichtes Fieber und Gliederschmerzen.
Die Dosierung wurde auf 30 Tab./Tag Nr. 3 Ferrum phosphoricum und 15–20 Tab./Tag Nr. 10 Natrium sulfuricum verändert. Nach einem Tag war der Junge beschwerdefrei. Die tägliche Empfehlung wurde wieder aufgenommen und um 10 Tab. Natrium sulfuricum ergänzt. Sofern Halsschmerzen auftreten würden, sollte der Junge von Nr. 3 Ferrum phosphoricum alle 3–5 Minuten eine Tablette lutschen. Basische Bäder wurden einmal wöchentlich empfohlen.

Ergebnis:
Der Junge fing im September mit der Einnahme an. Nach der ersten Reaktion erlebte er bis Dezember einige Male den Beginn einer Erkältung mit den für ihn symptomatischen Halsschmerzen, die jedoch nach der sofortigen Einnahme von Ferrum phosphoricum am folgenden Tag „verschwunden" waren. Die konsequente Einnahme- mit kurzen Unterbrechungen in den Sommermonaten – führte im folgenden Jahr zu einem erkältungsfreien Winter.

> **Fallbeispiel 4**

Fallbeschreibung:
Ein 12-jähriger Junge hatte einen Eisenmangel; die Eisenwerte des Blutes stiegen trotz monatelanger Einnahme eisenhältiger Präparate nicht dauerhaft an. Weitergehende medizinische Untersuchungen hatten keine Anhaltspunkte für organische Störungen ergeben.
Empfehlung:
Täglich 20 Tab. Nr. 3 Ferrum phosphoricum, 5 Tab. Nr. 17 Manganum sulfuricum.
Ergebnis:
Nach drei Monaten konsequenter Einnahme der Mineralstoffe nach Dr. Schüßler und gleichzeitiger Einnahme eines eisenhaltigen Präparates (drei Wochen) war der Blutwert im Normbereich. Die Einnahme der Mineralstoffe nach Dr. Schüßler wurde fortgesetzt, keine weiteren Eisenpräparate mehr hinzugefügt. Eine Kontrolle nach 2 und nach 4 Monaten ergab normale Werte. Die Einnahme der Nr. 3 Ferrum phosphoricum wurde in Form einer Kuranwendung beibehalten. Ein positiver Nebeneffekt war, dass die belastenden Magenschmerzen, die der Junge durch die Eisenpräparate bekommen hatte, nach wenigen Tagen der Einnahme der Mineralstoffe gänzlich verschwanden und seine andauernde Müdigkeit wie „weggeblasen" war.

> **Fallbeispiel 5**

Fallbeschreibung:
Eine 72-jährige Frau konnte plötzlich auf einem Ohr nicht mehr hören. Da sie die Mineralstoffe nach Dr. Schüßler im Haus hatte und verschiedentlich anwandte, wollte sie auf dem Weg zur ärztlichen Untersuchung die Mineralstoffe als Unterstützung nutzen.
Empfehlung:
Sofort 100 Tab. Nr. 3 Ferrum phosphoricum in einem guten halben Liter reinem Wasser auflösen und schluckweise trinken.
Ergebnis:
Als die Frau drei Stunden später beim Arzt den Untersuchungsraum betrat, hatte sie keine Beschwerden mehr und konnte wieder deutlich hören. Sie hatte die Mineralstofflösung in einer Glasflasche mit zum Arzt genommen und auf dem Weg dorthin und im Wartezimmer ausgetrunken.

Nr. 4 Kalium chloratum – D 6

KCl – Kaliumchlorid, früher: Kalium muriaticum

Allgemeine Hinweise und Besonderheiten

Kalium chloratum ist nach den Erfahrungen und Kenntnissen der Biochemie nach Dr. Schüßler ein grundlegender Mineralstoff mit folgenden **Wirkungsbereichen und Funktionen** im menschlichen Körper:

› Kalium chloratum ist der Hauptmineralstoff für den **Eiweißaufbau**. Für den Aufbau des **Bindegewebes** ist Kalium chloratum wesentlich, da mit Hilfe von Kalium chloratum Faserproteine (Kollagen, Elastin, Fibrin) aufgebaut werden. Fehlt dem Körper dieser Mineralstoff, kann es zu Störungen im Aufbau des Bindegewebes kommen, auch entzündliche Bindegewebserkrankungen, Kollagenosen können die Folge sein. Stehen bei einer übermäßigen Eiweißzufuhr dem Körper nicht genügend Kalium chloratum Moleküle zur Verfügung, können Proteine nicht mehr vollständig verwertet werden, es kommt zur Ansammlung von Eiweißflocken im Bindegewebe, Eiweißdickleibigkeit kann entstehen (siehe Nr. 2 Calcium phosphoricum bei Störungen im Eiweißaufbau).
› Kalium chloratum ist das Mittel für **das zweite Entzündungsstadium**, das gekennzeichnet ist durch fibrinöse Absonderungen, seröse und plastische Exsudate und entzündliche Schwellungen.
› Kalium chloratum ist ein wichtiger Betriebsstoff für die serösen und mucinösen **Drüsen** und wesentlich an der **Entgiftung** des Körpers beteiligt.
Die Tätigkeit vieler Drüsen, z. B. Milchdrüsen, Verdauungsdüsen, Talgdrüsen oder Speicheldrüsen, kann durch Kalium chloratum wirkungsvoll unterstützt werden.
› Fehlt dem Körper dieser Mineralstoff, so treten **Faserproteine** (laut Dr. Schüßler Faserstoffe) aus, als weiße Sekrete der Schleimhäute, z. B. als **schleimiger Husten**, als weiße Absonderung bei Katarrhen, oder weiße, mehlartige Abschuppungen der Haut. Auch im Blut zeigt sich ein Defizit an Kalium chloratum, indem es dickflüssig und zäh wird. Kalium chloratum reguliert die **Fließfähigkeit des Blutes**. Der Mineralstoff wird erfolgreich angewandt bei Arteriosklerose, Thrombosegefährdung, Krampfadern, Hämorrhoiden, Besenreisern und Couperose.

Kalium chloratum wird nach Dr. Schüßler in der sechsten Dezimalpotenz eingesetzt. Bei akuten Beschwerden, wie schleimigem Husten oder Schwellungen, die nach Entzündungen auftreten, kann Kalium chloratum sehr schnell wirken. Die äußere Anwendung in Form von Salben oder Breiauflagen ist hilfreich.

Alkohol, große Mengen von Milchprodukten und Strombelastung verbrauchen viel von diesem Mineralstoff.

Speicher im Körper: Bronchien, Schleimhäute, Bindegewebe
Antlitzanalytische Kennzeichen (siehe Farbtafeln).

Wirkungsbereich und Funktion

Eiweißaufbau

Bindegewebe. Nach den Erfahrungen in der Biochemie nach Dr. Schüßler benötigt der Körper zum Aufbau des faserreichen Bindegewebes Kalium chloratum.
Das Bindegewebe setzt sich zusammen aus: Bindegewebszellen, den Fibrozyten und Fibroblasten und aus der Interzellularsubstanz.
Die Interzellularsubstanz besteht aus der amorphen Grundsubstanz und Fasern. Die amorphe Grundsubstanz besteht im Wesentlichen aus Proteoglykanen. Diese Makromoleküle sind untereinander vernetzt, binden Wasser und Kationen und verleihen der Grundsubstanz gallertartige Eigenschaften.
Bei den Fasern unterscheidet man aufgrund von Strukturbesonderheiten, chemischen und physikalischen Eigenschaften drei Arten:

> Kollagenfasern (zugfest): v.a. in Sehnen, Bändern, Knorpeln und Knochen,
> retikuläre Fasern (biegungselastisch): v.a. lymphatische Organe, Bestandteil der Basalmembran, Muskelfasern, periphere Nervenfasern,
> Elastinfasern (siehe Nr. 1 Calcium fluoratum).

Alle Faserarten kommen in unterschiedlichen Mengen in allen Bindegeweben vor, wobei Kollagen die dominierende Faserart im menschlichen Körper darstellt.
Im weiteren Sinne wird auch das Blut zum Bindegewebe gerechnet. Die Fasern kommen hier in gelöster Form als Fibrinogen vor und werden erst durch die Blutgerinnung sichtbar.
Erkrankungen, die das Bindegewebe betreffen, entzündliche Bindegewebserkrankungen, Kollagenosen, benötigen die Anwendung von Kalium chloratum.

Eiweißverwertung. Voraussetzend für den organischen Aufbau des Eiweißes ist die Nr. 2 Calcium phosphoricum. Wird dem Körper bei einem gleichzeitigen Defizit an Kalium chloratum zu viel Eiweiß zugeführt, so kann der Körper dieses Eiweiß nicht vollständig verwerten. Eiweißflocken werden im Körper abgelagert, und es kann zur so genannten „Eiweißdickleibigkeit" führen (siehe Kombinationen). Hautgrieß als Zeichen eines Defizits an Kalium chloratum kann sich im Gesicht, auf Armen oder Beinen bemerkbar machen (siehe Fallbeispiel 1).

Zweites Entzündungsstadium

<u>Exsudative Entzündungen.</u> Ist der Körper nicht in der Lage, durch anfängliche Abwehrreaktionen die akute Entzündung zu beseitigen, so breitet sich die Entzündung im Körper aus. Dieses zweite Stadium der Entzündung entsteht durch die bei der Gewebsschädigung freigesetzten Mediatorstoffe.
Diese Stoffe erhöhen die Gefäßpermeabilität, und es kommt zum Austritt von Flüssigkeiten und Zellen aus der Blutbahn in das Gewebe (<u>Exsudation</u>). Es entstehen exsudative Entzündungen.
Nach Dr. Schüßler benötigt der Körper im zweiten Stadium einer Entzündung der serösen Häute Kalium chloratum, indem es weiße und weißgraue Sekrete der Schleimhäute und plastische Exsudate löst (Schüßler 1904).

> Erstes, zweites und drittes Entzündungsstadium sind zeitlich zu verstehende Ablaufstadien im Verlauf einer Erkrankung; die Dauer der einzelnen Stadien kann unterschiedlich lang sein. In den unterschiedlichen Stadien werden nach Dr. Schüßler folgende Mineralstoffe angewandt:
> Erstes Entzündungsstadium: Nr. 3 Ferrum phosphoricum
> Zweites Entzündungsstadium: Nr. 4 Kalium chloratum
> Drittes Entzündungsstadium: Nr. 6 Kalium sulfuricum

Man spricht von serösen Entzündungen, wenn die Flüssigkeit eiweißreich ist, serösschleimigen Entzündungen bei serösen Entzündungen der Schleimhäute, die mit einer vermehrten Schleimproduktion einhergehen, und fibrinösen Entzündungen, die durch Plasmaaustritt und nachfolgende Fibrinausfällung gekennzeichnet sind. Diese Arten der Entzündung können nach den Erfahrungen in der Biochemie nach Dr. Schüßler wirkungsvoll mit Kalium chloratum behandelt werden (siehe Fallbeispiel 2).
Seröse Entzündungen liegen vor bei Rippenfellentzündung, Schleimbeutelentzündung, Bauchfellentzündung, die alle mit Kalium chloratum behandelt werden können.
Serös-schleimige Entzündungen, auch seromuköse Katarrhe, Schnupfen, schleimiger zäher Husten, Magen-Darm-Katarrh, Blasenentzündungen zeigen einen Bedarf an Kalium chloratum.
Fibrinöse Entzündungen findet man im Bereich der serösen Häute, z. B. als fibrinöse Bauchfellentzündung. Die fibrinöse Entzündung der Schleimhäute beginnt mit einer Schädigung der Oberfläche; in den Epitheldefekt strömt Plasma ein, das gerinnt und grau-weiße Beläge bildet. Dabei besteht die Gefahr der Verklebung. Die äußere Anwendung von Kalium chloratum hat sich hierbei bewährt.
Eitrige Entzündungen, bei denen das Exsudat Leukozyten enthält und die durch eitererregende Bakterien hervorgerufen wurden, benötigen dagegen Nr. 11 Silicea bei geschlossenen Eiterungen und Nr. 12 Calcium sulfuricum bei offenen Eiterungen, wenn der Eiter frei abfließen kann.

Schwellungen. Durch den Austritt von Flüssigkeit in das umliegende Gewebe (Exsudation) entstehen bei der Entzündung Schwellungen, die nach den Erfahrungen in der Biochemie nach Dr. Schüßler gut mit Kalium chloratum behandelbar sind.
Es handelt sich hier um Schleimhautschwellungen im Rahmen von Erkältungskrankheiten, z. B. Schwellung der Nasenschleimhäute, weiche Schwellungen der Gelenke oder Lymphdrüsenschwellungen (diese benötigen zusätzlich Nr. 9 Natrium phosphoricum). Auch bei Schwellungen der Eustachischen Röhre oder des Mittelohrs mit der daraus resultierenden vorübergehenden Schwerhörigkeit, die bei Kindern nach Erkältungskrankheiten oder Mittelohrentzündungen häufig auftreten, kann Kalium chloratum – oft zusammen mit Nr. 10 Natrium sulfuricum bei Wasseransammlungen im Ohr- eingesetzt werden (siehe Fallbeispiel 3).
Diese Schwellungen sind nicht zu verwechseln mit Schwellungen aufgrund von Wasseransammlungen in den Geweben, welche erfahrungsgemäß Nr. 10 Natrium sulfuricum bedürfen. Bei ödematösen Schwellungen entsteht im Gegensatz zu weichen, entzündlichen Schwellungen auf Druck eine Vertiefung im Gewebe, die nicht wieder sofort verschwindet.

Drüsen

Kalium chloratum gilt als das Drüsenmittel in der Biochemie nach Dr. Schüßler. Als wichtiger Mineralstoff für den Eiweißstoffwechsel wirkt Kalium chloratum aber hauptsächlich auf die Drüsen, die eiweißreiches Sekret sezernieren, also auf seröse Drüsen (diese bilden ein eiweißreiches, dünnflüssiges Sekret) und muköse Drüsen (diese produzieren dünnflüssigen Schleim). Jeder vermehrte Drüsenumsatz verbraucht viel Kalium chloratum. und kann über längere Zeit, wenn nicht für Nachschub gesorgt wird, zu einem Defizit verbunden mit Störungen führen.

Stillen. Kalium chloratum regt die Drüsentätigkeit der Brustdrüsen an und unterstützt die Milchbildung (siehe Milchbildung).

Entgiftung. Kalium chloratum ist bedeutsam für die Entgiftung des Körpers. Nach Dr. Hickethier werden Giftstoffe durch Kalium chloratum unschädlich gemacht. Zur Nachbehandlung von Narkosen kann dieser Mineralstoff eingesetzt werden. In der Anwendungspraxis wurde beobachtet, dass insbesondere Menschen, die Kontakt zu chemischen Giften haben, ein sehr großes Defizit an diesem Mineralstoff zeigen. In der allgemeinen Anwendung wird daher das Kalium chloratum zur Unterstützung der Ausscheidung chemischer Gifte gegeben (Feichtinger et al. 2006).

Impfungen. Durch die Impfung wird der Körper zur Bildung von Antikörpern angeregt. Zu deren Aufbau braucht der Körper Kalium chloratum. Außerdem gelangen Fremdstoffe mit in den Körper, die mit Hilfe dieses Mineralstoffs abgebaut werden können.

Vorbeugend und zur Nachbehandlung von Impfungen wird Kalium chloratum eingesetzt (siehe Kombinationen).

Verdauungsdrüsen. Auch die Verdauungsdrüsen brauchen für ihre Tätigkeit Kalium chloratum. Die Drüsen des Magens und die Bauchspeicheldrüse können durch Kalium chloratum unterstützt werden, wenn Verdauungsstörungen oder diffuse Oberbauchbeschwerden nach dem Essen auftreten, die keine klinisch relevante Ursache haben. Bei einem starken Verbrauch an Kalium chloratum im Verdauungsbereich entsteht ein weißer Belag auf der Zunge.

Talgdrüsen. Auf die Talgdrüsen hat Kalium chloratum eine regulierende Wirkung. Bei Erkrankungen der Haut, die mit einer erhöhten Talgbildung oder verstopften Talgdrüsen verbunden sind, wie z. B. Akne vulgaris, Akne rosacea, hilft Kalium chloratum. Gerade auch die äußere Anwendung kann hier unterstützend wirken.
Milien, auch Hautgrieß genannt, sind mit einem Gemisch aus Keratin und Talg gefüllte Zysten, die sich auf den Talgdrüsenausgängen der Haut bilden. Keratin ist ein Faserprotein, das bei einem Defizit an Kalium chloratum in Form von Hautgrieß ausgeschieden wird, weil der Köper dieses Faserprotein nicht mehr binden kann.
Hautgrieß zeigt immer ein großes Defizit an Kalium chloratum und lässt sich durch die Einnahme dieses Mineralstoffes und durch die äußere Anwendung wirkungsvoll behandeln (siehe Fallbeispiel 1).

Speicheldrüsen. Auch die Speicheldrüsen werden durch Kalium chloratum angeregt und können erfahrungsgemäß die Speichelproduktion unterstützen. Das kann vor allem all denen hilfreich sein, die aufgrund einer geringen Speichelproduktion ständig künstliche Speichelflüssigkeit zuführen müssen (siehe Kombinationen). Hauptmineralstoff der Speichelbildung ist allerdings die Nr. 8 Natrium chloratum.

Faserproteine

Faserproteine (Dr. Schüßler gebraucht den für uns nicht mehr üblichen Begriff: Faserstoffe) werden nach den Erfahrungen in der Biochemie nach Dr. Schüßler im Körper mit Hilfe von Kalium chloratum gebildet und an diesen Mineralstoff gebunden. Es handelt sich bei den Faserproteinen um langkettige Proteinmoleküle, z. B. Kollagenfasern, Elastinfasern oder Fibrin.
Bei einem Defizit an Kalium chloratum im Körper kommt es zu fibrinösen Absonderungen. Nach Dr. Schüßler treten Faserproteine als weiße oder weiß-graue Masse aus, wenn der Zelle Kalium chloratum fehlt.
Absonderungen, die reich an Faserproteinen, weiß, weiß-grau oder mehlartig und trocken sind, verweisen auf einen hohen Bedarf an Kalium chloratum.

Blut. Kalium chloratum reguliert die Viskosität des Blutes. Bei einem Defizit an diesem Mineralstoff wird das Blut zäh und dickflüssig. Durch die Einnahme von Kalium chloratum kann die Viskosität des Blutes wieder herabgesetzt werden, und es wird wieder dünnflüssiger Die Regulierung der Fließfähigkeit des Blutes beugt der Entstehung von Thromben vor. Aus dem Grund wird Kalium chloratum unterstützend eingesetzt bei allgemeiner Thrombosegefährdung, Krampfadern, Hämorrhoiden, Arteriosklerose oder nach einem Herzinfarkt.

Ein Defizit an Kalium chloratum macht sich äußerlich in Besenreisern oder Couperose bemerkbar. Beides kann, auch begleitend durch die äußere Anwendung, mit Kalium chloratum gebessert werden.

Haut. Bläschen mit serofibrinösem Inhalt, z. B. nach Insektenstichen, Schuppen oder Borken von mehlartigem Belag oder auch Warzen zeigen ein Defizit an Kalium chloratum und können auch unterstützend durch die äußere Anwendung mit Kalium chloratum behandelt werden (s. Fallbeispiel 1).

Bronchien. Einen großen Speicher für Kalium chloratum bilden die Bronchien. Nach Dr. Hickethier zeigt sich ein Defizit an Kalium chloratum in den Bronchien dadurch, dass weißer, zäher Schleim aus der Bronchialschleimhaut gelöst wird. Benötigt der Körper viel von diesem Mineralstoff, z. B. bei erhöhter Drüsentätigkeit oder Entzündungen, so wird Kalium chloratum aus den Bronchien gelöst, es fällt weißer Schleim aus, verschleimter Husten entsteht. Eine sofortige Anwendung von Kalium chloratum schont die Speicher.

Schleimhäute. Ein weißer Belag auf der Zunge zeigt den Bedarf an Kalium chloratum an.
Allgemein zeigen Katarrhe mit weißem bis weiß-grauen Absonderungen und zähem Sekret ein Defizit an Kalium chloratum.
Fadenziehender Schleim und Speichel sind ebenso typische Anzeichen für einen Bedarf an diesem Mineralstoff, wie der Ausfluss der Frau, wenn die Absonderungen weiß und dick sind.

Kalium chloratum und seine Bezüge zu charakterlichen Strukturen

In der Beobachtung von Menschen mit einem starken Defizit an Kalium chloratum haben sich in der biochemischen Praxis folgende Themen im Bezug zum Charakter als wesentlich bestätigt:

› Gefühle wahrnehmen
› Gefühle leben

Gefühle wahrnehmen

Im Zusammenhang mit der Nr. 3 Ferrum phosphoricum stellte sich die Frage nach der Quantität der Auseinandersetzungen mit der Umwelt. Im Zusammenhang mit der Nr. 4 Kalium chloratum stellt sich die Frage nach der Qualität der Auseinandersetzung. Die Wahrnehmung des Menschen ist wesentlich für die Grundlage des Menschen, auf der er seine Auseinandersetzungen führt. Umgangssprachlich wird das Gefühl auch als der „Siebte Sinn" bezeichnet, der den Menschen wertvolle Informationen zugänglich macht, z. B. Warnungen vor gefährlichen Situationen. Menschen, die sehr früh lernen müssen, dass ihre Gefühle keinen Platz haben und diese verdrängen, belasten ihren Haushalt an Kalium chloratum sehr. Auf der körperlichen Ebene gibt es einen direkten Bezug zwischen den Drüsen und dem Gefühlshaushalt. Im tiefsten Innern leben die Gefühle des Menschen fort und zehren an seinen körperlichen Kräften. Unterdrückte Gefühle verweisen auf einen hohen Bedarf an Kalium chloratum.

Gefühle leben

Eine Kehrseite der unterdrückten Gefühle sind die inszenierten Gefühle. Es ist deutlich spürbar, wenn Gefühle dargestellt werden. Allgemein wird dies als „Theater" empfunden.
Gefühle, die der Mensch sich nicht eingesteht, nicht wahrnehmen will, bekommen ein Eigenleben. Es ist wie ein schlafender Vulkan. Bricht er aus, beherrscht er den Menschen. Dann leben die Gefühle den Menschen. Entlastung kommt durch die Ermutigung, die eigenen Gefühle neu zu entdecken und zu leben. Menschen, die ihre Gefühle zur Schau stellen und inszenieren, haben einen hohen Bedarf an Kalium chloratum.

Bewährte Kombinationen

Bindegewebe. Nr. 2 Calcium phosphoricum, Nr. 4 Kalium chloratum, Nr. 11 Silicea, Nr. 12 Calcium sulfuricum

Eiweißverarbeitung. Nr. 2 Calcium phosphoricum, Nr. 4 Kalium chloratum, Nr. 12 Calcium sulfuricum

Eiweißdickleibigkeit. Nr. 2 Calcium phosphoricum, Nr. 4 Kalium chloratum, Nr. 8 Natrium chloratum, Nr. 9 Natrium phosphoricum, Nr. 10 Natrium sulfuricum, Nr. 12 Calcium sulfuricum

Entgiftung. Nr. 4 Kalium chloratum, Nr. 6 Kalium sulfuricum, Nr. 8 Natrium chloratum, Nr. 10 Natrium sulfuricum

Erkältungskrankheiten. Nr. 3 Ferrum phosphoricum, Nr. 4 Kalium chloratum, Nr. 5 Kalium phosphoricum, Nr. 8 Natrium chloratum, Nr. 9 Natrium phosphoricum, Nr. 10 Natrium sulfuricum

Impfungen. Nr. 2 Calcium phosphoricum, Nr. 3 Ferrum phosphoricum, Nr. 4 Kalium chloratum – jeweils zwei bis drei Wochen vor und nach der Impfung-

Insektenstiche. Nr. 2 Calcium phosphoricum, Nr. 4 Kalium chloratum, Nr. 8 Natrium chloratum

Krampfadern. Nr. 1 Calcium fluoratum, Nr. 4 Kalium chloratum, Nr. 9 Natrium phosphoricum, Nr. 11 Silicea

Milchbildung. Nr. 2 Calcium phosphoricum, Nr. 4 Kalium chloratum, Nr. 8 Natrium chloratum, Nr. 11 Silicea

Speichelbildung. Nr. 4 Kalium chloratum, Nr. 8 Natrium chloratum

Verdauungsdrüsen. Nr. 4 Kalium chloratum, Nr. 6 Kalium sulfuricum

Begleitende Therapiemöglichkeiten

Osteopathie, Bindegewebsmassage, Rolfing

Hilfreiche Fragen

?	Ermittlung des Bedarfs an Kalium chloratum
	› Haben Sie Besenreiser? › Leiden Sie unter Hautgrieß? › Haben Sie leicht einen schleimigen Husten? › Haben Sie nach dem Essen häufig Völlegefühl im Oberbauch?

Fallbeispiele

 Fallbeispiel 1

Fallbeschreibung:
Eine 38-jährige Frau litt seit ihrer Jugend unter Hautgrieß, der sich vor allem an Oberarmen und Beinen bemerkbar machte. Sie hatte viele äußere Anwendungen probiert und auch Hautspezialisten zu Rate gezogen – ohne Erfolg. Die Haut pflegte sie mit einer Feuchtigkeitslotion, da sie ohne Pflege schuppte.
Zudem hatte sie starke Brustschmerzen in der Woche vor der Periode, die auch schon Anlass medizinischer Untersuchungen gewesen waren. Als mögliche Lösung ihrer Brustbeschwerden war ihr eine hormonelle Therapie vorgeschlagen worden.

Empfehlung:
Täglich 7 Tab. Nr. 1 Calcium fluoratum, 15 Tab. Nr. 4 Kalium chloratum, 12 Tab. Nr. 7 Magnesium phosphoricum, 7 Tab. Nr. 8 Natrium chloratum, 7–10 Tab. Nr. 9 Natrium phosphoricum, 7–10 Tab. Nr. 10 Natrium sulfuricum, 5–7 Tab. Nr. 12 Calcium sulfuricum, Mineralstoffbäder mit Nr. 1 Calcium fluoratum, Nr. 4 Kalium chloratum, Nr. 8 Natrium chloratum, Creme mit Nr. 1 Calcium fluoratum, Nr. 4 Kalium chloratum, Nr. 8 Natrium chloratum, eiweißreduzierte Kost wurde empfohlen.

Reaktion:
Nach ca. 14 Tagen Einnahme Rückgang des Hautgrieß', deutliche Rötung der Haut an Oberarmen, Brust, Oberschenkeln, gelblicher Ausfluss.
Die tägliche Einnahme wurde ergänzt um 12 Tab. Nr. 3 Ferrum phosphoricum, 7 Tab. Nr. 6 Kalium sulfuricum, Erhöhung der Stückzahl Nr. 10 Natrium sulfuricum auf 15 Tab., das Mineralstoffbad ergänzt mit Nr. 3 Ferrum phosphoricum, Nr. 6 Kalium sulfuricum, äußerliche Anwendung der Tabletten Nr. 4 Kalium chloratum, Nr. 6 Kalium sulfuricum in der Scheide, Basische Bäder im Wechsel mit den Mineralstoffbädern, Ergänzung der Creme mit Nr. 3 Ferrum phosphoricum.

Ergebnis:
Nach 8 Wochen konsequenter Anwendung war der Hautgrieß verschwunden. Die Brustschmerzen vor der Periode kaum spürbar. Nach 5 Monaten war die Frau beschwerdefrei.

 Fallbeispiel 2

Fallbeschreibung:
Eine 45-jährige Frau litt seit mehreren Jahren an chronischer Verschleimung. Der Schleim sammelte sich im Schlund und Rachen und musste mehrmals am Tag auch unter Würgen von ihr abgehustet werden. Die schleimverdünnenden Mittel, die sie jahrelang genommen hatte, konnte sie nicht mehr vertragen, da sie nach der Einnahme Magenschmerzen und Durchfall bekam. Der abgehustete Schleim war weiß und hatte eine zähe Konsistenz.

Die Mineralstoffe

Empfehlung:
Täglich 20 Tab. Nr. 4 Kalium chloratum, 7 Tab. Nr. 6 Kalium sulfuricum, 12 Tab. Nr. 8 Natrium chloratum, 7 Tab. Nr. 9 Natrium phosphoricum, 15 Tab. Nr. 10 Natrium sulfuricum, 7 Tab. Nr. 12 Calcium sulfuricum.

Reaktion:
Drei Wochen nach Beginn der Einnahme löste sich der Schleim und die Nase zeigte einen klaren Ausfluss, die Augen begannen zu tränen. Erhöhung der Nr. 8 Natrium chloratum auf 20 Tab./Tag.

Ergebnis:
Nach sechs Wochen war die Schleimbelastung deutlich reduziert. Die Nr. 4 Kalium chloratum und die Nr. 8 Natrium chloratum konnten auf 10 Tab./Tag reduziert werden. Nach 4 Monaten war sie beschwerdefrei.

▶ Fallbeispiel 3

Fallbeschreibung:
Ein 7-jähriger Junge hatte nach einem schweren Infekt eine Wasseransammlung hinter dem Trommelfell. Die dadurch bedingte Schwerhörigkeit belastete ihn sehr. Sofern in sieben Tagen keine Besserung erfolgen würde, sollte ein kleiner Eingriff erfolgen.

Empfehlung:
Täglich 20. Tab. Nr. 4 Kalium chloratum, 20 Tab. Nr. 10 Natrium sulfuricum, 12 Tab. Nr. 12 Calcium sulfuricum.

Ergebnis:
Nach vier Tagen war der Junge beschwerdefrei.

Nr. 5 Kalium phosphoricum – D 6

KH$_2$PO$_4$ – Kaliumdihydrogenphosphat

Allgemeine Hinweise und Besonderheiten

Kalium phosphoricum ist nach den Erfahrungen und Kenntnissen der Biochemie nach Dr. Schüßler ein grundlegender Mineralstoff mit folgenden **Wirkungsbereichen und Funktionen** im menschlichen Körper:

- Kalium phosphoricum hat einen Bezug zum **Aufbau des Lecithins** im Körper.
- Kalium phosphoricum unterstützt die **Zellerhaltung** und die **Regenerationskraft des Körpers**. Es beeinflusst das **Blut** und die **Neubildung von Geweben**. Es kann in jedem Krankheits- und Heilungsprozess zur Kräftigung eingesetzt werden. In der Prophylaxe unterstützt es die Gesunderhaltung.
- Kalium phosphoricum gilt als das **biochemische „Gehirn- und Nervenmittel"**. Es stärkt den Sympathikus. Er wird eingesetzt bei allen Erkrankungen des Gehirns, des Rückenmarks und der Nerven, bei welchen die Nervensubstanz selbst in Mitleidenschaft gezogen wurde. Da kein Organ arbeiten kann, wenn der zugehörige Nerv zerstört ist, hat dieser Mineralstoff eine hohe Bedeutung für die Gesundheit insgesamt.
- Kalium phosphoricum hat sich als Stärkungs- und Anregungsmittel für die **Muskulatur**, besonders des Herzmuskels, bewährt. Es ist bei Muskelschwäche bis zur Lähmung oder bei Lähmungsgefühl angezeigt.
- Durch seine Wirkung auf das **Herz**, gewinnt Kalium phosphoricum bestimmenden Einfluss auf die Blutzirkulation. Wird ein Organ durch nicht ausreichende Herzkraft schlecht mit Blut versorgt, so kann es seine Aufgaben nicht optimal erfüllen. Kalium phosphoricum stärkt den Herzmuskel und damit indirekt die Tätigkeit aller Organe.
- In der **Schwangerschaft** ist Kalium phosphoricum ein wesentliches Mittel. Zur Unterstützung der **Geburt** ist Kalium phosphoricum empfehlenswert als wehenstärkendes Mittel, das gleichzeitig Herz und Nervensystem günstig beeinflusst.
- Kalium phosphoricum ist das **„Antiseptikum"** in der Biochemie nach Dr. Schüßler. Es ist hilfreich bei allen septischen und anderen hoch fieberhaften Erkrankungen, bei Mundfäule und Zuständen wie faulige Wundränder, bei denen ein Zerfall des Gewebes vorliegt.
- Kalium phosphoricum wird auch als biochemisches **Energiemittel** angewandt. Es kann bei jeder Krankheit und jedem Erschöpfungszustand angezeigt sein, da es

eine dreifach stärkende Wirkung (Zellstoffwechsel, Nervensystem, Muskulatur) auf alle Organe ausübt.
› Kalium phosphoricum hat sich als wertvolles Mittel zur körperlichen **Unterstützung der Psyche** und als Begleitung psychotherapeutischer Maßnahmen erwiesen. Es findet ebenso Anwendung bei Krankheiten, sofern sie durch ungenügende Leistung des Nervensystems oder psychische Reize hervorgerufen oder verschlimmert werden.

Dr. Schüßler hat die Einnahme von Kalium phosphoricum in der sechsten Dezimalpotenz empfohlen. Kalium phosphoricum kann in Erschöpfungssituationen, auch in sehr schweren Fällen, überraschend schnell wirken. In akuten Situationen sollte dieser Mineralstoff alle 2 bis 3 Minuten eine Tablette gelutscht oder 30–50 Tabletten aufgelöst und schluckweise genommen werden bis eine Besserung eintritt.
Der sog. „diffuse Hunger", die permanente Suche nach irgendetwas Essbarem ohne Geschmacksrichtung, Heißhunger unmittelbar nach einer Mahlzeit sowie der Hunger auf Nüsse, zeigen einen akuten Bedarf an. Grübchen, Rillen, sandpapierartige Aufrauungen der Fingernägel verweisen auf ein chronisches Defizit an Kalium phosphoricum. Parodontose, Zahnfleischbluten, Mundgeruch, faulige Prozesse allgemein, zeigen, dass bereits Substanz im Körper abgebaut wird.
Kalium phosphoricum sollte immer über einen längeren Zeitraum genommen werden. Allgemein empfiehlt sich aufgrund der anregenden Wirkung von Kalium phosphoricum die Einnahme in den Vormittags- und frühen Nachmittagsstunden.
Bei Menschen, die abends vor Gedanken nicht einschlafen können (nervöse Schlaflosigkeit), wirkt dieser Mineralstoff allerdings ausgleichend und schlaffördernd.

Speicher im Körper: Nerven, Muskulatur
Antlitzanalytische Kennzeichen (siehe Farbtafeln).

Wirkungsbereich und Funktion

Aufbau des Lecithins

Der niederländische Physiologe Jacob Moleschott (1822–1893) erkannte, dass Phosphor wichtig für die Nervenzelle ist und prägte den Satz *ohne Phosphor kein Gedanke*. Schüßler nutzte die Erkenntnisse Moleschotts in Verbindung mit seinem Wissen über die Funktion des Kaliums für den Aufbau der Gewebe und Organe, um Kalium phosphoricum bei körperlichen Störungen anzuwenden.
Die von Moleschott angesprochene Phosphatverbindung ist heute allgemein als Lecithin bekannt. Beim Lecithin sind 2 Hydroxylgruppen (OH-Gruppen) des Glycerins mit langkettigen, gesättigten und ungesättigten Fettsäuren verestert, meist Palmitin-, Sterin-, Öl- oder Linolsäure. Die 3. OH-Gruppe ist über Phosphorsäure mit Cholin

verbunden, die als Acetylcholin Überträgersubstanz des vegetativen Nervensystems ist.
In der vielfältigen Anwendung von Kalium phosphoricum in der jüngeren Zeit hat sich die Annahme Dr. Hickethiers bestätigt, dass Kalium phosphoricum wahrscheinlich einen entscheidenden Einfluss auf die Bildung und Verwertung des Lecithins im Organismus nimmt.
Die folgenden aufgeführten bewährten Anwendungsbereiche von Kalium phosphoricum bestätigen dies, da das Lecithin Bestandteil von Zellwänden und Nervengewebe (v.a. des Gehirns) ist, sich am Nervenstoffwechsel beteiligt und die Leistung des Herzmuskels beeinflusst (Ternes et al. 2005).
Neu ist, dass Kalium phosphoricum in dieser Funktion bedeutsamen Einfluss auf den Fettstoffwechsel nehmen kann, da das Lecithin antagonistisch gegenüber dem Cholesterol wirkt (Ternes et al. 2005) und Bestandteil der Gallenflüssigkeit ist (siehe Fallbeispiel 1).

Zellerhaltung

Regenerationskraft. In der Anwendung der biochemischen Heilweise hat sich Kalium phosphoricum als das wichtigste Mittel zur Zellerhaltung und Stärkung der Lebenskräfte bewährt (siehe Fallbeispiel 2). Nach Dr. P. Feichtinger ist es das *lebenswichtigste Mittel* überhaupt und *das Salz, welches in den meisten Fällen zur Beihilfe mit Erfolg herangezogen werden kann; es ist das Salz, das am seltensten völlig im Stich lässt; es ist endlich das Salz, welches in den schwierigsten Fällen uns seine Unterstützung noch angedeihen lässt, wo alles andere versagt, wo meist alle Arzneikunst am Ende zu sein scheint* (Feichtinger 1929).
Eine mögliche Erklärung kann darin liegen, dass eine wichtige Voraussetzung für das Leben der Zellen ein unaufhörlicher und kontrollierter Stoffaustausch zwischen dem Zellkern und dem umgebendem Zellplasma (Zytoplasma) ist. In diesem Prozess spielen Phosphate, ihre Verbindungen und die elektrostatische Ladungsverteilung eine entscheidende Rolle. Kleinste Veränderungen führen zum sofortigen Tode der Zelle (Wittinghofer 2002).
Kalium phosphoricum sollte daher allgemein eingesetzt werden, wenn die Regenerationskraft geschwächt ist und eine Stärkung der Zellen beabsichtigt wird. In schweren Fällen können 30–50 Tabletten aufgelöst werden und schluckweise genommen werden. Nach Bedarf wird dieser Vorgang wiederholt, bis eine Besserung eintritt. Anschließend sollte das Kalium phosphoricum über einen längeren Zeitraum weiter genommen werden.
Zur Erhaltung und Stärkung der körperlichen Kräfte kann dieser Mineralstoff hervorragend mit 5–7 Tabletten täglich in der Gesundheitsprophylaxe genutzt werden.

Neubildung von Geweben. Kalium phosphoricum hat aufgrund seiner Funktion für den Zellstoffwechsel eine unterstützende Wirkung bei der Neubildung von Geweben. Bedeutsam ist hierbei die Kombination mit den Mineralstoffen Nr. 2 Calcium phosphoricum und Nr. 8 Natrium chloratum, die ebenfalls entscheidenden Einfluss auf die Zellerneuerungsvorgänge haben. In der Anwendungspraxis wurde schon früh beobachtet, dass Menschen, die nur Kalium phosphoricum über einen längeren Zeitraum nahmen, das Bedürfnis nach diesen Mineralstoffen zeigten (Feichtinger 1929). Verletzungen, bei denen Gewebe zerstört wurde, Hautstellen, die nicht mehr zuwachsen, können in der Heilung mit dem Kalium phosphoricum unterstützt werden (siehe Fallbeispiel 3).

Eine gute Unterstützung der Schwangeren mit diesem Mineralstoff, insbesondere im zweiten Drittel der Schwangerschaft, ist angezeigt.

Nekrose. Die Schädigung einer Zelle kann zum pathologischen Zelltod führen. Wenn der Zellstoffwechsel maßgeblich beeinträchtigt ist und die Schädigung ein bestimmtes Maß überschreitet, kommt es zu irreversiblen Veränderungen und als Folge davon zum Zelluntergang (Thews et al. 1999). Partialnekrosen heilen ohne Defekt ab, wenn die Regenerationskraft des Gewebes vorhanden ist. Eine gute Unterstützung mit Kalium phosphoricum kann diesen Prozess unterstützen.

Es gibt die Erfahrung aus der Anwendungspraxis, dass Menschen, die mit toten Zähnen belastet sind, häufig einen starkes Defizit an Kalium phosphoricum zeigen (siehe Fallbeispiel 4), da sich hier oft nekrotische Prozesse im Mundraum unbemerkt entwickelt haben.

Übler, fauler Mundgeruch ist allgemein ein deutliches Anzeichen für den hohen Bedarf an Kalium phosphoricum. Die Zunge kann aussehen als wäre sie mit Senf bestrichen.

Im Falle einer Totalnekrose, also einer tiefer greifenden Zerstörung, werden die betroffenen Gewebe durch sog. Granulationsgewebe ersetzt, es entsteht eine Narbe. Kalium phosphoricum ist wesentlich zur Revitalisierung und Pflege bei Narbenbildungen.

Blut. Nach Schüßler ist das Kalium phosphoricum in den Blutzellen sowie im Blutplasma enthalten. Es wurde in der Vergangenheit erfolgreich bei Blutvergiftungen angewandt (Feichtinger 1929). Als blut- und gewebestärkendes Mittel entzieht es Bakterien und Pilzen den Nährboden. Zur Kräftigung des Blutes und der Gewebe bei Pilzerkrankungen sollte Kalium phosphoricum, wo möglich, auch äußerlich angewandt werden.

Bei Blutungen, insbesondere auch bei Gebärmutterblutungen, wird Kalium phosphoricum angewandt, wenn das Blut hellrot oder schwärzlichrot, dabei dünn und wässrig, nicht gerinnend ist.

Gehirn

Nach Dr. Schüßler ist Kalium phosphoricum wesentlich, um Störungen im *Denkzellengebiete* auszugleichen. Es findet Anwendung bei Gedächtnisschwäche und Konzentrationsstörungen. Es kann in der Prophylaxe zur Unterstützung in Lern- und Prüfungssituationen gegeben werden, ebenso Menschen, die stark gedanklich engagiert sind (siehe Fallbeispiel 5). Auch Lebenssituationen, in denen der Mensch in seinen Gedanken stark gefordert wird wie z. B. durch den Verlust eines nahe stehenden Menschen, können mit diesem Mineralstoff begleitet werden.
Nach Dr. Hickethier verbraucht jeglicher Wachzustand Kalium phosphoricum, sodass insbesondere für diesen Mineralstoff und seinen Bedarf ein ausgeglichenes Verhältnis von Ruhe und Bewegung, ausreichende Schlafenszeiten entscheidend sind.
In der Antlitzanalyse erkennen wir den belasteten Speicher an den eingefallenen Schläfen. Umgangssprachlich wird dies als Verlust von „Gehirnschmalz" bezeichnet.

Nerven und Muskulatur

Nach Schüßler ist Kalium phosphoricum wesentlich für die Funktion des Sympathikus, die vasomotorischen Nerven, die Gefühlsnerven und die motorischen Nerven. Kalium phosphoricum kann bei allen Krankheiten des Nervensystems in Betracht kommen, insbesondere, wenn es sich um Schwächezustände handelt.

Sympathikus. Kalium phosphoricum ist das Mittel für den Sympathikus. Damit unterstützt es im Organismus u. a. die Mobilisierung der Energie.
Es ergibt sich auch in dieser Funktion ein unmittelbarer Zusammenhang zu dem Mineralstoff Nr. 2 Calcium phosphoricum, da dieser den Parasympathikus als Gegenspieler zum Sympathikus stärkt.

Vasomotorische Nerven (Gefäßnerven). Kalium phosphoricum hat sich bewährt bei Beschwerden, die im Zusammenhang mit der Funktion der vasomotorischen Nerven stehen. Kennzeichen hierfür kann sein, dass der Puls zuerst klein und frequent ist, später verlangsamt (Schüßler 1904). Weitere Anwendungsbereiche sind der Schwindel (z. B. Gang- und Standunsicherheit, Torkel- oder Taumelgefühl) und vasomotorische Kopfschmerzen, die als dumpf bzw. diffuser Kopfdruck empfunden werden und sich bis zur Migräne, begleitet von Licht- und Lärmempfindlichkeit, allgemein Nervenstörungen, steigern können (siehe Fallbeispiel 6).
Erfolgreich angewandt wurde Kalium phosphoricum auch bei Seekrankheit (Feichtinger et al. 2006), dessen Hauptmineralstoff die Nr. 9 Natrium phosphoricum ist, was im Zusammenhang mit o.g. Störungen plausibel erscheint, da die übermäßige Verengung der Gefäße eine mangelnde Durchblutung des Gleichgewichtsorgans zur Folge haben kann.

Gefühlsnerven. Kalium phosphoricum hat sich in der Anwendung bei Schmerzen mit Lähmungsgefühl bewährt. Vom Charakter her bessern sich die Schmerzen durch mäßige Bewegung und verschlimmern sich durch Anstrengung. Am Anfang der Bewegung werden sie am stärksten empfunden.

Motorische Nerven. Kalium phosphoricum kräftigt die motorischen Nerven. Bei Beschwerden einer Muskelschwäche, die sich bis zu einem Lähmungsgefühl steigern können, wurde dieser Mineralstoff erfolgreich angewandt.

Muskelgewebe. Kalium phosphoricum regt allgemein die Muskeltätigkeit an und stärkt das Gewebe der Muskulatur. Bei einfachem Muskelschwund – sofern andere Ursachen ausgeschlossen sind – kann dieser Mineralstoff frische Kraft bringen. Auch nach schweren Erkrankungen sollte dieser Mineralstoff zur Kräftigung der Muskulatur, aber auch zur Rekonvaleszenz allgemein, angewandt werden. Die umgangssprachlich beschriebenen „Gummibeine" sind deutliches Zeichen für einen hohen Bedarf an Kalium phosphoricum. Auch das Gegenteil, Krämpfe durch Erschöpfung, kann die Anwendung dieses Mineralstoffs erfordern.

Herzmuskel. Allgemein ist Kalium phosphoricum das bewährte biochemische Unterstützungs- und Kräftigungsmittel bei Herzerkrankungen. Seine anregende Wirkung auf den Herzmuskel hat Einfluss auf die Blutzirkulation und damit auf Funktion und Tätigkeit aller Organe. Aufgrund seiner stärkenden, gleichzeitig gefahrlosen, Wirkung kann es bei allen Erkrankungen des Herzens sowie schweren Erkrankungen, die das Herz in seiner Leistung stark fordern, unterstützend in der Anwendung genutzt werden. Selbstverständlich gilt allgemein, aber insbesondere für die schweren Erkrankungen der Hinweis, dass sachkundige Empfehlung und medizinische Abklärung vonnöten sind!

Schwangerschaft und Geburt

In der Schwangerschaft benötigt die Mutter für den Aufbau des werdenden Lebens u. a. den Mineralstoff Kalium phosphoricum. Mundgeruch während der Schwangerschaft, Antriebslosigkeit, Weinerlichkeit sind Anzeichen eines großen Defizits an Kalium phosphoricum. Eine gute Versorgung während der Schwangerschaft ist auch wichtig, da Kalium phosphoricum in seiner Bedeutung für die Muskulatur entscheidend die Wehentätigkeit unterstützt. Auch nach der Geburt sind ausreichende Gaben Kalium phosphoricums angezeigt, um die Regeneration der Mutter zu unterstützen und Schwächezuständen vorzubeugen, die mit depressiven Verstimmungen („Baby-Blues") einhergehen können.

Antiseptikum

Infektionen. Kalium phosphoricum ist angezeigt, wenn Komplikationen septischer Art befürchtet werden, bei offenen Wunden mit Gestank (z. B. offene Beine) oder schmierigem Ausfluss, bei Mundfäule.
Die innere und äußere Anwendung bei Wunden dient der Verhütung von Infektionen. Bei infektiösen Entzündungen hat sich die äußere Anwendung in Kombination mit Nr. 3 Ferrum phosphoricum bewährt.

Hohes Fieber. Kalium phosphoricum hat sich als biochemisches Antiseptikum bewährt. Wenn bei Infektionen das Fieber über 38,8 °C steigt, kann Kalium phosphoricum neben der medizinischen Hilfe, in hohen Gaben den Auseinandersetzungsprozess des Organismus beschleunigen. Gleichzeitig wird das Herz unterstützt, das durch das hohe Fieber belastet wird. Bei Krampfgefahr sollte der Mineralstoff Nr. 2 Calcium phosphoricum ergänzt werden.

Energiehaushalt

Erschöpfung. Aufgrund seiner vielfältigen stärkenden Wirkung wird Kalium phosphoricum erfolgreich bei Erschöpfungszuständen jeglicher Art angewandt. Die hier angesprochene Erschöpfung wurde von Dr. Schüßler als Weinerlichkeit charakterisiert, auch als Zaghaftigkeit, Ängstlichkeit, Schreckhaftigkeit.

> In der Anwendung der Mineralstoffe hat sich folgende Differenzierung in Bezug auf die unterschiedlichen Formen der Erschöpfung ergeben (Feichtinger et al. 2006):
> Allgemeine Müdigkeit, Vermeidung von Anstrengung: Nr. 3 Ferrum phosphoricum
> Erschöpfung, Mutlosigkeit, Verzagtheit, Weinerlichkeit: Nr. 5 Kalium phosphoricum
> Mattigkeit, Müdigkeitsloch: Nr. 9 Natrium phosphoricum
> Schwere chronische Erschöpfung: Nr. 22 Calcium carbonicum

Überdrehtheit. Ein Defizit an Kalium phosphoricum kann sich auch im Gegenteil als Überdrehtheit zeigen. z. B. Kinder, die nach einer Geburtstagsfeier oder aufregenden Erlebnissen nicht einschlafen können oder Erwachsene, die keine Pausen machen können. Kalium phosphoricum hat sich in seiner kräftigenden Wirkung in diesen Anwendungen als regulierend bewährt und kann daher bei Menschen, die vor Gedanken nicht zur Ruhe kommen, beruhigende und schlaffördernde Wirkung zeigen. Auch bei Kindern mit der Diagnose ADS (Aufmerksamkeitsdefizitsyndrom) hat sich in der jüngeren Zeit die Begleitung mit diesem Mineralstoff bewährt.
Menschen, die ihren Energiehaushalt stark beanspruchen, zeigen im Antlitz eine aschgraue Färbung. Diese Wahrnehmung kennt auch der allgemeine Sprachgebrauch „Der sieht grau im Gesicht aus".

Unterstützung der Psyche

Nervenschwäche (Neurasthenie). In der biochemischen Praxis wurde und wird Kalium phosphoricum erfolgreich zur Unterstützung nervlicher Schwäche und Belastung eingesetzt, die sich als Gemütsverstimmungen oder als somatische Störungen äußern können. Hierzu gehören Magen- und Zwölffingerdarmgeschwüre, Alopecia areata (Kreisrunder Haarausfall) und Durchfall bei nervlichen Anspannungen.

Depressive Verstimmungen. Menschen mit einem chronischen Defizit an Kalium phosphoricum zeigen häufig eine gedrückte, niedergeschlagene Stimmung. Diese kann sich in Weinerlichkeit, aber je nach individueller Konstitution auch als Argwohn, Misstrauen allem und jedem gegenüber zeigen. Bereits Dr. Schüßler hat bei diesen Störungen das Kalium phosphoricum erfolgreich angewandt.
Nach aktuellen Studien wird die Depression im Jahre 2020 die zweithäufigste Erkrankung weltweit sein (Psychologie Heute, August 2006). Hierfür verantwortlich sollen u. a. Überforderung und Stress sein, die den Menschen erschöpfen. Mit dem Kalium phosphoricum ist es möglich, eine bewährte, risikolose Unterstützung in der Prophylaxe zu geben.

Kalium phosphoricum und seine Bezüge zu charakterlichen Strukturen

In der Beobachtung von Menschen mit einem starken Defizit an Kalium phosphoricum haben sich in der biochemischen Praxis folgende Themen im Bezug zum Charakter als wesentlich bestätigt:

› Erreichbarkeit der formulierten Ziele
› Angemessener Einsatz der eigenen Kräfte

Erreichbarkeit der formulierten Ziele

Alle Bereiche der modernen Gesellschaft (Arbeit, Familie, Schule) sind permanenter Veränderung unterworfen und stellen erhöhte Anforderungen an die Flexibilität, Veränderung und Handlungsfähigkeit der Einzelnen. Der Stress und die Überforderung, die mit den modernen Lebensbedingungen einhergehen, können den einzelnen Menschen schwer erschöpfen. Der französische Soziologe Alain Ehrenberg spricht in seinem gleichnamigen Buch vom *erschöpften Selbst* (Ehrenberg 2004). Es wird zunehmend bedeutsam, inwieweit der einzelne Mensch in der Lage ist, die Anforderungen, die von außen an ihn gerichtet werden, zu überprüfen und auf ihre Bedeutsamkeit für das eigene Leben zu bewerten. Auch die Überprüfung übernommener Ideale,

Denkmodelle und Lebenspläne gehören hierzu. In der Auseinandersetzung mit den eigenen Möglichkeiten können dann individuell bedeutsame Ziele formuliert werden, die erreichbar sind. Ein Mensch, der versucht, alle vermeintlichen Anforderungen von außen zu erfüllen, läuft Gefahr, sich selbst zu erschöpfen. Diese Menschen zeigen häufig einen hohen Bedarf an Kalium phosphoricum. Immer wieder entsteht das Gefühl, nicht genug zu leisten, zu versagen, den eigenen Ansprüchen und den (vermeintlichen) Ansprüchen der anderen nicht gerecht zu werden. In diesem Prozess besteht die Gefahr, depressiv zu werden. Zu erkennen, was notwendig und möglich ist, ist Voraussetzung für einen angemessenen Einsatz der eigenen Kräfte!

Angemessener Einsatz der eigenen Kräfte

Es gibt Situationen, die schwer beeinflussbar sind wie z. B. der Verlust des Lebenspartners. In diesen Situationen ist es wesentlich, die eigenen Kräfte mobilisieren zu können. Auch Prüfungssituationen oder berufliche Veränderungen können phasenweise einen erhöhten Einsatz erfordern. Umso wichtiger vorher und hinterher, die physischen und psychischen Kräfte zu stärken. Der Mensch, der meint, immer und stets Hochleistungen bringen zu müssen, läuft Gefahr seine Energiereserven – und seinen Mineralstoffhaushalt besonders an Kalium phosphoricum – zu erschöpfen. Das „Chronische Müdigkeitssyndrom" und das „Burn-Out" finden hier eine Ursache. Erst in der Abwägung, welche Einsatz dem betreffenden Anlass entsprechen soll, können die eigenen Kräfte angemessen eingesetzt werden und der eigene Lebensrhythmus im Wechsel von Spannung und Entspannung, Bewegung und Ruhe gefunden werden.

Bewährte Kombinationen

Regeneration. Nr. 2 Calcium phosphoricum, Nr. 3 Ferrum phosphoricum, Nr. 5 Kalium phosphoricum, Nr. 8 Natrium chloratum

Narbenpflege. Nr. 1 Calcium fluoratum, Nr. 3 Ferrum phosphoricum, Nr. 5 Kalium phosphoricum, Nr. 8 Natrium chloratum

Blutstärkung. Nr. 2 Calcium phosphoricum, Nr. 3 Ferrum phosphoricum, Nr. 5 Kalium phosphoricum, Nr. 8 Natrium chloratum

Neubildung von Geweben. Nr. 2 Calcium phosphoricum, Nr. 5 Kalium phosphoricum, Nr. 8 Natrium chloratum

Lernmischung. Nr. 3 Ferrum phosphoricum, Nr. 5 Kalium phosphoricum, Nr. 6 Kalium sulfuricum, Nr. 8 Natrium chloratum

Bei Anwendung länger als drei Tage sollte ergänzt werden: Nr. 10 Natrium sulfuricum

Nervenstärkung. Nr. 2 Calcium phosphoricum, Nr. 5 Kalium phosphoricum, Nr. 7 Magnesium phosphoricum, Nr. 9 Natrium phosphoricum, Nr. 11 Silicea

Herzstärkung. Nr. 2 Calcium phosphoricum, Nr. 3 Ferrum phosphoricum, Nr. 5 Kalium phosphoricum, Nr. 7 Magnesium phosphoricum

Energiemischung. Nr. 3 Ferrum phosphoricum, Nr. 5 Kalium phosphoricum, Nr. 8 Natrium chloratum

ADS (Aufmerksamkeitsdefizit). Nr. 2 Calcium phosphoricum, Nr. 5 Kalium phosphoricum, Nr. 7 Magnesium phosphoricum
Bei Hyperaktivität sollte ergänzt werden: Nr. 14 Kalium bromatum

Begleitende Therapiemöglichkeiten

Eurythmie, Shiatsu, Therapieformen, die den Atem zu seiner Ruhe und Fülle zurückführen, Vojta, Cranio-Sacral-Therapie

Hilfreiche Fragen

?	Ermittlung des Bedarfs an Kalium phosphoricum

- Haben Sie Probleme mit dem Zahnfleisch? Zahnfleischbluten?
- Leiden Sie unter Mundgeruch?
- Haben Sie Wunden, die nicht zuheilen?
- Leiden Sie unter Erschöpfungszuständen?
- Sind Sie zaghaft, vielleicht sogar weinerlich oder niedergeschlagen?
- Sind Sie abends verzweifelt, weil Sie Ihr Tagespensum nicht geschafft haben?
- Können Sie vor Gedanken nicht schlafen?

Fallbeispiele

 Fallbeispiel 1

Fallbeschreibung:
Eine 65-jährige Frau hatte seit einigen Jahren erhöhte LDL- und erniedrigte HDL-Werte. Ihre Ernährung hatte sie auf möglichst vollwertige, fettarme, überwiegend pflanzliche Kost umgestellt. An ungesättigten Fetten nutzte sie täglich verschiedene Öle. Von den Mineralstoffen nach Dr. Schüßler nahm sie seit ca. 7 Monaten zur Unterstützung des Fettstoffwechsels die Nr. 9 Natrium phosphoricum ein. Eine positive Veränderung der LDL-/HDL-Werte war bislang nicht festzustellen.
Auffallend war der graue Schatten im Antlitz der Frau.

Empfehlung:
Täglich 20 Tab. Nr. 5 Kalium phosphoricum, 12 Tab. Nr. 9 Natrium phosphoricum.

Ergebnis:
Zunächst zeigte sich nach einer Woche Einnahme deutliches Wohlbefinden. Nach drei Monaten kam es zum Anstieg des HDL-Wertes, nach weiteren drei Monaten zum Abfall des LDL-Wertes.

 Fallbeispiel 2

Fallbeschreibung:
Eine 58-jährige Frau war nach einer schweren Grippe enorm geschwächt. Nachdem zunächst eine Besserung eintrat und kein Anlass zur Besorgnis bestand, entwickelte sich ihr Zustand innerhalb weniger Minuten dramatisch. Ihr Mann, ein erfahrener Arzt, leitete alle Sofortmaßnahmen ein – ohne Erfolg. In dieser Situation erinnerte sich der Arzt an die Biochemie nach Dr. Schüßler, die er lange Zeit nicht angewandt hatte, und griff zur Nr. 5 Kalium phosphoricum. Immer wieder legte er seiner Frau eine Tablette in den Mund. Nach und nach war der Puls wieder fühlbar, die Frau kam wieder zu sich.

 Fallbeispiel 3

Fallbeschreibung:
Eine 84-jährige Frau litt seit 15 Jahren an einem offenen Bein. Aus einer kreisrunden Wunde mit einem Durchmesser von 3 cm trat stinkendes Sekret aus. Mehr als einen Mineralstoff wollte sie nicht einnehmen.

Die Mineralstoffe

Empfehlung:
Täglich 12 Tab. Nr. 5 Kalium phosphoricum, äußerlich: Fußbäder und Breiauflagen mit den Mineralstoffen, Nr. 1 Calcium fluoratum, Nr. 2 Calcium phosphoricum, Nr. 3 Ferrum phosphoricum, Nr. 5 Kalium phosphoricum, Nr. 8 Natrium chloratum, Nr. 9 Natrium phosphoricum, Nr. 10 Natrium sulfuricum, Nr. 12 Calcium sulfuricum, 3 x wöchentlich basische Fußbäder.

Reaktion:
Die ersten drei Nächte nach Beginn der Einnahme konnte sie nicht schlafen. Die innere Einnahme der Nr. 5 Kalium phosphoricum wurde auf morgens empfohlen, abends wurde die Einnahme um 7 Tab. Nr. 7 Magnesium phosphoricum ergänzt.

Ergebnis:
Es kam zu einer weitgehenden Ausheilung der offenen Wunde nach 2 Monaten!

Fallbeispiel 4

Fallbeschreibung:
Ein 34-jähriger Mann klagte seit mehreren Monaten über Trigeminusbeschwerden. Diese schränkten ihn in seiner Leistungsfähigkeit enorm ein. Schmerzmittel halfen nicht. Untersuchungen beim Zahnarzt und Neurologen hatten keine Befunde ergeben. Der Mann war im ganzen Gesicht grau.

Empfehlung:
Täglich 30 Tab. Nr. 5 Kalium phosphoricum.

Reaktion:
Nach zwei Tagen klopfende Schmerzen im Oberkiefer, erneuter Zahnarztbesuch: ein Zahn im Oberkiefer wurde gezogen, er war bereits abgestorben, der Fäulnisprozess war vorher nicht auf dem Röntgenbild sichtbar gewesen, anschließend Kraftmischung: Nr. 3 Ferrum phosphoricum, Nr. 5 Kalium phosphoricum, Nr. 8 Natrium chloratum vier Wochen lang.

Ergebnis:
Beschwerdefreiheit.

Fallbeispiel 5

Fallbeschreibung:
Ein 29-jähriger Mann wollte sich auf seine Meisterprüfung vorbereiten. Er war verzweifelt, weil er den Eindruck hatte, nichts behalten zu können und beim Lernen nur müde zu sein.

Empfehlung:
Täglich 10 Tab. Nr. 3 Ferrum phosphoricum, 15 Tab. Nr. 5 Kalium phosphoricum, 7 Tab. Nr. 6 Kalium sulfuricum, 10 Tab. Nr. 8 Natrium chloratum, 10 Tab. Nr. 10 Natrium sulfuricum.

Ergebnis:
Schon nach der ersten Einnahme bemerkte der junge Mann eine Steigerung seiner geistigen Leistungsfähigkeit. In den weiteren vier Monaten der Prüfungsvorbereitung nahm er die Mineralstoffmischung regelmäßig ein. Einnahme und Prüfung waren gleichermaßen erfolgreich!

> **Fallbeispiel 6**

Fallbeschreibung:
Eine 36-jährige Frau litt sehr unter häufigen Schwindelanfällen. Von ihrem behandelnden Arzt war der Verdacht „vasomotorischer Schwindel" geäußert worden. Mittlerweile verließ sie aus Angst vor dem Schwindel das Haus nicht mehr.

Empfehlung:
Täglich 10 Tab. Nr. 3 Ferrum phosphoricum, 20–30 Tab. Nr. 5 Kalium phosphoricum, 12–20 Tab. Nr. 8 Natrium chloratum.

Ergebnis:
Der Schwindel besserte sich innerhalb von drei Wochen erheblich, trat nicht mehr täglich auf. Bemerkenswert war die Veränderung der Verfassung der Frau. Ihre Ängstlichkeit war wesentlich geringer, stattdessen organisierte sie Absicherungen für Notfälle und verließ das Haus wieder.

Nr. 6 Kalium sulfuricum – D 6

K_2SO_4 – Kaliumsulfat

Allgemeine Hinweise und Besonderheiten

Kalium sulfuricum ist nach den Erfahrungen und Kenntnissen der Biochemie nach Dr. Schüßler ein grundlegender Mineralstoff mit folgenden **Wirkungsbereichen und Funktionen** im menschlichen Körper:

› Kalium sulfuricum ist nach Dr. Schüßler der Mineralstoff, der den Übertritt von **Sauerstoff aus dem Blut in die Zelle** ermöglicht.
Nach Dr. Schüßler wird dadurch die Bildung neuer Epidermis- und Epithelzellen beschleunigt. Bei einem Defizit an diesem Mineralstoff kommt es zu **Abschuppungen** dieser Zellen oder zu **Katarrhen** mit gelb-schleimigem Sekret.
Ein Defizit an Kalium sulfuricum führt durch den damit verbundenen Sauerstoffmangel in der Zelle zu einem **Bedürfnis nach frischer Luft**. Auch Mattigkeit, Frostigkeit, Traurigkeit oder Ängstlichkeit sind nach Dr. Schüßler Symptome für ein Defizit an Kalium sulfuricum.
› Bei **Asthma** kann die Einnahme von Kalium sulfuricum aufgrund der verbesserten Sauerstoffversorgung der Zellen entlastend wirken.
› Kalium sulfuricum regt die Lebertätigkeit an und fördert dadurch **Ausscheidungs- und Entgiftungsprozesse**.
Es ist der Mineralstoff für das **dritte Stadium einer Erkrankung**, wenn sich eine Krankheit im Körper festgesetzt hat und damit wesentlich für alle **chronische Erkrankungen**.
Bei **Muskelkater** ist es das Hauptmittel und wird auch äußerlich eingesetzt.
› Kalium sulfuricum ist an der **Pigmentierung der Oberhaut** beteiligt und bildet zusammen mit Calcium fluoratum die oberste Hautschicht.
› Erfolgreiche Anwendungen in der jüngeren Zeit verweisen auf einen Bezug von Kalium sulfuricum zur **Bauchspeicheldrüse** (Feichtinger et al. 2006). Kalium sulfuricum kann damit bedeutsam sein für die Produktion des Pankreassekrets. Auch bei Diabetes kann Kalium sulfuricum daher unterstützend zur medikamentösen Therapie eingesetzt werden.

Die Einnahme von Kalium sulfuricum hat Dr. Schüßler in der sechsten Dezimalpotenz empfohlen.
Kalium sulfuricum ist ein sehr langsam wirkender Mineralstoff, der den Körper tief greifend umstimmt. Allerdings kann das Kalium sulfuricum bei akuten Beschwerden

wie dem Völlegefühl überraschend schnell wirken. Bei Hauterkrankungen empfiehlt sich die äußere Anwendung.
Durch die Einnahme von Kalium sulfuricum werden belastende Stoffe, Schadstoffe oder Stoffwechselabbauprodukte, die in der Zelle deponiert wurden, abtransportiert. Gelangen diese Stoffe in den Stoffwechsel, werden sie vom Körper in Lösung gehalten, sodass geschwollene Füße, Unterschenkel, Hände, Schwellungen oberhalb und/ oder unterhalb der Augen oder Kopfschmerzen auftreten können. Um diese gelösten Stoffe ausscheiden zu können, sollte daher **begleitend immer Nr. 10 Natrium sulfuricum dazu genommen werden.**
Ein starkes Bedürfnis nach frischer Luft, der sog. Lufthunger, Verschlechterung der Symptome durch Wärme und am späten Nachmittag, sind typische Zeichen für einen erhöhten Bedarf an Kalium sulfuricum.
Rauchen und starker Kaffeekonsum begünstigen die Entstehung eines Defizits an Kalium sulfuricum. Erfahrungsgemäß leiden auch viele Menschen, die Schilddrüsenhormone einnehmen müssen, häufig an einem Defizit an Kalium sulfuricum.

Speicher im Körper: Haut, Schleimhäute
Antlitzanalytische Kennzeichen (siehe Farbtafeln).

Wirkungsbereich und Funktion

Sauerstoff

Kalium sulfuricum ermöglicht nach Dr. Schüßler den Übertritt von Sauerstoff in das Innere der Zelle (Schüßler 1904). Bei Störungen im Körper, die aufgrund einer mangelnden Sauerstoffversorgung der Zelle entstehen, kann Kalium sulfuricum entlastend wirken.

Haut. Durch die Übertragung des Sauerstoffs in die Zelle wird nach Dr. Schüßler die Bildung neuer Epidermis- und Epithelzellen beschleunigt. Fehlt dem Körper Kalium sulfuricum, kann es zu Abschuppungen dieser Zellen kommen, so dass Hauterkrankungen mit gelblichen Krusten, **gelbliche Hautabschuppungen** oder Hautausschläge mit gelbem Sekret auftreten können. Nach den Erfahrungen in der Praxis hat sich gezeigt, dass die Einnahme von Kalium sulfuricum bei chronischen Hauterkrankungen, **Schuppenflechte** oder **Neurodermitis** hilfreich ist (siehe Fallbeispiel 1).

Schleimhaut. Katarrhe der verschiedenen Schleimhäute, die durch gelblich-schleimige Ausscheidungen gekennzeichnet sind, können durch Kalium sulfuricum gebessert werden.
Dazu gehören Katarrhe der Luftröhre, der Nasenschleimhaut, der Nasennebenhöhlen, Mittelohrkatarrh, Magenkatarrh oder Bindehautkatarrhe, wenn diese Katarrhe gelbes Sekret absondern.

> Schleimbildende Mineralstoffe: Nr. 4 Kalium chloratum, Nr. 6 Kalium sulfuricum, Nr. 8 Natrium chloratum, Nr. 10 Natrium sulfuricum Nr. 12 Calcium sulfuricum

Lufthunger. Steht dem Körper nicht ausreichend Kalium sulfuricum zur Verfügung, entsteht ein großes Verlangen nach frischer Luft. Menschen mit diesem Lufthunger halten sich gern im Freien auf und meiden häufig Situationen, in denen ihnen unter Umständen wenig Luft zur Verfügung steht. Der Aufenthalt in geschlossenen Räumen kann als unangenehm oder sogar beängstigend empfunden werden. Die körperliche Not dieser Menschen kann soweit gehen, dass sie Situationen in geschlossenen Räumen mit Ansammlung vieler Menschen möglichst meiden. Diesen Menschen kann durch Kalium sulfuricum auf körperlicher Ebene wertvoll geholfen werden, da dem Körper wieder mehr Sauerstoff zur Verfügung gestellt wird.
Je nach Größe des Defizits an Kalium sulfuricum können nach Dr. Schüßler ein Gefühl der Schwere und Mattigkeit, Schwindel, Frostigkeit, Herzklopfen, Ängstlichkeit oder Traurigkeit auftreten, die alle durch ein Defizit an Sauerstoff zustande kommen. Diese Beschwerden verschlimmern sich beim Aufenthalt in geschlossenen Räumen, in der Wärme und am Abend, und sie bessern sich in freier, kühler Luft.

Asthma. Bei asthmatischen Erkrankungen ist Kalium sulfuricum das Hauptmittel. Die verbesserte Sauerstoffversorgung durch Kalium sulfuricum führt zu einer Entlastung des Körpers. Außerdem wird bei der gesteigerten Schleimsekretion in den Bronchien, wenn es sich um gelbliches Sekret handelt, dieser Mineralstoff benötigt, um die Verschleimung zu verhindern (siehe Fallbeispiel 2).

Entgiftung und Ausscheidung

Kalium sulfuricum regt die Tätigkeit der Leber an und unterstützt diese bei der Entgiftung und Inaktivierung körpereigener und körperfremder Stoffe. Der Sulfatanteil dieses Mineralstoffs ist an diesem Entgiftungsprozess maßgeblich beteiligt.
Es hat sich in der Praxis gezeigt, dass durch die Einnahme von Kalium sulfuricum belastende Stoffe im Körper gelöst und abgebaut werden. Werden diese aber nicht weiter ausgeschieden, weil dem Körper wichtige Mineralstoffe zur Ausscheidung nicht zur Verfügung stehen, werden sie in Lösung gehalten. Geschwollene Füße, Beine, Hände, geschwollene Augenlider, die sog. Tränensäcke, aber auch Kopfschmerzen können die Folge sein. Begleitend zur Einnahme von Kalium sulfuricum sollte deshalb immer Nr. 10 Natrium sulfuricum eingenommen werden, damit diese Stoffe zur Ausscheidung kommen.

Drittes Stadium einer Erkrankung (Chronifizierung). Alle Erkrankungen, die bereits chronisch geworden sind oder bei denen die Gefahr der Chronifizierung besteht, benötigen Kalium sulfuricum.

Bei Entzündungen ist Kalium sulfuricum das Folgemittel nach Kalium chloratum, wenn der Körper es nicht geschafft hat, eine Entzündung abzuwehren oder zum Ausheilen zu bringen.
Im ersten Stadium einer Krankheit setzt sich der Organismus mit den Krankheitserregern auseinander (Ferrum phosphoricum). Im zweiten Stadium einer Krankheit fallen Stoffe an, die ausgeschieden werden müssen (Kalium chloratum). Im dritten Stadium einer Krankheit besteht die Gefahr, dass der Organismus die belastenden Stoffe nicht ausscheidet. In der Folge werden diese – in der Zelle – deponiert. Es besteht jetzt die Gefahr, dass sich die Krankheit im Körper manifestiert und damit chronisch wird.
Kalium sulfuricum unterstützt den notwendigen Ausscheidungsprozess und muss infolge eines solchen Prozesses über einen längeren Zeitraum genommen werden. In der Anwendungspraxis hat sich gezeigt, dass eine Dosierung mit 7–10 Tabletten am Tag hierfür ausreichend ist.
Die Ausscheidung verläuft nach der so genannten **Hering'schen Regel**: Von oben nach unten, von innen nach außen, die jüngste Schicht zuerst.

Muskelkater. Treten nach ungewohnter oder besonders starker muskulärer Anstrengung Schmerzen in den Muskeln auf, spricht man vom so genannten Muskelkater. Nach neueren Untersuchungen weiß man, dass feine Risse (Mikrorupturen) in den Muskelfasern Ursache für den Muskelkater sind. Durch die Risse kann Wasser eindringen und zum Anschwellen der Muskelfasern führen. Die bei den Mikrorissen entstandenen Abbauprodukte werden aus dem Muskel befördert und führen bei Kontakt mit den Nervenzellen zu Schmerzen.
Nach den Erfahrungen in der Praxis kann die Einnahme und äußere Anwendung von Kalium sulfuricum bei Muskelkater erfolgreich eingesetzt werden.

Pigmentierung der Haut

Für die Melaninbildung in den Melanozyten der Oberhaut und damit für die Pigmentierung der Haut ist Kalium sulfuricum ein wesentlicher Mineralstoff.
Fast jeder wünscht sich eine natürliche Bräunung der Haut mit gleichmäßiger Pigmentierung. Doch oft bilden sich im Gesicht, am Hals oder auf den Händen unregelmäßige Pigmentflecke, die als äußerst störend oder unästhetisch empfunden werden. Darüber hinaus gelten sie als unschöne Zeichen der Hautalterung. Sog. Altersflecken, Schwangerschaftsflecken oder Pigmentflecken, die beispielsweise nach der Einnahme von Hormonen, z. B. der Pille auftreten können, sind Ausdruck einer gestörten Melaninproduktion bzw. -verteilung.
Die Erfahrungen in der Praxis haben gezeigt, dass Kalium sulfuricum innerlich und äußerlich angewendet hierbei sehr hilfreich ist. In vielen Fällen verschwinden oder verblassen die Pigmentflecken, wenn dieser Mineralstoff über einen längeren Zeitraum angewandt wird und eine gleichmäßige Pigmentierung wird unterstützt.

Auch Menschen, die aufgrund eines großen Defizits an Kalium sulfuricum kaum braun werden, kann mit diesem Mineralstoff geholfen werden. Da die Tyrosinase, das Schlüsselenzym für die Bildung von Melanin, auf die Anwesenheit von Kupfer angewiesen ist, sollte bei Pigmentierungsstörungen der Haut immer Nr. 19 Cuprum arsenicosum unterstützend gegeben werden (siehe Fallbeispiel 3).

Bauchspeicheldrüse

Verdauungsstörungen. Kalium sulfuricum ist nach neueren Erfahrungen in der Biochemie ein wichtiger Mineralstoff für die Bauchspeicheldrüse. Völlegefühl nach dem Essen kann ein Zeichen für eine gestörte Bauchspeicheldrüse sein. Hier kann Kalium sulfuricum unterstützend eingesetzt werden(siehe Fallbeispiel 4).
Die Bauchspeicheldrüse bildet den Pankreassaft, der in den Dünndarm abgegeben wird. Das Pankreassekret enthält eine Reihe von Enzymen, die für die hydrolytische Spaltung von Eiweißen, Fetten und Kohlenhydraten erforderlich sind. Werden diese Enzyme nicht ausreichend produziert, kommt es zu Störungen im Verdauungstrakt. Außerdem enthält das Pankreassekret Elektrolyte, als wichtigste Kationen des Sekrets Kalium und Natrium, als wichtigste Anionen Hydrogencarbonat und Chlorid, die den pH-Wert des Darms beeinflussen und damit wiederum einen Einfluss auf die Verdauungsfunktionen ausüben.

Diabetes. Als Betriebsstoff der Bauchspeicheldrüse regt Kalium sulfuricum auch die Insulinproduktion in den Langerhansschen Inseln an und kann daher bei Typ-II-Diabetes eingesetzt werden. Insulin hat im Organismus die Aufgabe, den Zucker aus dem Blut in die Zelle zu transportieren.
Beim Typ-II-Diabetes liegt ein relativer Insulinmangel vor, d. h. die Insulinsekretion in den B-Zellen der Langerhansschen Inseln ist zu gering und es besteht oftmals, besonders bei übergewichtigen Menschen, ein Mangel an Insulinrezeptoren. Kalium sulfuricum kann erfahrungsgemäß bewirken, dass die Insulinsekretion angeregt wird und somit der Blutglucosespiegel sinkt. Darüber hinaus wird die Verwertung des zur Verfügung stehenden Insulins verbessert. Dies erklärt auch, warum beim Typ-I-Diabetes, bei dem ein absoluter Insulinmangel vorliegt, Kalium sulfuricum erfolgreich angewandt wird. Gerade Diabetiker, die immer wieder stark schwankende Blutglucosespiegel zeigen, können mit Hilfe dieses Mineralstoffs besser auf Insulin eingestellt werden und eine Stabilisierung ihrer Blutglucosewerte erfahren. Menschen mit Typ-I-Diabetes können durch Kalium sulfuricum allgemein eine konstitutionelle Stärkung erfahren und ihre Beschwerden damit bessern.

Kalium sulfuricum und seine Bezüge zu charakterlichen Strukturen

In der Beobachtung von Menschen mit einem starken Defizit an Kalium sulfuricum haben sich in der biochemischen Praxis folgende Themen im Bezug zum Charakter als wesentlich bestätigt:

› Ausdruck der eigenen Bedürfnisse
› Auseinandersetzung mit den Erwartungen der Anderen

Ausdruck der eigenen Bedürfnisse

Der Mensch möchte in seinem Wesen und seiner Individualität angenommen werden. Ein Mensch, der diese Erfahrung nicht für sich macht, wird sich bemühen, positive Zuwendung zu erreichen. Wenn ein Kind häufig erfahren hat, dass ihm Bedingungen für die Zuwendung gestellt werden, beispielsweise „Wenn du lieb bist, spiele ich mit dir", entwickelt sich eine Persönlichkeit, die bemüht sein wird, die Wünsche und Erwartungen der anderen zu erfüllen. Es bleibt kein Raum, den eigenen Wünschen und Bedürfnissen gerecht zu werden. Der Mensch erstickt geradezu an den Erwartungen der Anderen (Asthma!). Menschen, die immer sehr bemüht sind, die Wünsche der anderen zu erfüllen, zeigen einen hohen Bedarf an Kalium sulfuricum.
Wird dieser Zustand, nur für die Wünsche der anderen da zu sein, als bedrohlich empfunden, kommt es zu panikartigen Reaktionen. Es bedarf einer liebevollen, eventuell therapeutischen Unterstützung, um das Eigene erkennen und ausdrücken zu können. Dann bekommt der Mensch wieder Luft und kann seinem eigenen Atemrhythmus folgen!

Auseinandersetzung mit den Erwartungen der anderen

Das Gefühl, immer die Ansprüche anderer zu erfüllen, aber die eigenen nicht leben zu können, erzeugt im Inneren Ärger und Groll, auf der körperlichen Ebene Gift. Allerdings kann der Ärger den Menschen ein Signal geben, das eigene Leben und die eigenen Bedürfnisse wieder zu erkennen. Der zweite Schritt besteht dann darin, eine Auseinandersetzung mit den Erwartungen der anderen Menschen zu führen.
Menschen, die sich permanent darüber ärgern, dass ihre eigenen Bedürfnisse nicht gelebt werden, haben einen großen Bedarf an der Nr. 6 Kalium sulfuricum.

Bewährte Kombinationen

Asthma. Nr. 3 Ferrum phosphoricum, Nr. 4 Kalium chloratum, Nr. 5 Kalium phosphoricum, Nr. 6 Kalium sulfuricum, Nr. 7 Magnesium phosphoricum, Nr. 8 Natrium chloratum, Nr. 10 Natrium sulfuricum, Nr. 24 Arsenum jodatum

Diabetes. Nr. 4 Kalium chloratum, Nr. 6 Kalium sulfuricum, Nr. 10 Natrium sulfuricum, Nr. 17 Manganum sulfuricum, Nr. 21 Zincum chloratum, Nr. 27 Kalium bichromicum

Muskelkater. Nr. 6 Kalium sulfuricum, Nr. 7 Magnesium phosphoricum, Nr. 9 Natrium phosphoricum, Nr. 10 Natrium sulfuricum, Nr. 12 Calcium sulfuricum

Pigmentstörungen. Nr. 6 Kalium sulfuricum, Nr. 10 Natrium sulfuricum, Nr. 19 Cuprum arsenicosum

Vitiligo (Weißfleckenkrankheit). Nr. 4 Kalium chloratum, Nr. 6 Kalium sulfuricum, Nr. 10 Natrium sulfuricum, Nr. 12 Calcium sulfuricum, Nr. 19 Cuprum arsenicosum

Schuppenflechte. Nr. 6 Kalium sulfuricum, Nr. 7 Magnesium phosphoricum, Nr. 8 Natrium chloratum, Nr. 9 Natrium phosphoricum, Nr. 10 Natrium sulfuricum, Nr. 12 Calcium sulfuricum

Begleitende Therapiemöglichkeiten

Bewegung an der frischen Luft, Joggen, Walken, Fahrradfahren

Hilfreiche Fragen

?	Ermittlung des Bedarfs an Kalium sulfuricum

› Haben Sie Lufthunger? Haben Sie oft das Bedürfnis nach frischer Luft?
› Haben Sie häufig Muskelkater?
› Haben Sie viele Pigmentflecken?
› Rauchen Sie?

Fallbeispiele

▶ **Fallbeispiel 1**

Fallbeschreibung:
Ein 8-jähriges Mädchen litt seit ihrem ersten Lebensjahr unter Neurodermitis.
Empfehlung:
Täglich 7 Tab. Nr. 1 Calcium fluoratum, 7 Tab. Nr. 2 Calcium phosphoricum, 7 Tab. Nr. 3 Ferrum phosphoricum, 7 Tab. Nr. 4 Kalium chloratum, 12 Tab. Nr. 6 Kalium sulfuricum, 12 Tab. Nr. 7 Magnesium phosphoricum, 12 Tab. Nr. 8 Natrium chloratum, 12 Tab. Natrium phosphoricum, 20 Tab. Nr. 10 Natrium sulfuricum, 7 Tab. Nr. 12 Calcium sulfuricum, 7 Tab. Nr. 13 Kalium arsenicosum, zusätzlich äußere Anwendung der Mineralstoffe 1–12 als Mineralstoffbad und basische Bäder.
Reaktion:
Die Haut zeigte nach 10 Tagen der Anwendung zunächst eine starke Reaktion. Die Einnahme wurde für drei Tage auf die Mineralstoffe Nr. 2, 3, 4, 7, 8, 9, 10 reduziert, basische Bäder jeden Tag durchgeführt. Nach sichtbarer Entlastung der Haut wurde die ursprüngliche Mischung wieder genommen. Ein weiterer Schub zeigte sich nach 8 Wochen Anwendung. Die Mineralstoffe wurden wieder für mehrere Tage reduziert, dann wieder in der alten Mischung genommen.
Ergebnis:
Nach ca. einem Jahr war das Kind beschwerdefrei.

▶ **Fallbeispiel 2**

Fallbeschreibung:
Eine 43-jährige Frau hatte seit der Geburt ihres zweiten Kindes vor drei Jahren Heuschnupfen und asthmatische Beschwerden. Mit der Einnahme begann sie im November.
Empfehlung:
Täglich 12 Tab. Nr. 2 Calcium phosphoricum, 12 Tab. Nr. 4 Kalium chloratum, 12 Tab. Nr. 6 Kalium sulfuricum, 7 Tab. Nr. 7 Magnesium phosphoricum, 12 Tab. Nr. 8 Natrium chloratum, 12 Tab. Nr. 9 Natrium phosphoricum, 20 Tab. Nr. 10 Natrium sulfuricum, zusätzlich basische Bäder, eiweißreduzierte Kost.
Ergebnis:
Sie hatte schon im kommenden Januar/Februar keine Beschwerden mehr und konnte den ganzen Sommer verleben, ohne Medikamente nutzen zu müssen.

▶ Fallbeispiel 3

Fallbeschreibung:
Ein 11-jähriges Mädchen, das immer schön gebräunt war, bekam eine unregelmäßige Pigmentierung, teilweise weiße Stellen. Die Einnahme der Mineralstoffe begann im Juni.
Empfehlung:
Täglich 12 Tab. Nr. 4 Kalium chloratum, 12 Tab. Nr. 6 Kalium sulfuricum, 12 Tab. Nr. 10 Natrium sulfuricum, 12 Tab. Nr. 12 Calcium sulfuricum, 7 Tab. Nr. 19 Cuprum arsenicosum.
Ergebnis:
Noch im gleichen Sommer verschwanden die weißen Flecken. Die Einnahme wurde mit einer Unterbrechung von vier Wochen konsequent weitergeführt und im nächsten Sommer bräunte das Mädchen wieder gleichmäßig.

▶ Fallbeispiel 4

Fallbeschreibung:
Eine 82-jährige Frau klagte darüber, dass sie Nichts mehr essen könne, da sie sich immer „voll" und gesättigt fühlen würde.
Empfehlung:
Täglich 7 Tab. Nr. 4 Kalium chloratum, 7 Tab. Nr. 6 Kalium sulfuricum, 12 Tab. Nr. 10 Natrium sulfuricum.
Ergebnis:
Nach zwei Tagen stellte sich der Appetit wieder ein. Die Einnahme der Mineralstoffe erfolgt mit Unterbrechungen, wenn das Völlegefühl da ist, werden die Mineralstoffe genommen, wenn das Völlegefühl weg ist, ausgelassen.

Nr. 7 Magnesium phosphoricum – D 6

$MgHPO_4 \cdot 3\,H_2O$ – Magnesiumhydrogenphosphat-Trihydrat

Allgemeine Hinweise und Besonderheiten

Magnesium phosphoricum ist nach den Erfahrungen und Kenntnissen der Biochemie nach Dr. Schüßler ein grundlegender Mineralstoff mit folgenden **Wirkungsbereichen und Funktionen** im menschlichen Körper:

› Magnesium phosphoricum ist nach Dr. Schüßler der Mineralstoff, der *die selbsttätige Bewegung aller Zellen vermittelt* (Schüßler 1904). Magnesium phosphoricum nimmt wahrscheinlich **Einfluss auf die Energiegewinnung in der Zelle**, reguliert die Impulsübertragung und ist bedeutsam für den Schutz der Zelle.
› Magnesium phosphoricum hat einen großen Einfluss auf das **vegetative (unwillkürliche) Nervensystem**.
  – Magnesium phosphoricum ist in der Biochemie nach Dr. Schüßler ein großes **Nervenmittel**. Es löst unterschwellige Anspannung und ist ein hilfreiches Mittel in Stressphasen.
  – Magnesium phosphoricum gilt als das **biochemische Drüsenmittel** und kann bei Erkrankungen aller Drüsen Anwendung finden.
  – Magnesium phosphoricum reguliert die Funktion der unwillkürlichen Muskulatur und hat sich in der Anwendung bei **Krämpfen und Koliken** bewährt.
› Magnesium phosphoricum ist ein hilfreiches Mittel bei **Schmerzen**, die folgenden Charakter haben: krampfartig, blitzartig schießend, bohrend, stechend, lassen sich durch Druck und Wärme vermindern. Sie treten mit plötzlichen Pausen auf und wechseln die Stelle.
› Magnesium phosphoricum unterstützt die Leistungsfähigkeit der **willkürlichen Muskulatur** und findet Anwendung bei Muskelkrämpfen.
› Magnesium phosphoricum hat entscheidenden Einfluss auf die Fließfähigkeit der **Lymphe**.
› Magnesium phosphoricum ist **Bestandteil der festen Knochen- und Zahnhüllen**. Besonders Kinder im Wachstum benötigen diesen Mineralstoff für einen gesunden Knochen- und Zahnaufbau.

Die Einnahme von Magnesium phosphoricum hat Dr. Schüßler in der 6. Dezimalpotenz empfohlen. In akuten Situationen wird er vorzugsweise in abgekochtem heißem Wasser als so genannte *Heiße Sieben* genommen. Diese Einnahmeform hat sich insbesondere bei Schmerzen und Krämpfen bewährt.

Magnesium phosphoricum ist der einzige Mineralstoff, der in heißem Wasser aufgelöst eine besondere Funktion ausübt. In Verbindung mit 7 – 10 Tab. Magnesium phosphoricum in ca. 250 ml abgekochtem, heißem Wasser entsteht eine Lösung. Diese wird (wie Tee) heiß, schluckweise in den Mund genommen, einen Moment dort gehalten und dann geschluckt. Sie unterstützt den Körper, Fäulnisgase aus dem Darm auszutreiben. Gleichzeitig wird die Entkrampfung und Entspannung unterstützt. Aufgrund der schnell eintretenden wohltuenden Wirkung der „Heißen Sieben" eignet sich die Art der Einnahme in akuten Situationen. Nach Bedarf sollte der Vorgang in kurzen Abständen zwei- bis dreimal wiederholt werden.

Magnesium phosphoricum kann – insbesondere bei länger andauernder Einnahme – auch wie die anderen Mineralstoffe gelutscht oder in Wasser gelöst aufgenommen werden. Der Hunger auf Schokolade zeigt einen akuten Bedarf an Magnesium phosphoricum an.

Speicher im Körper: unwillkürliche Muskulatur, Knochen.
Antlitzanalytische Kennzeichen (siehe Farbtafeln).

Wirkungsbereich und Funktion

Zelle

Energiegewinnung. Magnesium phosphoricum ist nach Dr. Schüßler *dasjenige chemisch-physiologische Funktionsmittel, welches die selbstthätige Bewegung aller Zellen vermittelt* (Schüßler 1904). In unglaublicher Vorausschau hat Dr. Schüßler damit eine Aussage getroffen, die durch aktuellste Studien erst verständlich wird. Heute wissen wir, dass die energieliefernden ATP (Adenosintriphosphat)-Verbindungen als Magnesium-ATP vorliegen. Weitere Erkenntnisse aus der Zellforschung werden, möglicherweise in absehbarer Zukunft, die Aussage Dr. Schüßlers wissenschaftlich präzisieren. Erst in den letzten Jahren ist es Stefan Galler vom Fachbereich für Zellbiologie der Universität Salzburg gelungen, Funktionen des intrazellulären Magnesiums am Beispiel der Muskelzellen des Herzens und des Bewegungsapparates nachzuweisen. Muskeln sind Bündel von Muskelfasern, die aus Eiweißsträngen (Myofibrillen) zusammengesetzt sind. Diese bestehen aus dicken Myosin- und dünnen Aktin-Strängen. Umgeben sind die Myofibrillen von einem Netzwerk aus Säcken und Zisternen, die Calcium enthalten: dem Sarkoplasmatischen Retikulum.

Die Forschungsergebnisse der Zellbiologen deuten daraufhin, dass Myosin, der molekulare Motor selbst, auf Magnesium reagiert.

Impulsübertragung. Magnesium phosphoricum wirkt wahrscheinlich regulierend auf die Impulsübertragung am synaptischen Spalt. Wird beispielsweise eine Muskelzelle erregt, schießt Calcium aus dem sarkoplasmatischen Retikulum in die Eiweiß-

stränge, besetzt dort die an Aktin-Strängen sitzenden Schaltstellen und bewirkt somit die Kontraktion der Myofibrillen. Magnesium fördert an der Synapse die Cholinesterase. Cholinesterase baut die motorische Transmittersubstanz Acetylcholin ab und verhindert damit überschießende Muskelkontraktionen.
Eine normale Magnesium-Konzentration sorgt dafür, dass die ausgelöste Erregung einerseits nicht ausbleibt, andererseits aber auch nicht ausufert. Dies könnte eine Erklärung für die erfolgreiche Anwendung von Magnesium phosphoricum in den im Folgenden beschriebenen Anwendungsbereichen sein.

Zellschutz. Schüßler hat in dem Magnesium phosphoricum einen bedeutenden Mineralstoff zum Schutz der Zelle gesehen, sogar ein mögliches Heilmittel des Krebses (Schüßler 1904). Ein Beleg oder möglicher Nachweis für die Annahme existiert bislang nicht. Allerdings könnte das Magnesium phosphoricum eine wesentliche Zellschutzfunktion ausüben. Ein möglicher Erklärungszusammenhang kann über die Funktion des Magnesiums am synaptischen Spalt hergestellt werden: Das Magnesium schützt quasi als „Wächter" die Zelle, da es sich wie ein Block vor den synaptischen Spalt schiebt. Bei synaptischer Aktivität (beispielsweise ausgelöst durch Lernvorgänge, aber auch Stress) kommt es zu einer Depolarisation der Zellmembran. Magnesium verlässt aufgrund seiner Bindungseigenschaften und Spannungsabhängigkeit den NMDA-Rezeptor (NMDA = N-Methyl-D-Asparatat). Calcium strömt in die Zelle. Sobald die Bedingungen des Ruhemembranpotentials wiederhergestellt sind, schiebt sich das Magnesium wieder wie ein Block vor den Ionenkanal und verhindert einen weiteren Calcium-Einstrom. Ungehinderter Calcium-Einstrom wirkt nachweislich auf neuronaler Ebene zellzerstörend.
Die beschriebenen Vorgänge geben auch Anhaltspunkt für die häufig kombinierte Anwendung von Magnesium phosphoricum mit dem Mineralstoff Nr. 2 Calcium phosphoricum. Im Unterschied zu der Einnahmeempfehlung bei orthomolekularen Produkten, die bislang eine zeitgleiche Einnahme von Calcium- und Magnesiumpräparaten ausschließen, ist aufgrund der Verdünnung eine gleichzeitige Gabe der Mineralstoffe nach Dr. Schüßler bei vielen Störungen angezeigt.

Vegetatives Nervensystem

Dr. Schüßler hat von allen möglichen Magnesiumverbindungen das Magnesium phosphoricum gewählt, weil er es in seinen Untersuchungen als physiologisches Funktionsmittel des Nervengewebes nachweisen konnte (Schüßler 1874). Ein Defizit führt allgemein zu Störungen in den Nerven.

> In der Anwendungspraxis hat sich folgende Differenzierung der Mineralstoffe nach Dr. Schüßler in Bezug auf nervliche Störungen allgemein herausgestellt:
> Aufbau und Regeneration; Nervenschmerzen insbesondere älterer Menschen: Nr. 2 Calcium phosphoricum
> Schädigung, starke Schmerzen, insbesondere konstitutionell stark geschwächter Menschen: Nr. 5 Kalium phosphoricum
> Innere Unruhe, Schmerzen blitzartig, insbesondere jüngerer Menschen: Nr. 7 Magnesium phosphoricum
> Neuralgien: Nr. 7 Magnesium phosphoricum und Nr. 9 Natrium phosphoricum
> Gereizte Nerven: Nr. 9 Natrium phosphoricum in Kombination mit Nr. 11 Silicea

Anspannung. Die elektrischen Spannungsveränderungen, die bei der Übermittlung von Erregungen an Nervenfasern entstehen, werden wahrscheinlich von Magnesium phosphoricum reguliert (Feichtinger et al. 2006). Der Volksmund kennt die Aussage „Jemand steht unter Strom" und drückt damit die große Anspannung aus, die bei einem Menschen mit einem großen Defizit an Magnesium phosphoricum wahrgenommen werden kann. Die erhöhte Anspannung kann zu vielfältigen Störungen führen. Magnesium phosphoricum wird erfolgreich bei Schlafstörungen angewandt, insgesamt zur Unterstützung der Entspannung bei innerer Unruhe (siehe Fallbeispiel 1). Bei Angst vor Prüfungen und Aufregung vor bevorstehenden Ereignissen kann das Magnesium phosphoricum zur Stabilisierung und Ausgeglichenheit beitragen. Zeichen einer hohen Anspannung können das rasche Erröten oder die aufsteigende Hitze sein. Magnesium phosphoricum findet auch erfolgreich Anwendung bei Nägelbeißen und nervösem Hautjucken.

Die permanente Anspannung belastet die Nerven und hat deutliche Anzeichen auf der Stimmungsebene des betroffenen Menschen. Schon früh wurde das Magnesium phosphoricum bei starken Stimmungsschwankungen, Verdrießlichkeit, Niedergeschlagenheit, aber auch Überschwänglichkeit angewandt (Feichtinger 1929, Unglehrt o.J.). Auch der sog. „Morgenmuffel" erfährt wertvolle Unterstützung mit Magnesium phosphoricum. Hier wird die regulative Wirkung des Mineralstoffs deutlich: abends genommen „löscht es das Licht aus", morgens genommen „zündet es das Licht an" (siehe Fallbeispiel 2).

Drüsen. Die hohe Anspannung überträgt sich auf die Drüsen und damit auf deren Funktion. Magnesium phosphoricum kommt bei allen Drüsenerkrankungen zum Einsatz (Hickethier 2001). Einen besonderen Bezug gibt es zur Schilddrüse. Insbesondere von Menschen mit einem Globusgefühl im Hals wird dieser Mineralstoff erfolgreich angewandt (siehe Fallbeispiel 3).

Glatte Muskulatur. Magnesium phosphoricum gilt als Betriebsstoff der glatten Muskulatur. Das glatte Muskelgewebe arbeitet unwillkürlich, das heißt, es ist nicht durch den bewussten Willen steuerbar. Man findet es in den meisten Wänden von Hohlorganen. Das Magnesium phosphoricum wird erfolgreich bei Krämpfen und Koliken, die diese Organe betreffen, angewandt.

Krämpfe und Koliken. Magnesium phosphoricum findet erfolgreich Anwendung bei: Magenkrämpfen, bei Beschwerden des Darmes, Koliken, Krämpfen der Gallenblase, Steinkoliken, Schmerzen und Krämpfen des harnableitenden Apparates (siehe Fallbeispiel 5). Es unterstützt die Darmperistaltik und wird daher erfolgreich bei Obstipation (Verstopfung) angewandt.
Auch als Erste Hilfe bis die medizinische Versorgung eintrifft und zur unterstützenden Nachsorge bei krampfhaft verengten Blutgefäßen hat es sich bewährt.
Frauen mit Menstruationsbeschwerden können Beschwerdefreiheit mit diesem Mineralstoff erreichen. Die Unterstützung der Gebärmutter als Hohlmuskel Magnesium phosphoricum kann die Geburtswehen kräftigen und Krampfwehen verhindern.
Bei andauerndem Schluckauf oder krampfhaftem Schluchzen (Zwerchfellkrampf) ist die Einnahme der „Heißen Sieben" zu empfehlen; ebenso bei Krämpfen beim Husten.

Herzmuskelgewebe. Die Herzmuskulatur wird durch das vegetative Nervensystem beeinflusst und nimmt eine Zwischenstellung zwischen der glatten und der quergestreiften Muskulatur ein. Bei Herz-Kreislauferkrankungen sollte Magnesium phosphoricum in Kombination mit Nr. 2 Calcium phosphoricum unterstützend gegeben werden.

Schmerzen

Magnesium phosphoricum trägt zur Verminderung der Schmerzempfindung bei. Die mit Magnesium phosphoricum zu lindernden Schmerzen haben folgenden Charakter: krampfartig, blitzartig schießend, bohrend, stechend, lassen sich durch Druck, Wärme, Zusammenkrümmen und heiße Getränke vermindern. Sie treten mit plötzlichen Pausen auf und wechseln die Stelle.
Dr. Paul Feichtinger beschreibt in seinem Handbuch wie bei Menschen mit neuralgischen Schmerzen, bei denen die Wirkung des Morphiums nicht eintrat, nach Gaben von Magnesium phosphoricum eine schmerzstillende Wirkung eintrat (Feichtinger 1929). Dieses Phänomen wurde auch in der jüngeren Zeit in der Anwendung bestätigt (siehe Fallbeispiel 4).
Die Erfahrungen des Dr. Feichtinger unterstützen allerdings auch den Hinweis, bei akuten Schmerzen das Magnesium phosphoricum aufgelöst als „Heiße Sieben" einzunehmen.

Lymphe

Magnesium phosphoricum unterstützt die Fließfähigkeit der Lymphe und kann als Betriebsstoff der Lymphe gesehen werden. Große Lymphgefäße bestehen wie die Blutgefäße auch aus Intima (Endothel), Adventitia (Bindegewebe) und Media (glatte Muskulatur).
Da das Lymphsystem keine eigene Pumpe besitzt, wie es das Herz für den Kreislauf ist, sind verschiedene Faktoren für die Fließfähigkeit der Lymphe entscheidend. Hierzu gehört die Fähigkeit der Lymphgefäße, sich zusammenzuziehen (Lymphangiomotorik). Dr. Schüßler heilte Skrofulose-Fälle mit Magnesium phosphoricum (Schüßler 1904). Skrofulose ist ein historischer Begriff, der zu Lebzeiten Dr. Schüßlers mit der Disposition zu Tuberkulose in Zusammenhang gebracht wurde. Nach heutiger Auffassung handelt es sich um eine sehr seltene Haut- und Lymphknotenerkrankung (Pschyrembel 2004).
Hinweis: Da die Lymphe reich an Fibrinogen ist, besteht bei Übersäuerung die Gefahr einer „Verkäsung", d. h. das Eiweiß gerinnt. Das Hauptmittel für die Regulierung der Säuren ist Nr. 9 Natrium phosphoricum. Es wurde von Schüßler angewandt, um die Lymphflüssigkeit im Säure-Basen-Geschehen zu stabilisieren und durch ein Ungleichgewicht entstehende Störungen, z. B. Schwellungen zu beseitigen. Daraus ist vielfach das Missverständnis entstanden, es handle sich bei dem Mineralstoff Nr. 9 Natrium phosphoricum um den Betriebsstoff der Lymphe.

Willkürliche Muskulatur

Magnesium phosphoricum unterstützt die Leistungsfähigkeit der quergestreiften (willkürlichen) Muskulatur (siehe o. Energiegewinnung).
Es wird entlastend angewandt bei Migräne, Wadenkrampf, Scheidenkrampf, Blasenkrampf, wobei der Hauptmineralstoff die Nr. 2 Calcium phosphoricum ist.
Insbesondere Sportler haben einen hohen Grundumsatz und extremen Bedarf an Mineralstoffen. Mit Magnesium phosphoricum (in Kombination mit weiteren kreislauf- und muskelstärkenden Mineralstoffen) kann negativen Folgen des an sich gesundheitsfördernden Sports vorgebeugt und bereits entstandene Störungen – soweit regenerierbar – überwunden werden (siehe Fallbeispiel 6).

Knochen und Zähne

Magnesium phosphoricum findet sich nach Schüßler in den Knochen- und Zahnhüllen. Es unterstützt die Spannung in Form und Festigkeit des Gewebes. Ein formschöner Aufbau des Skeletts wird mit Magnesium phosphoricum in Verbindung gebracht. Es wird nach Knochenbrüchen über längere Zeit gegeben. Schwangeren, Kindern und Jugendlichen sollte Magnesium phosphoricum mindestens in Form einer Kuranwendung gegeben werden, um eine gute Unterstützung im Knochen- und Zahnaufbau zu sichern und die Speicher zu schonen.

Magnesium phosphoricum und seine Bezüge zu charakterlichen Strukturen

In der Beobachtung von Menschen mit einem starken Defizit an Magnesium phosphoricum haben sich in der biochemischen Praxis folgende Themen im Bezug zum Charakter als wesentlich bestätigt:
› Anerkennung und Würde
› Geltung verschaffen

Anerkennung und Würde

Als Grundregel des Miteinanders sollte die Achtung vor dem Menschen gelebt werden. Ein hoher Anspruch, der im Alltag oft missachtet wird. Wenn Kinder bloßgestellt werden, ausgelacht werden, vorgeführt werden, dann bleibt in ihnen das Gefühl des „Versagens". Mit großer Spannung wird der nächsten Situation begegnet, in der ein neuerliches „Versagen" eintreten könnte. „Das weißt du nicht? Das kannst du nicht? Das hast du nicht?" sind Sätze, die sich tief in die Seele des betroffenen Menschen eingraben. Schon bei dem Gedanken, diese Situation wieder erleben zu müssen, werden viele Menschen rot. Menschen, die trotz guter Vorbereitung übermäßige Angst vor Prüfungen, vor öffentlichen Auftritten haben, zeigen einen hohen Bedarf an Magnesium phosphoricum.

Geltung verschaffen

Alles kommt nun darauf an, wie der Mensch den herausfordernden Situationen begegnet. In dem Wunsch, den anderen zu genügen und nur noch den Blick auf die anderen zu richten, liegt die Gefahr verborgen, sich selbst nicht mehr wahrzunehmen. Das kann dazu führen, dass ein Mensch sich fehleinschätzt, überschätzt. Ohne Vorbereitung in eine Prüfung zu gehen, birgt in sich das Risiko der Blamage. Eine gewisse Spannung, die die vorbereitende Arbeit intensiviert, ist ohne weiteres der Sache dienlich. Sich Geltung verschaffen bedeutet, auf die Stärken und Schwächen der eigenen Person zu schauen und realistische Ziele, Prüfungen oder sonstige Herausforderungen mit Tatkraft anzugehen. Menschen, die vor lauter Spannung nicht wahrnehmen können, ob sie einer Situation ausreichend gewachsen sind und sich in Situationen begeben, die sie hoffnungslos überfordern, zeigen einen hohen Bedarf an Magnesium phosphoricum.

Bewährte Kombinationen

Energiemischung bei Anspannung. Nr. 2 Calcium phosphoricum, Nr. 7 Magnesium phosphoricum, Nr. 9 Natrium phosphoricum, Nr. 17 Manganum sulfuricum

Nervenstärkung. Nr. 2 Calcium phosphoricum, Nr. 5 Kalium phosphoricum, Nr. 7 Magnesium phosphoricum, Nr. 9 Natrium phosphoricum, Nr. 11 Silicea

Schlafmischung. Nr. 2 Calcium phosphoricum, Nr. 7 Magnesium phosphoricum
Falls der gewünschte Erfolg nicht eintritt, sollte ergänzt werden: Nr. 14 Kalium bromatum, Nr. 15 Kalium jodatum

Drüsenstärkung. Nr. 4 Kalium chloratum, Nr. 7 Magnesium phosphoricum

Lymphe. Nr. 7 Magnesium phosphoricum, Nr. 9 Natrium phosphoricum

Krämpfe. Nr. 2 Calcium phosphoricum, Nr. 5 Kalium phosphoricum, Nr. 7 Magnesium phosphoricum

Sportlermischung. Nr. 2 Calcium phosphoricum, Nr. 3 Ferrum phosphoricum, Nr. 5 Kalium phosphoricum, Nr. 7 Magnesium phosphoricum, Nr. 8 Natrium chloratum, Nr. 9 Natrium phosphoricum, Nr. 10 Natrium sulfuricum

Begleitende Therapiemöglichkeiten

Qi Gong (Chinesische Heilgymnastik), progressive Muskelentspannung nach Jacobsen, Yoga, Osteopathie, Lymphdrainage

Hilfreiche Fragen

?	Ermittlung des Bedarfs an Magnesium phosphoricum
	› Haben Sie Schwierigkeiten beim Einschlafen? › Haben Sie oft Hunger auf Schokolade? › Leiden Sie unter Verstopfung? › Haben Sie Migräne? › Bekommen Sie leicht hektische Flecken? Oder fühlen Sie wie Ihnen die Schamesröte ins Gesicht steigt? › Haben Sie übermäßiges „Lampenfieber"? › Haben Sie Schmerzen vor oder während der Periode?

Fallbeispiele

▶ Fallbeispiel 1

Fallbeschreibung:
Eine 92-jährige Frau litt unter Einschlafstörungen. Sie ging regelmäßig um 22.00 Uhr ins Bett, schlief aber erst gegen 1.00 Uhr morgens ein.
Empfehlung:
Abends 10 Tab. Nr. 7 Magnesium phosphoricum als „Heiße Sieben".
Ergebnis:
Ab dem zweiten Tag der Anwendung verkürzte sich die Einschlafzeit um zwei Stunden. Nachdem die ältere Dame voller Begeisterung die Einnahme um 10 Tab. Nr. 7 Magnesium phosphoricum als „Heiße Sieben" morgens ergänzte, konnte sie ihren früher üblichen Mittagsschlaf auch wieder genießen. So zufrieden, behielt sie die Anwendung erfolgreich bei.

▶ Fallbeispiel 2

Fallbeschreibung:
Eine 36-jährige Frau wurde morgens erst nach mehreren Tassen Kaffee wach. Vom Aufstehen bis zu dem Zeitpunkt des Wach-Werdens war sie verdrießlich und nicht ansprechbar.
Empfehlung:
Morgens direkt nach dem Aufstehen 12 Tab. Nr. 7 Magnesium phosphoricum als „Heiße Sieben".
Ergebnis:
Ab dem ersten Tag der Anwendung deutliche Besserung der Beschwerde. Nach ca. 14 Tagen konnte sie zum ersten Mal seit Jahren sogar auf Kaffee vollständig verzichten, um wach zu werden.

▶ Fallbeispiel 3

Fallbeschreibung:
Eine 52-jährige Lehrerin verspürte jedes Mal, wenn sie vor die Klasse trat, ein Gefühl als hätte sie einen Ball im Hals (Globusgefühl). Die Schilddrüse und die Halswirbelsäule waren ohne Befund.
Empfehlung:
Täglich 20 Tab. Nr. 7 Magnesium phosphoricum über den Tag verteilt.
Ergebnis:
Ab dem ersten Tag der Anwendung verschwand das Globusgefühl.

Die Mineralstoffe

▶ Fallbeispiel 4

Fallbeschreibung:
Eine 38-jährige Frau litt unter unvermittelt auftretenden, krampfartigen Schmerzen. Eine umfangreiche Diagnostik hatte keinen Befund erbracht. Stärkste Schmerzmittel, auch Morphium und Opiate, brachten keine Erleichterung.
Sie nahm Nr. 7 Magnesium phosphoricum nach Bedarf bis zu 80 Tab. am Tag.
Ergebnis:
Ab dem ersten Tag der Einnahme trat in den folgenden sieben Jahren bis heute kein Krampf mehr auf. Nach zwei Jahren hoch dosierter Einnahme konnte die regelmäßige Anwendung auf 7–12 Tab. Nr. 7 Magnesium phosphoricum am Tag reduziert werden.

▶ Fallbeispiel 5

Fallbeschreibung:
Ein drei Wochen alter Säugling litt unter heftigen Blähungskoliken.
Empfehlung:
Täglich 5 Tab. Nr. 2 Calcium phosphoricum, 5 Tab. Nr. 7 Magnesium phosphoricum als Brei in kleinsten Mengen in den Mundwinkel einschmieren, bzw. auf der Brustwarze der stillenden Mutter auftragen, zusätzlich Mineralstoffe ins Bad eingeben: 10 Tab. Nr. 2 Calcium phosphoricum, Nr. 7 Magnesium phosphoricum.
Ergebnis:
Nach zwei Tagen Anwendung hatte der Säugling keine Krämpfe mehr.

▶ Fallbeispiel 6

Fallbeschreibung:
Ein 36-jähriger Mann, der sich regelmäßig an Marathonläufen beteiligte, litt unter Verkrampfungszuständen im Bauchraum. Die medizinische Untersuchung hatte keinen Befund ergeben. Die Krämpfe waren mittlerweile so einschränkend, dass er das Laufen zunächst eingestellt hatte.
Empfehlung:
Täglich 7 Tab. Nr. 2 Calcium phosphoricum, 7 Tab. Nr. 3 Ferrum phosphoricum, 7 Tab. Nr. 5 Kalium phosphoricum, 20 Tab. Nr. 7 Magnesium phosphoricum, 7 Tab. Nr. 8 Natrium chloratum, 7 Tab. Nr. 9 Natrium phosphoricum, 7 Tab. Nr. 10 Natrium sulfuricum.
Reaktion:
In den ersten zwei Wochen der Anwendung erhöhte sich die Stuhlfrequenz (kein Durchfall).
Ergebnis:
Nach vier Wochen Anwendung war der Mann beschwerdefrei.

Nr. 8 Natrium chloratum – D 6

NaCl – Natriumchlorid, Kochsalz

Allgemeine Hinweise und Besonderheiten

Natrium chloratum ist nach den Erfahrungen und Kenntnissen der Biochemie nach Dr. Schüßler eine grundlegende Mineralstoffverbindung mit folgenden **Wirkungsbereichen und Funktionen** im menschlichen Körper:

› Natrium chloratum ist voraussetzend für die **Zellteilung**. Natrium chloratum regelt den **osmotischen Druck** in der Zelle. Natrium chloratum nimmt Einfluss auf das **Aktionspotential** der Zellmembran.
› Natrium chloratum reguliert den **Wasserhaushalt** des Organismus.
› Natrium chloratum ist die ein wesentlicher Funktionsstoff zur Regulierung des **Säure-Basenhaushaltes**:
  – Natrium chloratum ermöglicht die Bildung des **Speichels**.
  – Natrium chloratum unterstützt die Leistungsfähigkeit der **Niere** und wird bei Ödemen und Gicht angewendet.
  – Natrium chloratum reguliert die Salzsäureproduktion im **Magen**. Sodbrennen ist das Zeichen eines Defizits an Natrium chloratum.
  – Natrium chloratum unterstützt den **Darm**. Wässriger Durchfall, aber auch Obstipation (Verstopfung) wegen nicht ausreichender Schleimabsonderung, sind bewährte Anwendungsbereiche.
  – Natrium chloratum ist bedeutsam für die **Schweißbildung** und hilft bei Menschen, die nicht mehr schwitzen können und bei Menschen, die ohne körperliche Anstrengung vermehrt schwitzen.
› Natrium chloratum nimmt Einfluss auf die Zusammensetzung des **Blutes**. Die Bildung der roten Blutkörperchen wird unterstützt. Natrium chloratum wird auch bei Bluthochdruck angewandt.
› Natrium chloratum ist ein bedeutender Funktionsstoff für **bradytrophe Gewebe, (nicht durchblutete Gewebe)**, die durch Diffusion genährt werden, wie Knorpel, Sehnen, Bänder, Bandscheiben, Augenlinse. Auch bei Schwellungen der Gelenke findet Natrium chloratum Anwendung.
› Natrium chloratum ist bedeutsam für die **Thermoregulation** und wird bei übermäßigem Schwitzen, frostigem Kältegefühl und Kälte der Extremitäten angewandt. Im Sommer entlasten Gaben von Natrium chloratum Beschwerden und Störungen, die durch die Hitzeeinwirkung bedingt sind. Im Winter werden tropfende Nasen und Verkühlungen durch rechtzeitige Anwendung von Natrium chloratum vermieden.

› Natrium chloratum steht in enger Beziehung zur **Haut**. Verschiedene Haut- und Haarerkrankungen können mit dem Natrium chloratum in der Heilung positiv beeinflusst werden. Charakteristisch sind wässrige, eventuell wundmachende Absonderungen oder aber auch eine feuchtigkeitsarme, trockene Haut. Besonders bewährt hat sich die äußere Anwendung bei Verbrennungen.
› Natrium chloratum sichert Nahrung und Aufbau der **Schleimhäute** und ist das biochemische Hauptmittel bei Heuschnupfen.
› Natrium chloratum stärkt den **Geruchs- und Geschmackssinn**.
› Natrium chloratum ist ein bedeutsamer Mineralstoff in der **Schwangerschaft**. Die Anwendung empfiehlt sich zur Unterstützung der Gewebebildung und zur konstitutionellen Stärkung der werdenden Mutter.
› Natrium chloratum ist ein hilfreiches Mittel zur Unterstützung der **Entgiftung** insbesondere von Metallen (Amalgamausleitung), Chemotherapien und biologischen Giften. Bei Insektenstichen hat sich die äußere Anwendung bewährt.

Natrium chloratum wird nach Dr. Schüßler in der sechsten Dezimalpotenz angewendet. Es kann bei akuten Störungen, hier ist an erster Stelle der (Heu-) Schnupfen zu nennen, außerordentlich rasch wirken. Bei Problemen, die mit mangelnder Versorgung oder sogar Degeneration der Gewebe (z. B. Knorpel) einhergehen, muss dieser Mineralstoff über einen längeren Zeitraum genommen werden.

Deutliches Zeichen eines Bedarfs an Natrium chloratum ist ein großes Verlangen nach Salz. Ein Defizit zeigt sich an kleinblasigem zähen Schleim, insbesondere an den Zungenrändern. Beschwerden, die mit einem Defizit an Natrium chloratum einhergehen, verschlimmern sich durch Nässe. Bei einem chronischen Defizit an Natrium chloratum knacken die Gelenke. Ein gedunsenes (schwammiges) Gesicht ist ebenso deutliches Zeichen eines chronischen Defizits an Natrium chloratum.

Speicher im Körper: Schleimhäute, Knorpel, Niere, Blut.
Antlitzanalytische Kennzeichen (siehe Farbtafeln).

Wirkungsbereich und Funktion

Zufuhr über Kochsalz in der Nahrung

Am Beispiel von Natrium chloratum zeigt sich die Besonderheit der Mineralstoffe nach Dr. Schüßler in ihrer Funktion als Funktionsstoffe. Wie kann es sein, dass ein Mensch ein Defizit an Kochsalz aufweist, angesichts der Tatsache, dass der Durchschnittsbürger die maximal empfohlene Menge in Höhe von fünf Gramm Kochsalz am Tag im Durchschnitt um 100 Prozent überschreitet?

Die biochemische Literatur hat diesen scheinbaren Widerspruch immer wieder aufgegriffen (Feichtinger et al. 2006) und zu erklären versucht. Aufgrund der Bedeutsamkeit von Natrium chloratum in der biochemischen Heilweise soll auch an dieser Stelle dem Erklärungsbedarf Rechnung getragen werden, zumal über diese Auseinandersetzung ein tieferes Verständnis für die Wirkungsweise der Mineralstoffe nach Dr. Schüßler und damit für deren Anwendung erreicht werden kann.

Vorab erscheint daher wesentlich, darauf zu verweisen, dass es sich bei der Biochemie nach Dr. Schüßler um eine Erfahrungsheilweise handelt, die, wenngleich in der Dialektik von Forschung und Praxis ursprünglich entwickelt, heute vielfach vor dem Hintergrund einer erfolgreichen Anwendung nach Erklärungen sucht.

Nach Dr. Schüßler ist der scheinbare Widerspruch zwischen übermäßiger Kochsalzaufnahme über die Nahrung und gleichzeitiger Verarmung der Zellen an Kochsalz physiologisch begründet (Schüßler 1904). Eine hervorragende Erklärung findet sich in den wissenschaftlichen Auseinandersetzungen über die Biochemie nach Dr. Schüßler Anfang des 20. Jahrhunderts:

Die Zelle besitzt die Eigenschaft *nur für Salzlösungen von einer gewissen Konzentration durchlässig zu sein. Das ist sehr weise eingerichtet, denn sonst würde für uns z. B. der Genuß eines einzigen nicht ausgelaugten Salzherings tödliche Blutvergiftung im Gefolge haben, da unser Blut solchen Schwankungen in seiner Zusammensetzung nicht gewachsen ist, abgesehen von andern pathogenen Effekten, die ein solcher Kochsalzgenuß auf die Nerven usw. ausübt. So aber bietet die Zellmembrane energischen Widerstand gegen Aufnahme solch konzentrierter Salzlösung. Die Zelle vermag aber auf diese Weise nicht ihren Verlust an Kochsalz zu decken, welcher ihr durch das nicht rastende Leben und der ihr zugewiesenen Arbeit hierin wird. Dauert nun der Zustand einer solchen konzentrierten Salzlösung fort, so wird es jedem Denkfähigen begreiflich erscheinen, dass auf diese Weise ein Defizit an Kochsalz im Organismus eintreten muß. Dieser Salzmangel äußert sich schließlich durch eine reine Salzgier, und je mehr dieser nachgegeben wird, desto größer werden im Körper das Manko an Kochsalz und dessen diesbezügliche Krankheitserscheinungen. Verabreicht man hingegen solchem Organismus Kochsalz in Molekularform, so kommt Heilung zustande. Die Zellen gelangen auf diese Weise in die Lage, ihr Defizit an Kochsalz decken zu können, indem ihre Membrane der Aufnahme solch dilutierter Salzlösungen kein Hindernis entgegensetzt. – Im Zustande der Gesundheit deckt die Zelle ihren Bedarf an unorganischen Salzen aus den Verdauungssäften, im kranken Zustand kann hierfür Unfähigkeit eintreten (…); die molekulare Verteilung der mineralischen Gewebesalze zu Heilzwecken ist somit eine Notwendigkeit* (Dr. med. Albert Reiff 1904 zitiert nach Biochemischer Verein Oldenburg 1913).

Auch Prof. Schulz beschäftigt sich in seinen Vorlesungen 1903 bereits ausführlich mit der Wirkung des Kochsalzes im Körper und beschreibt die *Reizstarre*, die bei einem Zuviel an Kochsalz im menschlichen Organismus eintritt. Als Beispiel wird auch ein Mädchen beschrieben, *das seit seinem sechsten Lebensjahr Kochsalz wie Zucker bei jeder Gelegenheit zu verspeisen pflegte. An den Gelenken bildeten sich bei ihm hochgradige Kontrakturen aus, dass es völlig bewegungslos wurde. Unter zunehmender allgemeiner Schwäche starb es im zwölften Lebensjahr* (Schulz 1903).

In seinen umfangreichen Studien hat Prof. Schulz auch beschrieben, welche Störungen Menschen, die experimentell einen Kochsalzentzug unternahmen, aufwiesen. Er belegte, dass eine notwendige Menge an Kochsalz für die Lebensfähigkeit voraussetzend ist:

Es ist eine unumstößliche Tatsache, dass wir ohne eine bestimmte Menge von Kochsalz in unseren Geweben nicht leben können. Mangel daran führt zu krankhaften Erscheinungen auf verschiedenen Ebenen. Es ist sicherlich von größtem Interesse, daß bei Kochsalzentziehung wie Versuche ergeben haben, der Körper den letzten Rest an Chloriden mit eiserner Energie festhält. Der Harn kann dann schon gar keine Reaktion auf Chlor mehr liefern, gleichwohl finden wir es noch bei der Analyse der Gewebe. (...) Der Harn büßt zunehmend mehr seine bisher saure Reaktion ein, kann sogar schwach alkalisch werden und, wie das auch beobachtet wurde, einen Gehalt an Eiweiß ergeben (Schulz 1903).

Auch Prof. Schulz wandte das Kochsalz in verdünnter Form an, indem er einige Krümel aufgelöst in Wasser, bzw. für den Säugling in der Flasche, zur Einnahme empfahl (Schulz 1903).

> Zusammenfassend ergeben sich zwei Begründungen für die erfolgreiche Anwendung von Natrium chloratum nach Dr. Schüßler, gerade auch bei Menschen mit überhöhter Kochsalzzufuhr:
>
> 1. Die Mineralstoffe nach Dr. Schüßler sind durch die Potenzierungsvorgänge vereinzelt und daher im Unterschied zu hohen Konzentrationen, vor denen sich die Zelle verschließt, grundsätzlich aufnehmbar.
> 2. Die Aufnahme der Mineralstoffe nach Dr. Schüßler erfolgt über die Mundschleimhaut, Rachen und Schlund und wird nicht durch Verwertungsbedingungen im Magen-Darm-Trakt beeinflusst.

Für einen dauerhaften Erfolg der Anwendung von Natrium chloratum ist die Einschränkung der Zufuhr von Kochsalz bedeutsam, da das intrazelluläre Defizit durch eine überhöhte Zufuhr von extrazellulärem Kochsalz weiter verstärkt wird.

Zelle

Zellteilung. Nach Dr. Schüßler zieht Natrium chloratum Wasser an. *Demzufolge vergrößert sich die Zelle und teilt sich* (Schüßler 1904). Unter dem Einfluss von Natrium chloratum in Verbindung mit Calcium phosphoricum findet Teilung und Vermehrung der Zellen statt (Feichtinger 1929). Natrium chloratum ist eine grundlegende Mineralstoffverbindung für die Bildung der Gewebe und die permanente Regeneration des Körpers.

Osmose. Natrium chloratum nimmt Einfluss auf die durch Osmose regulierten Vorgänge der Zelle. Unter Osmose versteht man die Diffusion von Wasser durch eine semipermeable Membran.

Wenn ein Stoff die Membran nicht passieren kann, wird der Konzentrationsausgleich durch entsprechende Verteilung des Lösungsmittels erreicht. Wasser wandert so lange aus einer hypotonischen Lösung (die Konzentration z. B. in der Zelle ist niedriger als extrazellulär) in eine hypertonische Lösung, bis beide isotonisch sind (der osmotische Druck ist auf beiden Seiten der Membran gleich). Dieser Prozess ist nicht auf eine Energiezufuhr angewiesen (exergonisch). Nur unter Energieaufwand kann Wasser auch in umgekehrter Richtung transportiert werden (endergonisch). Durch Zufuhr von Kochsalz steigt der osmotische Druck. Der Organismus entzieht den Zellen Wasser, um die notwendigen physiologischen Verhältnisse wieder herzustellen. Hierzu dient auch die Ausscheidung von Natrium chloratum aus dem extrazellulären Raum.

In der Folge kommt es zum so genannten Salzfluss: salzige Tränenflüssigkeit, salziger Schweiß (siehe Fallbeispiel 1).

Aktionspotential. Natrium chloratum nimmt Einfluss auf das Aktionspotential der Zellmembran und wird bei Trigeminusneuralgien angewandt.

Eine mögliche Erklärung kann in dem Einfluss auf die Na^+/K^+-Pumpe begründet sein. Die Na^+/K^+-Pumpe bewirkt, dass intrazellulär eine niedrige Na^+- und eine hohe K^+-Konzentration aufrechterhalten werden und damit eine wichtige Voraussetzung für die Erregungsprozesse geschaffen wird (Thews et al. 1999).

Wasserhaushalt

Natrium chloratum reguliert die Wasseraufnahme der Zelle und nimmt entscheidenden Einfluss auf den Wasserhaushalt des Organismus. Der Bedarf an Natrium chloratum ist daher in Phasen der Regeneration des Organismus erhöht.

In fast allen Zellmembranen finden sich Wasserkanäle, die permanent geöffnet sind. Diese Membranproteine tragen die Bezeichnung *Aquaporin-1*. Daneben gibt es in den Sammelrohren der Niere eine zweite Art von Wasserkanälen mit der Bezeichnung *Aquaporin-2*, die erst unter Einwirkung des Hormons Adiuretin (ADH) aktiviert werden (Thews et al. 1999) Kommt es im Körper zum Wasserverlust, beispielsweise durch starkes Schwitzen oder wässrigem Durchfall, wird die Niere über die Ausschüttung des ADH (antidiuretisches Hormon) zu verminderter Wasserausscheidung angeregt. Für den störungsfreien Ablauf dieser Vorgänge ist das Natrium chloratum voraussetzend. Wasser hat von allen Bestandteilen des Körpers den größten Anteil. Beim Erwachsenen durchschnittlich 73 %, bezogen auf die fettfreie Körpermasse, beim Säugling etwa 75 %.

Eine ausgeglichene Bilanz zwischen Wasseraufnahme und Wasserverlusten ist für unseren Organismus lebensentscheidend. Für den Erwachsenen beträgt der durchschnittliche Wasserbedarf 1,5 l/Tag, für den Säugling 0,3 l/Tag.

Menschen ohne Durstgefühl oder Menschen, mit extremem Durstgefühl zeigen ein starkes Defizit an Natrium chloratum. Die notwendige Zufuhr von reinem Wasser unterstützt die erfolgreiche Anwendung von Natrium chloratum.

Natrium chloratum wird bei Problemen, die mit der Steuerung des Wasserhaushaltes des Organismus zusammenhängen, erfolgreich angewandt. Hierzu gehören auch Wassereinlagerungen im Gewebe wie Ödeme und der sog. „Wasserbauch" ebenso wie wässrige Ergüsse des Brustfells etc. (Feichtinger 1929). Auch das Gegenteil kann der Fall sein, wenn z. B. das Wasser, das getrunken wird, direkt wieder ausgeschieden wird (siehe Fallbeispiel 2).

Säure-Basen-Haushalt

Natrium chloratum ist der Funktionsstoff für wesentliche Voraussetzungen, die das Gleichgewicht des Säure-Basen-Haushaltes im Körper bestimmen und kann daher als Regulationsstoff des Säure-Basen-Haushaltes gelten (siehe Der Säure-Basen-Haushalt). In Fällen der Überladung mit Säuren ist Nr. 9 Natrium phosphoricum, in chronifizierten Fällen wie Rheuma und Gicht sind auch die Mineralstoffe Nr. 10 Natrium sulfuricum, Nr. 11 Silicea und Nr. 12 Calcium sulfuricum hinzuzufügen.

Speichelbildung. Natrium chloratum ist voraussetzend für die erste Phase der Speichelbildung, die primäre Sekretion in den Acini der Drüsen. Natrium- und Chloridionen treten in das Lumen der Acini und schaffen dadurch einen osmotischen Gradienten, der zur passiven Bewegung von Wasser führt. In der zweiten Phase wird die ursprünglich produzierte Flüssigkeit in den Speicheldrüsengängen verändert, und es erfolgt die Resorption und Sekretion unterschiedlicher chemischer Komponenten. Natrium- und Chloridionen werden teilweise reabsorbiert, Bikarbonat- und Kaliumionen in die Flüssigkeit sezerniert (Hülsmann 1992). Da Natrium chloratum eine regulierende Funktion ausübt, kann es sowohl bei reduzierter als auch bei vermehrter Speichelbildung angewandt werden.

Im Zusammenhang mit dem Säure-Basen-Haushalt ist die Speichelbildung voraussetzend für die Pufferung von Säuren, da mit der Speichelstimulation der Bicarbonatgehalt steigt. Wesentlich ist auch die Andauung von Nahrung, da Belastungen des Magens und die Bildung von Gärungssäuren verhindert werden. Darüber hinaus spült der Speichel den Mundraum, entfaltet antibakterielle Aktivität und (re-)mineralisiert den Zahnschmelz. Die Remineralisation von säurebedingten Entkalkungen der Zahnhartsubstanz gehört zu den wichtigsten Aufgaben des Speichels, sodass Natrium chloratum auch bei Karies angewandt werden sollte. Natrium chloratum wird nach Schüßler auch bei Zahnschmerz mit Speichelfluss gegeben.

Niere. Natrium chloratum hat sich in der Anwendungspraxis zur Unterstützung der Leistungsfähigkeit der Nieren bewährt (Unglehrt o.J.).

Für die Wasserausscheidung ist Natrium chloratum – unter Berücksichtigung von Nr. 10 Natrium sulfuricum – von immenser Bedeutung, da an jedes Natrium chloratum Molekül ein Wassermolekül gebunden wird (Feichtinger et al. 2006).
Kommt es im Körper zum erhöhten Wasserverlust, beispielsweise durch starkes Schwitzen oder wässrigem Durchfall, wird die Niere über die Ausschüttung des ADH (antidiuretisches Hormon) zu verminderter Wasserausscheidung angeregt. Auch dieser Prozess wird mit Natrium chloratum unterstützt.
Bedeutsam ist die Unterstützung der Kontrolle des Wasser- und Elektrolythaushaltes (Konstanthaltung des extrazellulären Flüssigkeitsvolumens (Isovolämie), der osmotischen Konzentration (Isotonie) und des Ionengleichgewichts (Isoionie) und die Kontrolle des Säure-Basen-Haushaltes (geregelte Ausscheidung von Protonen und Bikarbonat zur Aufrechterhaltung der pH-Homöostase (Isohydrie).
Ein deutliches Zeichen eines Defizits an Natrium chloratum sind dumpfe Kopfschmerzen, die auch mit Störungen der Nieren in Verbindung gebracht werden.

Magen. Natrium chloratum reguliert die Salzsäureproduktion im Magen und wird bei Beschwerden wie einem brennenden Gefühl in der Speiseröhre, dem Sodbrennen angewandt (siehe Fallbeispiel 3). Die Salzsäure ist mit einem pH-Wert von 1 die stärkste Säure im Körper. Sie wird von den Belegzellen des Magens produziert. Hierfür ist das Natrium chloratum voraussetzend. Das menschliche Blut enthält 35 Gramm Kochsalz (bei 6 l Blut). Die gesamte Kochsalzmenge im Blut wird während 24 Stunden periodisch durch die Belegzellen des Magens in ihre Komponenten aufgespalten und im Zwölffingerdarm resynthetisiert (Bachmann 2006). Durch die in diesem Prozess entstandene Menge an Natriumbicarbonat werden das Blut und Bauchspeicheldrüse, Darm und Leber mit der notwendigen basischen Zufuhr versorgt. Die bei einer größeren Mahlzeit gebildete Menge an Natriumbicarbonat (als basische Komponente des Kochsalzes) ist nach Schätzungen mindestens so groß wie die gesamten Basenreserven des Blutes (Bachmann 2006).
Natrium chloratum wird auch beim säurearmen Magen angewandt. Nach Dr. Schüßler entsteht in der Folge einer unzureichenden Absonderung von Salzsäure ein Magenkatarrh, eventuell mit Schleimerbrechen.

Darm. Natrium chloratum hat einen außerordentlichen Einfluss auf die Verdauung und damit auf die Verwertung der zugeführten Nahrung. Bei einem Defizit an Natrium chloratum entsteht nach Schüßler eine Überladung des Darmes mit Wasser, in der Konsequenz wässriger Durchfall. Wenn auch die Schleimhaut des Darmes nicht mehr ausreichend versorgt wird, kommt es zu wässrig-schleimigen Durchfällen oder im Gegenteil zur Obstipation (Verstopfung).
Ist das Säure-Basen-Gleichgewicht zwischen den einzelnen Verdauungsabschnitten gestört, wird der Darm belastet, eventuell krank (siehe Der Säure-Basen-Haushalt). Die unzureichende Arbeit des Darmes fördert die Bildung von Gärungssäuren und Fäulnisbildung im Darm (siehe Nr. 10 Natrium sulfuricum).

Schweißbildung. Viele Menschen berichten, dass sie nach der Einnahme von Natrium chloratum wieder schwitzen können (siehe Fallbeispiel 4). Dies ist sehr bedeutsam für die Entgiftung insgesamt, vor allem für die Ausscheidung von Kohlensäure, flüchtigen Fettsäuren, Harnstoff und Ameisen-, Essig- und Milchsäure und nimmt damit maßgeblich Einfluss auf den Säure-Basen-Haushalt.

Da Natrium chloratum eine regulierende Funktion hat, ist dieser Mineralstoff auch sehr hilfreich bei übermäßiger Schweißbildung ohne körperliche Anstrengung. Dieser Schweiß stinkt nicht.

Blut

Blutmenge. Dr. Schüßler hat Natrium chloratum erfolgreich bei Hydrämie (erhöhter Wassergehalt des Blutes u. dadurch bedingte Zunahme des Blutvolumens) angewandt. Die damaligen Annahmen gelten heute in der Wissenschaft als überholt. Dennoch kann die stärkende Funktion von Natrium chloratum auch auf die Menge des Blutes beobachtet werden. Die Gesamtblutmenge des Menschen beträgt etwa 7–8 % seines Körpergewichts. Für den Erwachsenen entspricht das einem Blutvolumen von 4–6 l (Normovolämie).

Insbesondere Säuglinge, Schwangere, Hochleistungssportler und Menschen, die im Hochgebirge leben, weisen notwendigerweise eine Zunahme des Blutvolumens (Hypervolämie) auf und können mit dem Natrium chloratum wertvolle Unterstützung erfahren.

Das Blutvolumen kann andererseits nach länger dauerndem, starken Schwitzen durch Wasserverlust oder Wasserentzug erniedrigt sein (Hypovolämie). Auch dieser Zustand kann durch die Einnahme von Natrium chloratum günstig beeinflusst werden.

Blutbildung. Natrium chloratum unterstützt Bildung und Erhaltung der roten Blutkörperchen (Erythrozyten). Ein starkes Defizit an Natrium chloratum zeigt sich nach Dr. Schüßler daran, dass das Blut hellrot oder schwärzlich-rot erscheint, dabei dünn und wässrig ist und nicht gerinnt.

Hoher Blutdruck. Bei hohem Blutdruck, der durch die Zunahme des Blutvolumens bedingt ist, hat sich die Einnahme von Natrium chloratum als regulierend erwiesen.

Bradytrophe Gewebe (kapillarfreie Gewebe)

Augen. Natrium chloratum wird sowohl bei vermehrter Tränenflüssigkeit als auch bei verminderter Tränenflüssigkeit angewandt (siehe Fallbeispiel 1). Natrium chloratum unterstützt den Stoffwechsel und die Versorgung der Cornea (Hornhaut), der Linse, der Netzhaut und des Glaskörpers. Eine Störung des Stoffwechsels kann eine

Trübung (Katarakt, sog. Grauer Star) zur Folge haben. In diesen Fällen ist eine langfristige Einnahme von Natrium chloratum notwendig.

Knorpelgewebe. Natrium chloratum ist voraussetzend für den Stoffwechsel und die Regeneration des Knorpelgewebes. Knackende, reibende Geräusche verweisen auf ein chronisches Defizit an Natrium chloratum. Aufgrund des stark verlangsamten Stoffwechsels dieses Gewebes ist eine geduldige Einnahme, teils über Jahre, erforderlich. Dies gilt insbesondere, wenn bereits sichtbar Substanz abgebaut wurde wie bei der Arthrose. Die äußere Anwendung kann hilfreich sein.

Sehnen und Bänder. Natrium chloratum unterstützt den Stoffwechsel von Sehnen und Bändern. Im Falle eines Risses wird Natrium chloratum für Aufbau und Regeneration benötigt. Risse, die ohne sichtbare Einwirkung vorkommen, verweisen auf eine chronische Unterversorgung dieser Gewebe. Natrium chloratum sollte in diesen Fällen über einen mehrmonatigen Zeitraum innerlich und äußerlich angewandt werden.

Gelenke. Natrium chloratum wird bei Schwellungen der Gelenke innerlich und äußerlich angewandt. Sportlich aktiven Menschen, insbesondere beim Joggen und Skifahren, ist die prophylaktische – innere und äußere – Anwendung zu empfehlen.

Thermoregulation

Natrium chloratum unterstützt die Thermoregulation des Organismus. Im Sommer hat sich die Anwendung bei Hitzestau, Sonnenstich, Hitzschlag, Hitzeerschöpfung und Hitzekrämpfen bewährt. In der akuten Situation sollte jede drei bis fünf Minuten eine Tablette gelutscht oder viertelstündlich fünf Tabletten in Wasser gelöst genommen werden, bis eine Besserung eintritt.
Bei äußerer Wärmebelastung oder bei gesteigerter Wärmebildung ist die Aktivierung der Schweißsekretion grundsätzlich ein wichtiger Faktor der Gegenregulation. Die normale Kerntemperatur beträgt 37^0 C. Bei Fieberanstieg kommt es zur Drosselung der Wärmeabgabe. Beim Fieberabfall sind Schweißausbrüche ein Faktor in der Entfieberungsphase.
Bei kühleren Temperaturen, insbesondere im Winter, zeigt sich der Bedarf an Natrium chloratum an dem klaren, wässrigen Schleimtröpfchen an der Nase oder auch an Verkühlungen, die einen Infekt zur Folge haben können (siehe Mineralstoffspeicher).
Natrium chloratum sollte insbesondere von Menschen, die eine besondere Anfälligkeit nach dem Aufenthalt in Räumen oder Fahrzeugen mit Klimaanlagen (Flugzeug!) zeigen, akut mit 20 Stück am Tag und in der Prophylaxe über einen mehrmonatigen Zeitraum mit 7–10 Stück am Tag genommen werden.

Haut

Hauterkrankungen. Nach Dr. Schüßler sind wasserhelle Bläschen auf der Haut deutliches Zeichen eines Defizits an Natrium chloratum. Wässrige, eventuell wundmachende Absonderungen können zusätzlich zur inneren Einnahme mit der äußeren Anwendung in der Heilung unterstützt werden. Auch die feuchtigkeitsarme Haut und die Bildung weißer Schuppen bessern sich mit der Einnahme von Natrium chloratum. Nach Dr. Paul Feichtinger wird durch Natrium chloratum bei der Heilung von Wunden die Überhäutung begünstigt (Feichtinger 1929).

Kopfhaut. Natrium chloratum hat sich bei trockener Kopfhaut, insbesondere bei Schuppen, auch in der äußeren Anwendung als Bestandteil des biochemischen Haarwassers bewährt.

Verbrennungen. Die äußere Anwendung von Natrium chloratum stellt bei Verbrennungen eine wertvolle Erste-Hilfe-Maßnahme dar (siehe Fallbeispiel 5). Da die Zellen in der Folge das benötigte Wasser nicht mehr binden können, bildet sich eine so genannte Brandblase, die die notwendigen Stoffe beinhaltet, die die Zelle zur Regeneration benötigt. Rechtzeitige Gaben von Natrium chloratum versetzen die Zellen in die Lage, die Flüssigkeit zu binden und eine unmittelbare Regeneration einzuleiten.

Schleimhaut

Vermehrte Schleimabsonderung. Natrium chloratum steht in Bezug zur Absonderung der Mucine. Dies sind Schleimstoffe aus der Gruppe der Glykoproteine, die von Haut und Schleimhäuten zum Schutz ausgeschieden werden (z. B. als Bestandteil des Magensaftes). Bei einem Defizit an Natrium chloratum kommt es nach Dr. Schüßler zum vermehrten Austritt von glasig-durchsichtigem Schleim.
Dieses Phänomen zeigt sich insbesondere beim Heuschnupfen, dessen biochemisches Hauptmittel Natrium chloratum ist (siehe Fallbeispiel 6). Weitere Anwendungsbereiche sind Stirn-, Kieferhöhlenkatarrh, wässrig-schleimiger Ausfluss der Frau.

Verminderte Schleimabsonderung. Ein chronisches Defizit an Natrium chloratum kann sich auch in einer verminderten Schleimabsonderung zeigen (siehe Magen und Darm). Die ausgetrockneten Schleimhäute sind empfindlich, neigen zu Rissen und Blutungen. Die äußere Anwendung ist empfehlenswert.
Beim trockenen Husten sollte alle drei bis fünf Minuten eine Tablette gelutscht oder viertelstündlich 5 Tabletten aufgelöst genommen werden, bis eine Besserung eintritt.

Geruchs- und Geschmackssinn

Natrium chloratum wird bei Einschränkung oder Verlust des Geruchs- und Geschmackssinns angewandt. Es hat sich gezeigt, dass es sogar bei älteren Menschen möglich ist, mit Gaben von Natrium chloratum (siehe Fallbeispiel 7) den Geruchs- und Geschmackssinn vollständig wiederzuerlangen.

Der Geruchs- und Geschmackssinn zeichnet sich durch eine Besonderheit aus. Das Gehirn wertet gleichzeitig verschiedene Informationen aus, die aus den unterschiedlichen Nervenleitsystemen stammen. Daher kann der betroffene Mensch häufig nicht unterscheiden, welcher seiner Sinne gestört ist. In den meisten Fällen handelt es sich um eine Störung des Geruchssinns, die sich auf die Geschmackswahrnehmung auswirkt. Die häufigste Ursache ist nasaler Natur wie Entzündungen der Schleimhäute der Nasennebenhöhlen oder Polypen. An der Geruchs- und Geschmackswahrnehmung ist darüber hinaus der Trigeminus-Nerv beteiligt, so dass auch eine Störung der Weiterleitung der Sinneseindrücke (siehe Aktionspotential) ursächlich sein kann.

Natrium chloratum stärkt die Geschmacksknospen der Zunge und die Riechzellen der Nase und nimmt Einfluss auf die Weiterleitung der Sinnesreize. Insbesondere ältere Menschen sollten Natrium chloratum in Form einer Kuranwendung zur Stärkung der Sinnesorgane nehmen.

Schwangerschaft

Erstes Drittel der Schwangerschaft. Mit Beginn der Schwangerschaft hat die Frau einen hohen Bedarf an Natrium chloratum, da Flüssigkeitshaushalt und Zellbildung mit diesem Mineralstoff unterstützt werden. Schwangerschaftserbrechen kann als Zeichen eines Wassernotstandes gesehen werden. In der Frühschwangerschaft schüttet der weibliche Organismus vermehrt die Hormone Estradiol und Progesteron aus, die eine Veränderung des Flüssigkeitshaushaltes bewirken. Der pH-Wert im Magen verändert sich, der sonst saure Magenschleim wird verdünnt. Dies kann eine Ursache für die „morning sickness" (Übelkeit am Morgen) in der Frühschwangerschaft sein. Natrium chloratum hat sich bei dieser Befindlichkeitsstörung als lindernd erwiesen. Im akuten Zustand sollte alle 5 Minuten eine Tablette gelutscht oder stündlich sollten 12 Tabletten aufgelöst und schluckweise genommen werden. Die Mineralstoffeinnahme sollte, wenn keine Besserung eintritt oder sobald die Besserung eintritt, um die Mineralstoffe Nr. 2 Calcium phosphoricum und Nr. 5 Kalium phosphoricum ergänzt werden.

In dem veränderten Milieu im Magen können sich Mikroorganismen wie der Helicobacter pylori vermehren, die vorher durch die Magensäure in der Entwicklung eingeschränkt wurden. Nach neuen Erkenntnissen kann der Helicobacter pylori auch Auslöser der Hyperemis gravidarum (krankhaftes Erbrechen in der Frühschwangerschaft) sein. Hierbei sollte ein Arzt konsultiert werden.

Zweites Drittel der Schwangerschaft. Eine gute Versorgung mit Natrium chloratum im zweiten Drittel der Schwangerschaft unterstützt Wachstum und Versorgung des Embryos. Wenn keine akuten Störungen vorliegen, sollte die Regeldosierung (5–7 Tabletten am Tag) gewählt werden.
Dies dient auch dazu, die Gesundheit der werdenden Mutter zu stabilisieren und Komplikationen in der Spätschwangerschaft verhüten zu helfen. Die komplexen Aufbauprozesse der Schwangerschaft bedürfen mehrerer Mineralstoffe, so dass für die allgemeine Prophylaxe, wenn keine Störungen vorliegen, die bewährten Mischungen zu empfehlen sind.

Spätschwangerschaft. Auch in der Spätschwangerschaft hat sich die Einnahme von Natrium chloratum als stabilisierend für Blutdruck und Gesamtkonstitution der werdenden Mutter bewährt. Gefürchtet sind Komplikationen der Spätschwangerschaft (Spätgestosen). Hier besonders die Präklampsie, deren körperliche Hinweise Ödeme, Proteinurie, Hypertonie sind. In der Biochemie nach Dr. Schüßler werden diese Störungen mit einem Defizit an Natrium chloratum in Verbindung gebracht. Die Versorgung der werdenden Mutter kann – nebenwirkungsfrei – auch im akuten Fall unterstützende Wirkung haben.
Ergänzend können die Mineralstoffe Nr. 5 Kalium phosphoricum und Nr. 7 Magnesium phosphoricum angewandt werden, da die erhöhte Empfindlichkeit der glatten Gefäßmuskulatur gegen vasokonstriktorische Hormone zum Anstieg des peripheren Gefäßwiderstandes führen können.

Stillende Frauen. Nach der Geburt unterstützt das Natrium chloratum die Regulierung der Milchmenge. Deutliches Zeichen eines Bedarfs ist, wenn die Milch wässrig-bläulich erscheint oder einen salzigen Geschmack aufweist.

Entgiftung

Metalle. Natrium chloratum hat sich in der Ausleitung metallischer Belastungen bewährt. Insbesondere bei Amalgam-Ausleitungen ist Natrium chloratum zentraler Bestandteil der bewährten Mineralstoffmischung (siehe Kombinationen).

Alkohol. Natrium chloratum ist voraussetzender Funktionsstoff zur Entgiftung des Alkohols und kann wesentlich zur körperlichen Entlastung von den Folgen des Alkohols beitragen. In früheren Anwendungshinweisen wird er sogar als Mittel im „Säuferdelirium" empfohlen (Biochemischer Verein Oldenburg 1913).

Chemotherapien. Natrium chloratum ist wesentlich zur Unterstützung während und nach Chemotherapien. In der Praxis haben sich während der Chemotherapie Dosierungen von 50 bis zu 100 Tabletten am Tag als notwendig erwiesen.

Insektenstiche. Natrium chloratum ist das biochemische „Erste-Hilfe-Mittel" bei Insektenstichen und sollte direkt als Brei äußerlich nach einem Stich angewandt werden. Menschen, die unter überschlagenden Reaktionen auf Insektenstichen leiden, sollten auch prophylaktisch über einen längeren Zeitraum, mindestens ein halbes Jahr, die Nr. 8 Natrium chloratum zusammen mit der Nr. 2 Calcium phosphoricum einnehmen.

Natrium chloratum und seine Bezüge zu charakterlichen Strukturen

In der Beobachtung von Menschen mit einem starken Defizit an Natrium chloratum haben sich in der biochemischen Praxis folgende Themen im Bezug zum Charakter als wesentlich bestätigt:

› Ausdruck der eigenen Bedürfnisse
› Flexibilität der Lebenshaltung

Ausdruck der eigenen Bedürfnisse

Sehr häufig werden im Leben einem anderen Menschen Gedanken und Intentionen unterstellt. Das Hollywood-Ideal der Liebe vermittelt sogar, dass Liebende die Wünsche des anderen erraten müssten. Die Verantwortung, die eigenen Wünsche und Bedürfnisse auszudrücken, vielleicht sogar einzufordern, wird an den anderen Menschen abgegeben. Daraus resultiert Enttäuschung, wenn Wünsche und Bedürfnisse unerfüllt bleiben. Der Volksmund spricht von „verschnupft sein", von „schmollen". Menschen, die sehr häufig enttäuscht wirken, haben einen hohen Bedarf an Natrium chloratum.

Flexibilität der Lebenshaltung

In einer starren Lebenshaltung soll sich das Leben einem Modell anpassen. Entsprechend allgemein wird auf der Grundlage postuliert: Man muss beispielsweise heiraten, ein Haus bauen, ein Auto fahren etc. Ein lebendiger Austausch ist nicht mehr möglich, weil eine Anfrage die Haltung des so eingestellten Menschen existentiell bedroht. Menschen, die sehr starr und unflexibel wirken, haben einen hohen Bedarf an Natrium chloratum.

Bewährte Kombinationen

Speichelbildung. Nr. 4 Kalium chloratum, Nr. 8 Natrium chloratum

Übersäuerung des Magens. Nr. 8 Natrium chloratum, Nr. 9 Natrium sulfuricum

Obstipation (Verstopfung). Nr. 3 Ferrum phosphoricum, Nr. 7 Magnesium phosphoricum, Nr. 8 Natrium chloratum, Nr. 10 Natrium sulfuricum

Stärkung des Knorpelgewebes. Nr. 5 Kalium phosphoricum, Nr. 8 Natrium chloratum, Nr. 9 Natrium phosphoricum, Nr. 11 Silicea, Nr. 17 Manganum sulfuricum, Nr. 19 Cuprum arsenicosum

Bänderprobleme. Nr. 1 Calcium fluoratum, Nr. 8 Natrium chloratum

Biochemisches Haarwasser. Nr. 1 Calcium fluoratum, Nr. 5 Kalium phosphoricum, Nr. 8 Natrium chloratum, Nr. 11 Silicea, Nr. 21 Zincum chloratum

Heuschnupfen. Nr. 2 Calcium phosphoricum, Nr. 3 Ferrum phosphoricum, Nr. 4 Kalium chloratum, Nr. 6 Kalium sulfuricum, Nr. 8 Natrium chloratum, Nr. 10 Natrium sulfuricum, Nr. 24 Arsenum jodatum

Metallausleitung. Nr. 8 Natrium chloratum, Nr. 19 Cuprum arsenicosum, Nr. 21 Zincum chloratum, Nr. 26 Selenium

Insektenstiche. Nr. 2 Calcium phosphoricum, Nr. 3 Ferrum phosphoricum, Nr. 4 Kalium chloratum, Nr. 8 Natrium chloratum

Begleitende Therapiemöglichkeiten

Manuelle Therapie, bei Gelenkschmerzen: Aqua-Jogging

Hilfreiche Fragen

?	Ermittlung des Bedarfs an Natrium chloratum

- Salzen Sie Speisen nach?
- Knacken Ihre Gelenke?
- Haben Sie häufig Schnupfen? Oder eine tropfende Nase?
- Haben Sie Kopfschuppen?
- Sind Ihre Schleimhäute sehr trocken? Haben Sie Schleimhautprobleme?
- Leiden Sie unter Nebenhöhlen- oder Stirnhöhlenproblemen?
- Können Sie gut riechen?
- Können Sie gut schmecken?
- Haben Sie wenig oder viel Durst?
- Können Sie schwitzen? Oder schwitzen Sie sehr viel?
- Haben Sie Heuschnupfen?
- Verspüren Sie ein Sodbrennen?
- Haben Sie öfter kalte Hände und/oder Füße?

Fallbeispiele

 Fallbeispiel 1

Fallbeschreibung:
Eine 44-jährige Frau hatte ein brennendes Ekzem unter beiden Augen. Zudem klagte sie über trockene Augen im Wechsel mit tränenden Augen. Auf Nachfrage erzählte sie, dass sie am liebsten salzige Speisen zu sich nehmen würde.
Empfehlung:
Täglich 12 Tab. Nr. 8 Natrium chloratum, zusätzlich Kompressen täglich mit den Mineralstoffen Nr. 1 Calcium fluoratum, Nr. 3 Ferrum phosphoricum, Nr. 8 Natrium chloratum.
Ergebnis:
Sichtbare Entlastung nach dem dritten Tag der Anwendung. Nach ca. 6 Wochen waren die Ekzeme kaum noch sichtbar. Die Augenflüssigkeit regulierte sich nach ca. zwei Monaten.

Die Mineralstoffe

> ### ▶ Fallbeispiel 2
>
> **Fallbeschreibung:**
> Ein 68-jähriger Mann wollte kaum Flüssigkeit zu sich nehmen, da er unmittelbar nach der Flüssigkeitsaufnahme dieselbe zur Toilette brachte. Um nachts nicht jede Stunde aufstehen zu müssen, trank er ab 16.00 Uhr nichts mehr. Er bestand darauf, zunächst nur einen Mineralstoff anzuwenden.
> **Empfehlung:**
> Täglich 15 Tab. Nr. 8 Natrium chloratum.
> **Reaktion:**
> Nach ca. 10 Tagen bemerkte er eine deutliche Verbesserung. Der zeitliche Abstand zwischen der Flüssigkeitsaufnahme und dem Toilettengang hatte sich deutlich vergrößert. Allerdings musste er nachts noch genauso häufig aufstehen. Die tägliche Einnahme wurde ergänzt um 12 Tab. Nr. 10 Natrium sulfuricum.
> **Ergebnis:**
> Nach drei Wochen Einnahme waren die nächtlichen Toilettengänge auf einen reduziert. Die Flüssigkeitsaufnahme bis zum Abend war wieder möglich.

> ### ▶ Fallbeispiel 3
>
> **Fallbeschreibung:**
> Eine 59-jährige Frau litt unter massivem Brennen, das nach ihrer Aussage die ganze Speiseröhre hochzog. Zudem war sie seit drei Jahren mit Arthrosebeschwerden (an den Händen) in ärztlicher Behandlung.
> **Empfehlung:**
> Täglich 7 Tab. Nr. 2 Calcium phosphoricum, 7 Tab. Nr. 3 Ferrum phosphoricum, 7 Tab. Nr. 4 Kalium chloratum, 15–20 Tab. Nr. 8 Natrium chloratum, 10 Tab. Nr. 9 Natrium phosphoricum, 7 Tab. Nr. 10 Natrium sulfuricum, 7 Tab. Nr. 23 Natrium bicarbonicum zusätzlich äußere Anwendung in Form von Bädern und Auflagen an den Händen mit den Nr. 3, 5, 8, basische Bäder, Ernährungsempfehlungen (Gemüse, -suppe).
> **Reaktion:**
> Das Brennen war nach einer Woche verschwunden. Die Gelenke schwollen leicht an. Ergänzung der inneren Anwendung um 7 Tab. Nr. 12 Calcium sulfuricum und der äußeren Anwendung um Nr. 4 Kalium chloratum und Nr. 12 Calcium sulfuricum.
> **Ergebnis:**
> Das Brennen trat nicht wieder auf. Die Beweglichkeit der Gelenke nahm innerhalb von zwei Monaten bedeutend zu, die Schmerzen waren selten. Der Prozess wurde über ein Jahr weiter stabilisiert. Die Frau ergänzte die Mineralstoffe Nr. 1, 5, 7, 11. Nach einem weiteren Jahr traten fast keine Beschwerden mehr auf. Die Einnahme von Nr. 8 Natrium chloratum setzte sie kontinuierlich mit 7 Tab./Tag fort.

Farbtafel I – Calcium fluoratum

Farbtafeln der Antlitzanalytischen Kennzeichen

Nr. 1 Calcium fluoratum

› Bräunlich-schwärzliche Verfärbung. Vermischt sich oft mit anderen Farbtönen.
› Karofalten. Vom inneren Augenwinkel ausgehend: kleine Längs- und Querfalten, die die Haut in kleine Felder teilen, die hierdurch erhaben wirken können. Die Stärke des Defizits bestimmt die Ausdehnung des Karomusters und somit die Einstufung. Je feiner das karoförmige Muster ist, desto stärker das Defizit.
› Fächerfalten. Entstehen, wenn die Querfalten fehlen. Je feiner der Fächer, desto stärker das Defizit.
› Einfurchung. Der abgesenkte Bereich unter dem unteren Augenlid deutet auf ein chronisches Defizit.
› Blaue Lippen. Zeigt häufig einen akuten Bedarf an, z. B. bei extremer Kälte.
› Firnisglanz. Die Haut ist wie mit dünnem Lack überzogen, die Hautstrukturen und Poren sind noch zu erkennen.
› Weiße, kleine Abschuppungen.
› Rissige Lippen.
› Welke Haut.

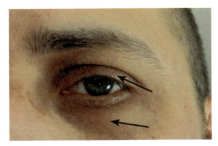

Abb. 1.1:
Bräunlich-schwärzliche Verfärbung

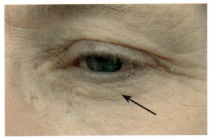

Abb. 1.2:
Karofalten

Fortsetzung ▶

Nr. 1 Calcium fluoratum (Fortsetzung)

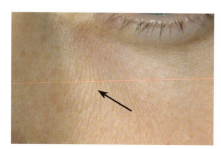

Abb. 1.3:
Fächerfalten

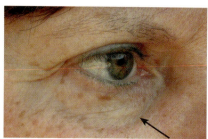

Abb. 1.4:
Einfurchung

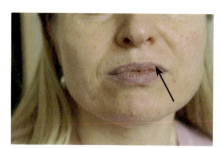

Abb. 1.5:
Blaue Lippen

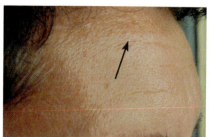

Abb. 1.6:
Firnisglanz

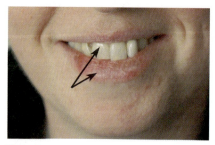

Abb. 1.7:
Rissige Lippen/schlechter Zahnschmelz

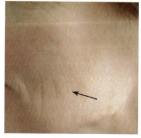

Abb. 1.8:
Welke Haut

Nr. 2 Calcium phosphoricum

- Wächsernes Aussehen. Wie eine wächserne Kerze (nicht weiß!). Zeigt sich besonders an den Ohren, Nasenunterkante, wächsern unterlegten Augenbrauen, als durchgehender Streifen unter und zwischen den Augenbrauen, auf der Stirn oder sogar im ganzen Gesicht.
- Durchsichtige Zahnspitzen. Die Zahnspitzen wirken durchscheinend.
- Schmallippiger Mund.
- Weiße Flecken auf den Zähnen und Nägeln.

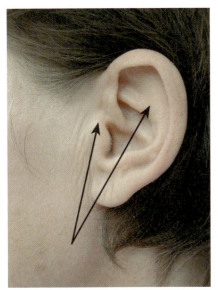

Abb. 2.1:
Wächsernes Ohr

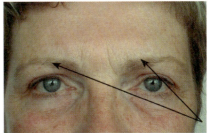

Abb. 2.2:
Wächserne Augenbrauen

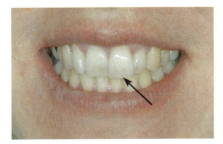

Abb. 2.3:
Durchsichtige Zahnspitzen

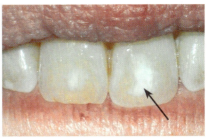

Abb. 2.4:
Weiße Flecken (Zähne)

Nr. 3 Ferrum phosphoricum

› Eisenschatten. Vom inneren Augenwinkel ausgehend an der Nasenwurzel, erscheint bläulich-schwärzlich ein Schatten. Das Gesicht muss seitlich betrachtet werden.
› Einkerbung. An der Stelle, wo die bläulich-schwärzliche Verfärbung sichtbar sein kann, entsteht eine Einkerbung. Die Einkerbung ist ein Hinweis auf den Speicher und zeigt ein chronisches Defizit an.
› Ferrum-Röte. Eine intensive Röte, die von Wärme begleitet wird. Kann sich über das ganze Gesicht ausbreiten. Die so genannten Eisen-Ohren zeigen einen akut hohen Bedarf an.
› Entzündliche Stellen auf der Haut.

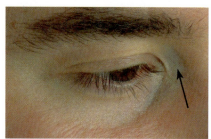

Abb. 3.1:
Eisenschatten

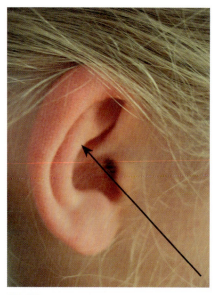

Abb. 3.2:
Ferrum-Röte (Eisen-Ohren)

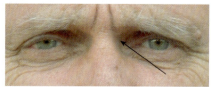

Abb. 3.3:
Einkerbung (Speicher)

Nr. 4 Kalium chloratum

- Milchiger Eindruck der Haut (wie weiß gepudert). Die milchige Färbung zeigt sich insbesondere um die Augen herum als so genannte Milchbrille oder um den Mund als so genannter Milchbart.
- Milchig-rötliche Färbung. Zeigt sich vor allem auf dem Oberlid.
- Milchig-bläuliche Färbung. Auch sehr häufig auf dem Oberlid oder um das Auge herum.
- Milchig-lila Färbung. Ebenfalls häufig auf dem Oberlid.
- Couperose.
- Hautgrieß.

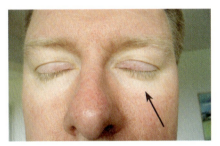

Abb. 4.1:
Milchbrille

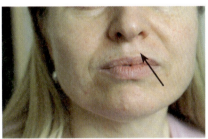

Abb. 4.2:
Milchbart

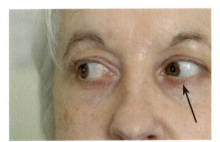

Abb. 4.3:
Milchig-rötlich

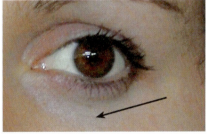

Abb. 4.4:
Milchig-bläulich

Fortsetzung ▶

Farbtafel VI – Kalium chloratum

Nr. 4 Kalium chloratum (Fortsetzung)

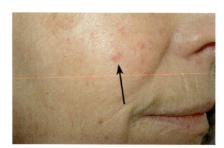

Abb. 4.5:
Couperose

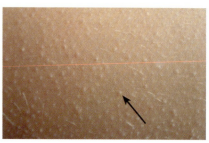

Abb. 4.6:
Hautgrieß

Nr. 5 Kalium phosphoricum

› Aschgraue Färbung. Wie ein grauer Hauch auf dem ganzen Gesicht, zeigt sich häufig um den Mund herum. Wirkt schmuddelig.
› Matter Glanz der Augen. Im Gesamteindruck wirkt der Mensch erschöpft, die Augen wirken glanzlos.
› Eingefallene Schläfen. An der Schläfe entsteht bei einem chronischen Defizit eine Vertiefung. Dies ist das Zeichen für den Speicher.

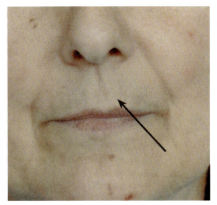

Abb. 5.1:
Grauer Schleier

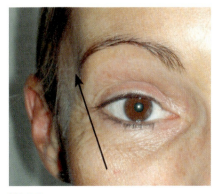

Abb. 5.2:
Eingefallene Schläfe (Speicher)

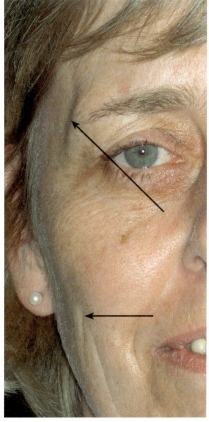

Abb. 5.3:
Eingefallene Schläfe (Speicher und grauer Schleier)

Nr. 6 Kalium sulfuricum

› Bräunlich-gelbe Verfärbung (auch ockerfarben). Ist vor allem auf der Stirn, an den Wangen und am Kinn zu beobachten. Ist bei mangelnder Übung schwierig zu unterscheiden von Sommerbräune. Vermischt sich oft mit anderen Farbtönen.
› Pigmentstörungen: Pigmentflecken, ungleichmäßige Pigmentierung, sog. Altersflecken

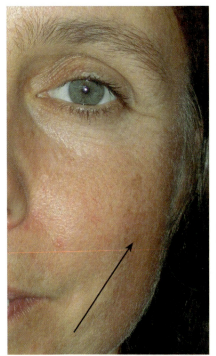

Abb. 6.1:
Ockerfarben (Wange)

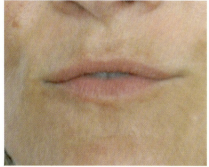

Abb. 6.2:
Ockerfarben (Kinn)

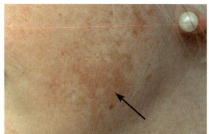

Abb. 6.3:
Pigmentstörung (Wange)

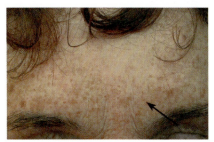

Abb. 6.4:
Pigmentstörung (Stirn)

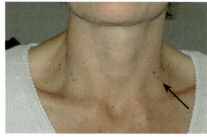

Abb. 6.5:
Pigmentstörung (Dekolleté)

Nr. 7 Magnesium phosphoricum

› Magnesium-Röte (Karmesin-Röte). Die Magnesium-Röte ist nicht warm, im Unterschied zur Ferrum-Röte. Sie tritt konstant auf, kreisrunde Flecken (talergroß) an den Wangen. Sie kann aber auch situativ als Erröten oder hektische Flecken sichtbar werden.

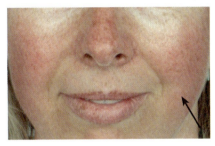

Abb. 7.1:
Karmesin-Röte (Wangen)

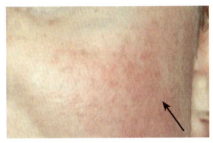

Abb. 7.2:
Karmesin-Röte (Wangen)

Nr. 8 Natrium chloratum

› Gelatineglanz. Ist ein feuchter, gelartiger Glanz. Zeigt sich vor allem auf dem oberen Augenlid, auch auf dem unteren Augenlid. Kann auch im ganzen Gesicht (selten) auftreten.
› Entzündeter Lidrand. Der untere Lidrand wirkt rötlich entzündet.
› Platzbacken. Die Wangen wirken wie aufgeblasen.
› Große Poren. Zeigen einen akuten Bedarf.
› Schwammiges Kinn, schwammiges Aussehen. Geben Hinweis auf ein chronisches Defizit.
› Kopfschuppen.

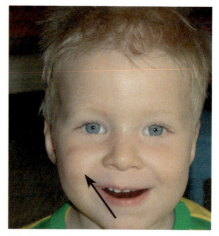

Abb. 8.5:
Platzbacken

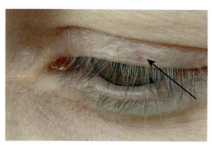

Abb. 8.1:
Gelatineglanz

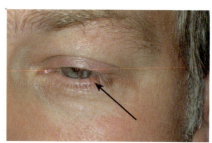

Abb. 8.2:
Entzündeter Lidrand

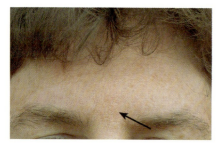

Abb. 8.3:
Große Poren

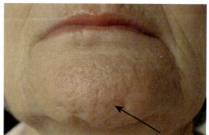

Abb. 8.4:
Schwammiges Kinn

Nr. 9 Natrium phosphoricum

- Fettglanz. Zeigt sich vor allem auf der Stirn.
- Pickel, Mitesser.
- Fettbacken. Zeigt ein chronisches Defizit an.
- Doppelkinn. Zeigt ein chronisches Defizit an.
- Säurefalten über der Oberlippe. Zeigt ein chronisches Defizit an.
- Gerötetes Kinn. Gilt als Hinweis auf eine Säurebelastung der inneren Organe.
- Säureflecken.

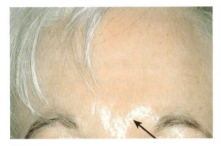

Abb. 9.1:
Fettglanz (Stirn)

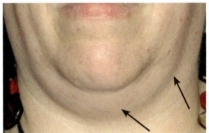

Abb. 9.3:
Fettbacken/Doppelkinn

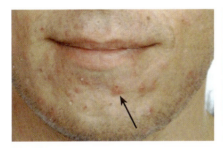

Abb. 9.2:
Pickel

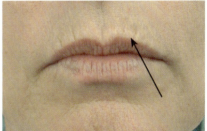

Abb. 9.4:
Säurefalten über der Oberlippe

Farbtafel XII – Natrium phosphoricum

Nr. 9 Natrium phosphoricum (Fortsetzung)

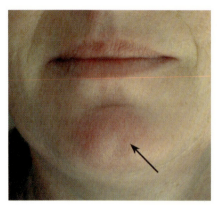

Abb. 9.5:
Gerötetes Kinn

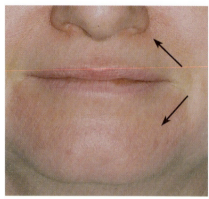

Abb. 9.6:
Säureflecken

Nr. 10 Natrium sulfuricum

› Grünliche, grünlich-gelbe Verfärbung. Zeigt sich vor allem um die Augen und um das Kinn herum.
› Bläulich-rote Verfärbung (auf dem Nasenrücken). Die Farbe erscheint selten auf dem ganzen Gesicht. Ist nach Hickethier Zeichen einer „entzündlichen Röte". Ist im Volksmund als „Schnapsnase" bekannt.
› Geschwollene Tränensäcke. Geschwollene Stellen unter dem Unterlid, die sich häufig auch oberhalb der Wange zeigen.
› Gelbliche Augäpfel.
› Geschwollene Augenlider.

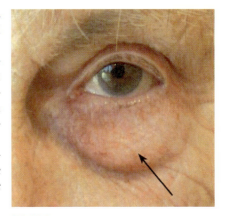

Abb. 10.3:
Geschwollene Tränensäcke

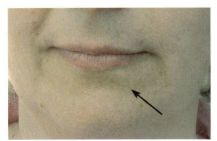

Abb. 10.1:
Grünliche Verfärbung (Kinn)

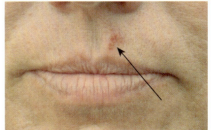

Abb. 10.4:
Herpes

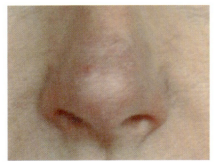

Abb. 10.2:
Bläulich-rote Verfärbung (Nasenrücken)

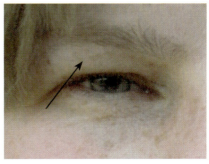

Abb. 10.5:
Geschwollenes Oberlid

Nr. 11 Silicea

› Falten. Falten gelten allgemein als Zeichen für Silicea. Besonders zu beachten sind die senkrechten Falten vor dem Ohr und die Krähenfüße.
› Lidhöhlen. Zwischen dem Augapfel und dem Stirnbein entsteht ein leerer Raum. Nach Hickethier verweist dieses Zeichen auf ein zurückliegendes chronisches Defizit.
› Politurglanz. Wird auch als Glasurglanz bezeichnet. Die Fläche, vor allem auf der Stirn oder an der Nasenspitze, wirkt geschlossen. Es sind keine Poren und Hautstrukturen sichtbar. Das unterscheidet diesen Glanz wesentlich von dem Firnisglanz der Nr. 1 Calcium fluoratum.
› Bluterguss (im Auge).

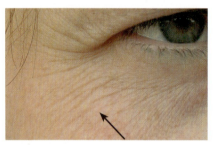

Abb. 11.1:
Falten (Krähenfüße)

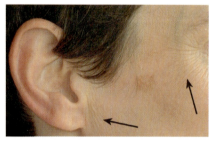

Abb. 11.2:
Falten (Krähenfüße, Ohr)

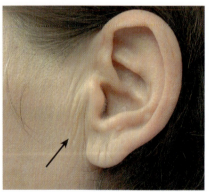

Abb. 11.3:
Falten (senkrecht vor dem Ohr)

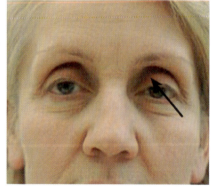

Abb. 11.4:
Lidhöhlen

Fortsetzung ▶

Farbtafel XV – Silicea

Nr. 11 Silicea (Fortsetzung)

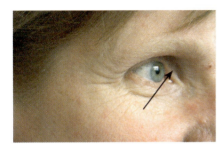

Abb. 11.5:
Lidhöhlen

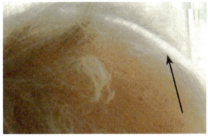

Abb. 11.6:
Politurglanz (Kopf/Stirn)

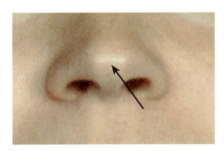

Abb. 11.7:
Politurglanz (Nase)

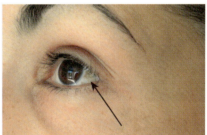

Abb. 11.8:
Bluterguss (Auge)

Farbtafel XVI – Calcium sulfuricum

Nr. 12 Calcium sulfuricum

- Alabasterweiße Verfärbung.
- Kompaktierte Falten. Unterscheiden sich von den Silicea-Falten dadurch, dass der Raum zwischen den Falten gewölbt erscheint. Sie sind aber immer auch ein Zeichen für einen Bedarf an Silicea.

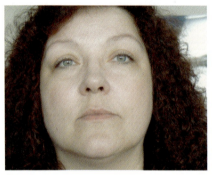

Abb. 12.1:
Alabasterweiße Verfärbung (Gesicht)

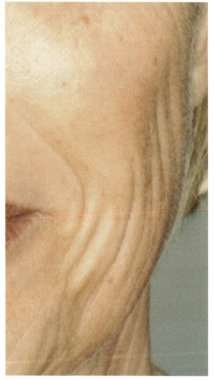

Abb. 12.2:
Kompaktierte Falten

▶ Fallbeispiel 4

Fallbeschreibung:
Eine 30-jährige Frau konnte nicht schwitzen. Ein großer Wunsch von ihr war, einmal eine Sauna aufsuchen zu können und dort richtig zu schwitzen.
Empfehlung:
Täglich 7 Tab. Nr. 4 Kalium chloratum, 20 Tab. Nr. 8 Natrium chloratum.
Reaktion:
Nach zwei Tagen Einnahme stellte sich ein großer Durst ein. Sie hatte das Gefühl, immer einen trockenen Mund zu haben. Die Mineralstoffe konnte sie nicht lutschen, weil sie pappig im Mund hängen blieben. Die Einnahme wurde ergänzt um die Empfehlung jede Stunde 3–5 Tab. Nr. 8 Natrium chloratum in Wasser aufgelöst zu nehmen.
Ergebnis:
Nach ca. 10 Tagen regulierte sich das Durstgefühl und die trockene Schleimhaut im Mund. Ca. 2 Wochen nach Beginn der Einnahme hatte die Frau erstmals den „Eindruck", sie würde schwitzen. Sie ergänzte die Einnahme um die Mineralstoffe Nr. 7, 9, 10. Nach zwei Monaten besuchte sie zum ersten Mal eine Sauna und konnte schwitzen.

▶ Fallbeispiel 5

Fallbeschreibung:
Eine 43-jährige Frau schüttete sich beim Hantieren in der Küche kochendes Wasser über den Unterarm. Da sie die Mineralstoffe griffbereit hatte, ließ sie kaltes Wasser in das Becken und gab mindestens 40 Tabletten Nr. 8 Natrium chloratum hinein. Nach ca. 15 Minuten trug sie einen Mineralstoffbrei mit Nr. 3 Ferrum phosphoricum und Nr. 8 Natrium chloratum auf.
Ergebnis:
Drei Stunden später war von der Verbrennung nichts zu sehen.

▶ Fallbeispiel 6

Fallbeschreibung:
Ein 18-jähriger Junge litt zum ersten Mal an Heuschnupfen. Oberhalb und/oder unterhalb der Augen hatte er Schwellungen, die Augen tränten und die Nase lief ununterbrochen.
Empfehlung:
Täglich 12 Tab. Nr. 2 Calcium phosphoricum, mind. 20 Tab. Nr. 8 Natrium chloratum, 12 Tab. Nr. 24 Arsenum jodatum, Augenkompressen mit den Mineralstoffen Nr. 3, Nr. 8, Nasentropfen mit dem Mineralstoff Nr. 8.
Ergebnis:
Nach einem Tag der Anwendung sichtbare Entlastung, ab dem dritten Tag nur noch minimale Beschwerden.

Die Mineralstoffe

> ▶ **Fallbeispiel 7**
>
> **Fallbeschreibung:**
> Eine fast 80-jährige Dame litt seit ungefähr 20 Jahren an Nasenpolypen, die ihr regelmäßig, meist einmal im Jahr, operativ entfernt werden mussten. Seitdem hatte sie vollständig ihren Geruchssinn und zu einem großen Teil auch ihren Geschmackssinn verloren. Um ihr die jährliche, schmerzhafte Entfernung der Nasenpolypen zu ersparen, bekam sie seit 3 Jahren vom HNO-Arzt cortisonhaltiges Nasenspray verordnet, das bei regelmäßiger Anwendung das Wachstum der Polypen stoppen sollte. Außerdem litt sie immer wieder an Schmerzen in den Gelenken, hauptsächlich in der Schulter.
>
> **Empfehlung:**
> Die Mineralstoffberaterin empfahl ihr die Einnahme von Nr. 8 Natrium chloratum. Von diesen Mineralstofftabletten nahm sie dreimal täglich zwei Tabletten ein.
>
> **Reaktion:**
> Nach einer Einnahme über 12 Wochen konnte die nun 80-jährige auf einmal alles wieder schmecken und riechen. Es war für sie ein großartiges Geburtstagsgeschenk.
>
> **Ergebnis:**
> Sie nahm die Nr. 8 noch ein weiteres Jahr ein, bis sie sie aufgrund einer Schulteroperation für ungefähr 4 Monate absetzte. Daraufhin verlor sie wieder ihren Geruchs- und Geschmackssinn, der sich nach einer erneuten Einnahme nach einigen Wochen jedoch wieder einstellte. Bei einer Routineuntersuchung bei ihrem HNO-Arzt stellte dieser zu seinem Erstaunen fest, dass sich ihre Nasenpolypen fast vollständig zurückgebildet hatten und die Nasenschleimhaut regeneriert war, obwohl sie das Cortison-Nasenspray schon lange abgesetzt hatte.

Nr. 9 Natrium phosphoricum – D 6

$Na_2HPO_4 \cdot 12\,H_2O$ – Natriummonohydrogenphosphat-Dodecahydrat

Allgemeine Hinweise und Besonderheiten

Natrium phosphoricum ist nach den Erfahrungen und Kenntnissen der Biochemie nach Dr. Schüßler ein grundlegender Mineralstoff mit folgenden **Wirkungsbereichen und Funktionen** im menschlichen Körper:

› Natrium phosphoricum ist nach Dr. Schüßler ein wichtiger Mineralstoff für den **Säureabbau** im Körper. Bei einem Defizit an Natrium phosphoricum kommt es zu einer Belastung mit Säuren.
› **Chronische Überlastungen mit Säuren:**
  – Als basische Mineralstoffverbindung hilft Natrium phosphoricum die in der Muskulatur gebildete **Milchsäure** abzubauen und entlastet dadurch den Organismus bei Übersäuerung.
  – Nach Dr. Schüßler hat Natrium phosphoricum einen direkten Bezug zur **Harnsäure**. Bei einem chronischen Defizit an dieser Mineralstoffverbindung kann es zu Gichtanfällen kommen. Bei Gicht und Gelenkrheumatismus ist Natrium phosphoricum das biochemische Hauptmittel.
  – Natrium phosphoricum ist nach Hickethier Bestandteil der Nervenbahnen. Ein Defizit kann Nervenschmerzen und **Neuralgien** zur Folge haben.
  – Eine chronische Übersäuerung der Grundsubstanz schwächt das Immunsystem. Bei Störungen der Immunabwehr, insbesondere bei Pilzerkrankungen, ist die Anwendung von Natrium phosphoricum zur konstitutionellen Stärkung erforderlich.
  – Natrium phosphoricum bietet ursächliche Hilfe bei **Nieren- oder Gallensteinen**, da diese als deutliches Zeichen einer Überlastung der Säurepuffer gewertet werden.
› **Akute Überlastungen mit Säuren:**
  – Natrium phosphoricum ist nach Dr. Schüßler das Heilmittel der Krankheiten, die durch einen Überschuss an Milchsäure bedingt sind. Saures Aufstoßen, saures Erbrechen gelbliche, so genannte gehackte Durchfälle und Schmerzen oder Krämpfe im Magen.
  – Saure Ausscheidungen über Haut oder Urin treten bei einem Defizit an Natrium phosphoricum auf, ebenso jugendliche Akne oder Eiterungen.

› Natrium phosphoricum ist der biochemische Mineralstoff für den **Fettstoffwechsel**. Er wird im Organismus für die Verseifung (Abbau) von Fetten zu Fettsäuren benötigt. Ein Defizit an diesem Mineralstoff führt zu Beschwerden nach fettreichem Essen, Ausschwitzungen von Fett, Ablagerungen von Fett, die sich in Form von Fettleibigkeit oder Veränderungen des Blutes zeigen können.
› Natrium phosphoricum ist in der Biochemie nach Dr. Schüßler ein wichtiger Mineralstoff für die **Lymphe**. Säurebelastungen im Organismus belasten die Lymphe und können die Entstehung von Lymphknotengeschwülsten begünstigen.

Dr. Schüßler hat die Einnahme dieses Mineralstoffs in der sechsten Dezimalpotenz empfohlen.
Natrium phosphoricum wirkt langsam und stimmt den Organismus grundlegend um. Daher ist eine Anwendung über einen längeren Zeitraum notwendig.
Heißhunger auf Süßes und fette Mehlspeisen, weißen Zucker und eiweißreiche Nahrung sind typische Anzeichen für ein Defizit an Natrium phosphoricum. Auch das Bedürfnis nach sauren Speisen zeigt einen deutlichen Bedarf. Müdigkeitslöcher, insbesondere nach einer fettreichen Mahlzeit, können ebenso wie die chronische Müdigkeit ein Hinweis für eine andauernde Übersäuerung und damit ein Defizit an Natrium phosphoricum sein.

Speicher im Körper: Muskel- und Nervenzellen, Blutkörperchen, Interzellularflüssigkeiten
Antlitzanalytische Kennzeichen (siehe Farbtafeln).

Wirkungsbereich und Funktion

Säuren

Nach den Erfahrungen in der Praxis ist Natrium phosphoricum der Hauptmineralstoff beim Abbau von Säuren und sollte bei allen Störungen im Organismus, die mit erhöhter Säurebelastung zusammenhängen, zum Einsatz kommen.
Natrium phosphoricum ist eine basische Mineralstoffverbindung, die in der Lage ist, Säuren zu binden. Sie ist Bestandteil von Phosphat-Puffern in Blut und Niere.
Folgende Säuren stehen im Zusammenhang mit einer Übersäuerung des Organismus:

› Milchsäure, als Produkt der anaeroben Muskeltätigkeit und
› Harnsäure als Abbauprodukt des Purinstoffwechsels.

> Natrium phosphoricum ist eine basische Mineralstoffverbindung. Als in Wasser sehr leicht lösliches Mineralsalz (siehe Grunddaten der Mineralstoffe) liegt Natrium phosphoricum in wässriger Lösung in dissoziierter (getrennter) Form vor und zeigt eine leicht alkalische Reaktion. Monohydrogenphosphat (HPO_4^{2-}) ist in der Lage, ein Proton (H^+) aufzunehmen und fungiert so als Base zur korrespondierenden Säure Dihydrogenphosphat ($H_2PO_4^-$).
>
> Auch bei den Mineralstoffen nach Dr. Schüßler Nr. 2 Calcium phosphoricum und Nr. 7 Magnesium phosphoricum handelt es sich um Monohydrogenphosphat-Verbindungen.
> Diese beiden Mineralstoffverbindungen zeigen aber im Gegensatz zu Nr. 9 Natrium phosphoricum keine basischen Eigenschaften, sind also nicht in der Lage sind, Säuren abzufangen, da sie in nur sehr schwer in Wasser löslich sind und daher in undissoziierter Form vorliegen.

Chronische Übersäuerung

Milchsäure. Nach Dr. Schüßler benötigt der Körper Natrium phosphoricum für den Abbau der Milchsäure.
Milchsäure entsteht beim anaeroben Abbau von Glucose in den Zellen der Muskulatur. Da das Enzym für den Abbau der Milchsäure in der Muskulatur fehlt (nur Herzmuskelzellen und Leberzellen besitzen dieses Enzym), wird die Milchsäure in die Leber transportiert. In der Leber wird Milchsäure wieder in Glucose zurückverwandelt (Gluconeogenese).
Kann die in der Muskulatur entstandene Milchsäure in der Leber nur unzureichend abgebaut werden, weil die Leber mit dem Abbau körpereigener oder körperfremder Stoffe belastet ist (z. B. Ammoniak, siehe Säure-Basen-Haushalt), kommt es zur Anreicherung der Milchsäure im Gewebe des Organismus.
Als basische Mineralstoffverbindung hilft Natrium phosphoricum, der Übersäuerung des Organismus entgegenzuwirken.
Erkrankungen, die nachweislich mit einer Säurebelastung des Organismus einhergehen, können durch Natrium phosphoricum wirkungsvoll unterstützt werden.
Natrium phosphoricum hat sich bei Erkrankungen des rheumatischen Formenkreises als biochemisches Mittel bewährt (siehe Fallbeispiel 1).

Harnsäure. Harnsäure entsteht als Abbauprodukt des Purinstoffwechsels im Organismus.
Ist der Harnsäurespiegel im Blut erhöht (über 6,4 mg/dl), spricht man von Gicht oder Hyperurikämie. In der Folge bilden sich Ablagerungen von Harnsäurekristallen, meist Natriumurat-Kristalle, in verschiedenen peripheren Gelenken und Geweben.
Dr. Schüßler beschreibt, dass sich bei einem Defizit an Natrium phosphoricum *die Harnsäure mit der Basis des kohlensauren Natron zu harnsaurem Natron, welches unlöslich ist, verbindet* (Schüßler 1904).

Nach den Erfahrungen in der Biochemie nach Dr. Schüßler ist Natrium phosphoricum der Hauptmineralstoff bei Gicht (siehe Fallbeispiel 2).
Im akuten Gichtanfall, der meist nachts mit heftigsten Schmerzen im Großzehengelenk beginnt (Podagra), hilft Natrium phosphoricum ebenso wie bei der chronischen Gicht.
Bei der chronischen Gicht kommt es über Jahre an verschiedenen Körperstellen zur Ablagerung von Harnsäurekristallen. In den Gelenken führen sie zu Knochenzerstörungen und irreversiblen Gelenkdeformationen, es entwickelt sich eine Arthritis urica. In anderen Geweben kommt es zur Ausbildung von Gichtknoten. Ablagerungen von Harnsäurekristallen schädigen auch die Niere und führen zur Bildung von Nierensteinen.

Neuralgien. Natrium phosphoricum gilt in der Biochemie als wesentlich für Funktion der Nerven (Hickethier 2001) und wird bei Nervenreizungen und Neuralgien angewandt.

Immunsystem. Können lokale zelluläre Säureüberschüsse nicht abgebaut werden, sinkt der pH-Wert der Zelle, die Energiefreisetzung ist vermindert, der Zellstoffwechsel verlangsamt.
Die Säuren können sich im Organismus anreichern und tragen zu einer Übersäuerung des Gewebes bei. In diesem sauren Gewebe ist die Immunabwehr geschwächt, Erreger können sich ausbreiten. Eiterungen oder schlecht heilende Wunden können entstehen. Durch seine säureneutralisierende Wirkung ist Natrium phosphoricum hier sehr hilfreich.
Ursache von Pilzerkrankungen sind häufig Milieuveränderungen, die mit einem gestörten Säure-Basen-Verhältnis und einem Defizit an Natrium phosphoricum in Zusammenhang gebracht werden. In diesen Fällen ist eine langfristige Anwendung von Natrium phosphoricum und Stabilisierung des Säure-Basen-Haushaltes angezeigt (siehe Fallbeispiel 3).

Steinbildung. Natrium phosphoricum ist ein wichtiger Mineralstoff zur Anwendung bei Blasen- und Nierensteinen. Nach Dr. P. Feichtinger (1929) hilft die Kombination aus Silicea und Natrium phosphoricum Nierensteine zu lösen und zu verhüten, auch wenn es sich nicht um reine Steinbildung aus Harnsäuresalzen handelt.
Auch bei Gallensteinen ist Natrium phosphoricum ein wesentlicher Mineralstoff.

Blutgefäße. Für die konstante Erhaltung des Blut-pH-Wertes benötigt der Organismus Puffersysteme. Natrium phosphoricum leistet als Phosphat-Puffer einen erheblichen Beitrag zur Pufferkapazität des Blutes. Kommt es durch eine große Säureflut zu einem Defizit an diesem Mineralstoff im Blut, zeigen sich Veränderungen an den Blutgefäßen. Mineralstoffe werden vermutlich auch aus den Gefäßwandungen gelöst. Krampfadern, Gefäßablagerungen und sklerotische Veränderungen der Gefäße sind oft Folge eines chronischen Defizits an Natrium phosphoricum.

Akute Übersäuerung

Magen-Darm-Beschwerden. Eine akute Säurebelastung kann sich in dyspeptischen Beschwerden äußern. Nach Dr. Schüßler ist Natrium phosphoricum anzuwenden bei saurem Erbrechen, saurem Aufstoßen, Magenschmerzen oder Magenkrämpfe infolge einer Übersäuerung des Magens und sauren Durchfällen (siehe Fallbeispiel 4).

Haut. Ausscheidungen von Säuren über die Haut, saurer, übel riechender Schweiß sind Zeichen einer akuten Übersäuerung. Schwitzende Hände oder Füße sind zwar sehr unangenehm, aber es ist dennoch wichtig, den Schweiß nicht zu unterdrücken, da der Körper sich über die Haut eine Möglichkeit verschafft, sich von überschüssiger Säure zu befreien.
Wird die Schweißabsonderung durch die äußere Anwendung so genannter Antihidrotika (meist Aluminiumverbindungen, die oberflächlich die Schweißdrüsenausgänge verschließen) unterdrückt, verbleibt die Säure im Körper. Die anhaltende Übersäuerung des Körpers kann dann langfristig zu Steinbildungen oder chronischen Störungen führen. Natrium phosphoricum baut die Säuren ab und verhindert damit die Säureabgabe über die Haut und damit auch die übermäßige Schweißbildung.

Fettstoffwechsel

Fettabbau. Natürlich vorkommende Fette (und Öle) sind Gemische von Triglyceriden, d. h. Ester von Glycerol mit Fettsäuren. Zum Fettabbau (Verseifung) benötigt der Körper nach den Erfahrungen in der Biochemie nach Dr. Schüßler Natrium phosphoricum.
Ein Defizit an diesem Mineralstoff zeigt sich in einer Fettunverträglichkeit, es kommt zu Beschwerden nach fettreichem Essen, da die Nahrungsfette nicht ausreichend verarbeitet werden.
Fette dienen wie die Kohlenhydrate als Energielieferanten und darüber hinaus als Ausgangsstoffe zahlreicher Biosynthesen. Bei einer chronischen Übersäuerung kann der Körper die Fette durch ein Defizit an Natrium phosphoricum nicht verwerten. Es kommt es zu Ablagerungen von Fett, der Fettdickleibigkeit. Die so genannten „Hängebacken" sind ein typisches Zeichen im Antlitz für ein Defizit an Natrium phosphoricum.
Ausschwitzungen von Fett, fettige Haut oder fettige Haare zeigen ebenso einen großen Bedarf an Natrium phosphoricum wie zu geringe Fettabsonderung, fettarme Haut oder trockene Haare.
Veränderte Fettwerte im Blut sind in der Biochemie nach Dr. Schüßler auch Ausdruck eines Defizits an Natrium phosphoricum. Veränderte Fettwerte werden allgemein mit der Arteriosklerose in Verbindung gebracht. Bei Arteriosklerose ist Natrium phosphoricum ebenfalls das biochemische Hauptmittel.

Talgdrüsen. Natrium phosphoricum wird erfolgreich bei Mitessern und Pickeln angewandt.

Bei Akne vulgaris und Akne rosacea ist Natrium phosphoricum das biochemische Hauptmittel. Diese Erkrankungen sind gekennzeichnet durch eine gesteigerte Talgproduktion (Seborrhö), die bei einer gleichzeitigen follikulären Verhornungsstörung den Talgabfluss behindert und so die Talgdrüsen verstopfen. Mitesser entstehen, die sich bei Entzündung zu Pickel oder Pusteln entwickeln können.

In der Praxis hat sich gezeigt, dass Natrium phosphoricum die Talgproduktion reguliert und damit bei Mitessern und Akne wirkungsvoll eingesetzt werden kann.

In diesem Zusammenhang hat sich auch die Aknemischung bewährt (siehe u. Bewährte Kombinationen), die, eingearbeitet in eine Creme, auch in der äußerlichen Anwendung sehr hilfreich ist.

Lymphe

Nach Dr. Schüßler ist Natrium phosphoricum ein wichtiges Lymphdrüsenmittel (neben Nr. 7 Magnesium phosphoricum). Kommt es im Organismus zu einem Überschuss an Milchsäure, gerinnt das Eiweiß in der Lymphe, die Lymphknoten schwellen an. Der Eiweißgehalt der Lymphe ist zwar im Durchschnitt wesentlich niedriger als der des Blutplasmas, wegen ihres Gehaltes an Fibrinogen ist die Lymphe aber gerinnbar. Mit Natrium phosphoricum kann eine Lymphknotenschwellung ursächlich behandelt werden (siehe Fallbeispiel 6).

Natrium phosphoricum und seine Bezüge zu charakterlichen Strukturen

In der Beobachtung von Menschen mit einem starken Defizit an Natrium phosphoricum haben sich in der biochemischen Praxis folgende Themen im Bezug zum Charakter als wesentlich bestätigt:
› Bewertung des Verhaltens anderer Menschen: Sauer sein!
› Das eigene Verhalten anderen Menschen gegenüber: Nachdruck!

Bewertung des Verhaltens anderer Menschen: Sauer sein!

Der Mineralstoff Natrium phosphoricum steht in einem engen Zusammenhang mit Säuren. Wir kennen in der Umgangssprache das Phänomen des „Sauer-Seins". Auf der charakterlichen Ebene zeigen die Menschen einen hohen Bedarf an Natrium phosphoricum, die häufig „sauer" erscheinen. Menschen, die voller Spannung die

Handlungen anderer bewerten und doch nie erleben, dass die anderen Menschen ihre Erwartungen erfüllen. Die grundsätzliche Unterstellung, der andere Mensch hätte sich anders verhalten müssen und können, führt schließlich zum „Sauer-Sein". Möglicherweise hat der betroffene Mensch in seiner Entwicklung erlebt, dass Bedürfnisse und Ansprüche anderer mit (psychischer/physischer) Gewalt gegen die eigenen durchgesetzt worden sind. Die grundsätzlich negative Erwartungshaltung führt zu einer großen Anspannung. Diese belastet den körperlichen Stoffwechsel sehr und erhöht den Bedarf an Natrium phosphoricum.

Das eigene Verhalten anderen Menschen gegenüber: Nachdruck!

Macht- und Gewaltstrukturen sichern bestehende Herrschaftsverhältnisse und spiegeln sich auch im alltäglichen Umgang der Menschen wider. Menschen, die versuchen mit hohem Nachdruck ihre Vorstellungen und Interessen beim anderen durchzusetzen, haben einen hohen Bedarf an Natrium phosphoricum.

Bewährte Kombinationen

Akne. Nr. 3 Ferrum phosphoricum, Nr. 4 Kalium chloratum, Nr. 7 Magnesium phosphoricum, Nr. 9 Natrium phosphoricum, Nr. 11 Silicea, Nr. 21 Zincum chloratum, bei jugendlicher Akne zusätzlich Nr. 24 Arsenum jodatum

Gicht. Nr. 3 Ferrum phosphoricum, Nr. 8 Natrium chloratum, Nr. 9 Natrium phosphoricum, Nr. 10 Natrium sulfuricum, Nr. 11 Silicea, Nr. 12 Calcium sulfuricum, Nr. 16 Lithium chloratum

Krampfadern. Nr. 1 Calcium fluoratum, Nr. 4 Kalium chloratum, Nr. 9 Natrium phosphoricum, Nr. 11 Silicea

Pilzerkrankungen. Nr. 5 Kalium phosphoricum, Nr. 6 Kalium sulfuricum, Nr. 9 Natrium phosphoricum, Nr. 10 Natrium sulfuricum

Rheuma. Nr. 3 Ferrum phosphoricum, Nr. 8 Natrium chloratum, Nr. 9 Natrium phosphoricum, Nr. 11 Silicea, Nr. 12 Calcium sulfuricum, Nr. 16 Lithium chloratum

Steinbildungen. Nr. 2 Calcium phosphoricum, Nr. 9 Natrium phosphoricum, Nr. 11 Silicea

Begleitende Therapiemöglichkeiten

Basenbäder, Sauna, Spaziergänge an der frischen Luft, Lymphdrainage, Osteopathie

Hilfreiche Fragen

?	Ermittlung des Bedarfs an Natrium phosphoricum

› Haben Sie häufig Heißhunger auf Süßigkeiten oder Mehlspeisen?
› Haben Sie fettige Haut? Haben Sie fettige Haare?
› Haben Sie häufig Pickel und Mitesser?
› Fühlen Sie sich oft müde und erschöpft?

Fallbeispiele

▶ **Fallbeispiel 1**

Fallbeschreibung:
Eine 39-jährige Frau litt seit vier Monaten unter rheumatischen Beschwerden. Das Blutbild hatte einen entsprechenden Befund ergeben. Die Wartezeit bis zum Termin bei dem Rheumatologen sollte noch drei Monate betragen.
Empfehlung:
Für die erste Woche: Täglich 12 Tab. Nr. 2 Calcium phosphoricum, 15 Tab. Nr. 3 Ferrum phosphoricum, 10 Tab. Nr. 7 Magnesium phosphoricum, 15 Tab. Nr. 8 Natrium chloratum, 30 Tab. Nr. 9 Natrium phosphoricum, 10 Tab. Nr. 10 Natrium sulfuricum, 20 Tab. Nr. 11 Silicea, 12 Tab. Nr. 12 Calcium sulfuricum, 7 Tab. Nr. 16 Lithium chloratum, zusätzlich basische Bäder jeden Tag.
Ergebnis:
Die Frau hatte nach einer Woche keine Beschwerden mehr. Die tägliche Einnahmeempfehlung wurde auf die Hälfte reduziert, basische Bäder zweimal wöchentlich empfohlen. Die Einnahme wurde ein Jahr kontinuierlich, danach mit urlaubsbedingten Unterbrechungen fortgeführt. Es traten seit zwei Jahren keine weiteren Beschwerden auf.

▶ **Fallbeispiel 2**

Fallbeschreibung:
Ein 47-jähriger Mann erlitt innerhalb von zwei Jahren seinen dritten akuten Gichtanfall. Trotz der Einnahme von Medikamenten hatte er heftigste Schmerzen, die er mit Hilfe der Mineralstoffe lindern wollte. ▶

Empfehlung:
Täglich 30 Tab. Nr. 3 Ferrum phosphoricum, 30 Tab. Nr. 8 Natrium chloratum, 30 Tab. Nr. 9 Natrium phosphoricum, 15 Tab. Nr. 11 Silicea, außerdem Breiauflage mit Nr. 3 Ferrum phosphoricum, Nr. 8 Natrium chloratum, Nr. 9 Natrium phosphoricum, Nr. 11 Silicea.

Reaktion:
Nach der ersten spürbaren Entlastung durch die Anwendung klagte der Mann über Sodbrennen und ein Anschwellen der Fußgelenke. Die tägliche Dosierung wurde verändert auf 10 Tab. Nr. 2 Calcium phosphoricum, 12 Tab. Nr. 3 Ferrum phosphoricum, 7 Tab. Nr. 4 Kalium chloratum, 7 Tab. Nr. 7 Magnesium phosphoricum, 20 Tab. Nr. 8 Natrium chloratum, 12 Tab. Nr. 9 Natrium phosphoricum, 12 Tab. Nr. 10 Natrium sulfuricum, zusätzlich Breiauflagen und basische Bäder. Nachdem die Magenbeschwerden und Schwellungen nachließen (drei Tage später) wurde die Mischung um 5–7 Tab. Nr. 11 Silicea, 5–7 Tab. Nr. 12 Calcium sulfuricum, 7 Tab. Nr. 16 Lithium chloratum ergänzt.

Ergebnis:
Nach einem halben Jahr wurden die Medikamente reduziert, nach einem Jahr sogar abgesetzt. Fast zwei Jahre wurden die Mineralstoffe kontinuierlich eingenommen, danach nur noch in Form einer Kuranwendung. Seit fünf Jahren ist der Mann beschwerdefrei.

▶ Fallbeispiel 3

Fallbeschreibung:
Eine 40-jährige Frau hatte seit mehreren Jahren wiederkehrende Pilzinfektionen in der Scheide und am Fuß. Trotz medikamentöser Behandlung und äußerster Obacht in Pflege von Textilien etc. war sie nie länger als wenige Tage beschwerdefrei.

Empfehlung:
Täglich 12 Tab. Nr. 4 Kalium chloratum, 10 Tab. Nr. 5 Kalium phosphoricum, 7 Tab. Nr. 6 Kalium sulfuricum, 7 Tab. Nr. 7 Magnesium phosphoricum, 12 Tab. Nr. 8 Natrium chloratum, 12 Tab. Nr. 9 Natrium phosphoricum, 12 Tab. Nr. 10 Natrium sulfuricum, zusätzlich Breiauflage und Waschungen mit Nr. 3 Ferrum phosphoricum, Nr. 5 Kalium phosphoricum, Nr. 6 Kalium sulfuricum, Nr. 9 Natrium phosphoricum, basische Bäder.

Reaktion:
Zwei Wochen nach Beginn der Einnahme traten im Gesicht und am Rücken Pickel auf der sonst reinen Haut auf, die sich nicht öffneten und schmerzten. Nachts traten Wadenkrämpfe auf. Die Dosierung der Nr. 9 Natrium phosphoricum wurde auf 15 Tab. erhöht, die Nr. 11 Silicea mit 7 Tab., die Nr. 2 Calcium phosphoricum mit 12–15 Tab. ergänzt, die anderen Mineralstoffe beibehalten, basische Bäder wurden täglich gemacht.

Ergebnis:
Beschwerdefreiheit nach drei Wochen. Die Pickel gingen im Verlauf von drei Monaten zurück. Die Anwendung wurde konsequent über ein Jahr durchgeführt, seitdem in Form einer Kuranwendung. Seit drei Jahren ist die Frau beschwerdefrei.

▶ Fallbeispiel 4

Fallbeschreibung:
Ein drei Monate alter Säugling spuckte nach den Mahlzeiten. Das Ausgespuckte roch säuerlich.

Empfehlung:
Täglich 5–7 Tab. Nr. 9 Natrium phosphoricum, in abgekochtem Wasser aufgelöst und tröpfchenweise in den Mund gegeben, teilweise als dünner Belag auf die Brustwarze der stillenden Mutter vorm Stillen aufgetragen.

Ergebnis:
Bereits nach der zweiten Anwendung ließ das saure Aufstoßen nach, bis es nach einer Woche vollständig verschwand.

▶ Fallbeispiel 5

Fallbeschreibung:
Ein 16-jähriger Junge litt unter Mitessern und kleinen Pickeln im Gesicht und am Rücken.

Empfehlung:
Täglich 12 Tab. Nr. 9 Natrium phosphoricum, zweimal wöchentlich basische Bäder, vor den Bädern wurde eine Mischung aus jeweils 7 Tab. Nr. 8 Natrium chloratum, Nr. 9 Natrium phosphoricum, Nr. 10 Natrium sulfuricum zur Einnahme empfohlen.

Ergebnis:
Nach einem Monat war die Gesichtshaut wieder rein.

▶ Fallbeispiel 6

Fallbeschreibung:
Ein dreijähriger Junge litt unter chronisch geschwollenen Lymphknoten am Hals. Die medizinischen Untersuchungen waren ohne Befund.

Empfehlung:
Täglich 5–7 Tab. Nr. 2 Calcium phosphoricum, 5–7 Tab. Nr. 4 Kalium chloratum, 5–7 Tab. Nr. 7 Magnesium phosphoricum, 10 Tab. Nr. 9 Natrium phosphoricum.

Ergebnis:
Nach vier Wochen Anwendung war die Schwellung vollständig zurückgegangen.

Nr. 10 Natrium sulfuricum – D 6

Na$_2$SO$_4$ – Natriumsulfat, Glaubersalz

Allgemeine Hinweise und Besonderheiten

Natrium sulfuricum ist nach den Erfahrungen und Kenntnissen der Biochemie nach Dr. Schüßler ein grundlegender Mineralstoff mit folgenden **Wirkungsbereichen und Funktionen** im menschlichen Körper:

› Natrium sulfuricum **entzieht den Zellen Wasser** und ist damit wesentlich am natürlichen Zellabbau beteiligt. Natrium sulfuricum bewirkt die Ausscheidung von Wasser aus den Geweben bei abbauenden Stoffwechselprozessen und ist daher die wichtigste Mineralstoffverbindung für die Ausleitung und Ausscheidung.
Natrium sulfuricum unterstützt die Ausschwemmung ausscheidungspflichtiger Substanzen über die Niere und hilft, anfallende Stoffwechselabbauprodukte aus dem Körper zu entfernen. **Ödeme** (Wasseransammlungen) im Körper werden durch Natrium sulfuricum ausgeschieden.

› Natrium sulfuricum ist das **Hauptmittel für die Leber** und ist damit wesentlich für die Inaktivierung und Ausscheidung von Giftstoffen und körpereigenen Stoffwechselabbauprodukten. Da die Leber ein wichtiges Organ zur Ausscheidung von organischen Säuren ist, führt eine Entlastung der Leber immer auch zu einer Entlastung des Säure-Basen Haushalts (siehe Säure-Basen-Haushalt)
Die **Bildung von Gallenflüssigkeit** in der Leber wird durch Natrium sulfuricum angeregt.

› Natrium sulfuricum reguliert den **Glucosehaushalt des Köpers**, indem es Einfluss nimmt auf die Glykogenese (Glykogensynthese) und die Glykogenolyse (Abbau von Glykogen zu Glucose) in der Leber. Es ist damit ein wichtiger Mineralstoff bei Diabetes Typ II.

› Natrium sulfuricum reguliert die **Darmtätigkeit**. Es hilft bei Obstipation und Blähungskoliken, bei akutem Darmkatarrh verbunden mit Diarrhö ist es das biochemische Hauptmittel.

› Bei **Miktionsstörungen** (Blasenentleerungsstörungen) hilft Natrium sulfuricum sowohl bei Störungen beim Entleeren der Harnblase und bei Harnverhalten, als auch bei unwillkürlichem Harnlassen. Natrium sulfuricum ein bewährtes Mittel beim Einnässen der Kinder.

› Natrium sulfuricum fördert die Ausscheidung der **Bauchspeicheldrüse** und ist dadurch bei **dyspeptischen Beschwerden** (Verdauungsbeschwerden) sehr hilfreich, die auf eine verminderte Bauchspeicheldrüsensekretion und den dadurch verursachten Störungen zurückzuführen sind.

Dr. Schüßler hat für Natrium sulfuricum die sechste Dezimalpotenz empfohlen.
Natrium sulfuricum kann überraschend schnell wirken, wenn es sich um dyspeptische Beschwerden oder Blähungen handelt.
Bei chronischen Belastungen im Leberstoffwechsel verbunden mit Wassereinlagerungen im Körper kann es länger dauern, bis eine Besserung eintritt, auch sind hier hohe Dosen dieses Mineralstoffs (bis zu 30 Tabletten täglich) notwendig.
Die Beschwerden bei einem Defizit an Natrium sulfuricum verschlimmern sich bei nassem Wetter.

Speicher im Körper: Leber, Galle
Antlitzanalytische Kennzeichen (siehe Farbtafeln).

Wirkungsbereich und Funktion

Ausscheidung

Natrium sulfuricum ist der Mineralstoff für die Ausscheidung in der Biochemie nach Dr. Schüßler. Leber, Niere, Darm, Bauchspeicheldrüse und Galle werden durch diese Mineralstoffverbindung angeregt. Das geschieht nach Dr. Schüßler dadurch, dass Epithelzellen und Nerven dieser Organe gereizt werden. Natrium sulfuricum zieht durch seinen osmotischen Druck Wasser aus Zellen und Geweben an und scheidet es aus. Natrium sulfuricum hat wie die übrigen Sulfatverbindungen Kalium sulfuricum und Calcium sulfuricum eine reinigende Wirkung auf den Körper.

Zellabbau. *Die Alterung der Zelle setzt mit Zustandsänderung der Zellkolloide infolge eines Wasserverlusts ein* (Thews et al. 1999). Nach Dr. Schüßler zieht Natrium sulfuricum das beim Zellabbau entstehende Wasser an und bewirkt die Ausscheidung dieser Zellen. Es unterstützt damit den natürlichen Zellabbau.
Dr. Schüßler setzte Natrium sulfuricum sogar als Heilmittel der Leukämie ein, da er wusste, dass dieser Mineralstoff den ausgedienten Leukozyten Wasser entzieht und dadurch ihren Zerfall veranlasst. Heute weiß man, dass es sich bei der Leukämie wie bei einem malignen Tumor um eine unkontrollierte Bildung weißer Blutzellen handelt. Es müssen demnach nicht gealterte Leukozyten entfernt werden. Diese Erkrankung bedarf einer intensiven medizinischen Betreuung und kann unterstützend mit den Mineralstoffen nach Dr. Schüßler begleitet werden.

Ödeme. Natrium sulfuricum ist wichtiger Funktionsstoff beim Abbau der Ödeme. Ödeme stellen eine pathologische Flüssigkeitsansammlung im Interstitium oder in den Zellen des Gewebes dar. Für die Regulierung des Wasserhaushaltes ist Natrium chloratum voraussetzend, so dass die Entstehung von Ödemen ursächlich mit einem Defizit an Natrium chloratum zusammenhängen kann. Eine weitere Ursache für die Entstehung von Ödemen kann die Ansammlung von Schlacken im Körper sein. Es handelt sich hierbei um nicht ausgeschiedene Schadstoffe, Stoffwechselabbauprodukte oder nicht ausgeschiedene, schädliche Substanzen wie Proteoglykane im Bindegewebe oder Lipoproteine in den Gefäßwänden.

Ist der Körper nicht ausreichend in der Lage, Giftstoffe oder Schlacken über Darm und Niere auszuscheiden, werden diese Stoffe in wässriger Lösung eingelagert. Geschwollene Füße, Beine, Hände oder Finger, Tränensäcke oder Schwellungen oberhalb und/oder unterhalb des Auges entstehen. Es kommt zu einer „Verwässerung" des Gewebes. Kommt es zu massiver Einlagerung von Schlackenwasser, spricht man von Schadstoffdickleibigkeit.

Natrium sulfuricum bewirkt die Entgiftung und Inaktivierung dieser Stoffe und hilft so, diese im Körper gestauten Flüssigkeitsansammlungen aufzulösen und auszuscheiden.

In der Niere bewirkt Natrium sulfuricum eine gesteigerte Diurese, da Sulfationen in der Niere nicht resorbiert werden und so durch den osmotischen Druck Wasser binden und zur Ausscheidung bringen. Durch die Diurese fördert Natrium sulfuricum die Auflösung der Ödeme.

Ulcus crusis (Unterschenkelgeschwür, „offenes Bein"). Natrium sulfuricum wird bei Ulcus crusis erfolgreich angewandt. Bei großer Schadstoffbelastung sucht der Körper sich oftmals in einem offenen Bein einen Ausgang, aufgestaute Schlackenflüssigkeiten loszuwerden. Diese offenen Hautstellen sind häufig sehr schmerzhaft, nässend und heilen nur sehr langsam ab, oft dauert es Monate bis Jahre trotz intensiver medizinischer Betreuung. Dem Bemühen, diese Stellen zu schließen, steht das Bestreben des Körpers entgegen, sich der Schlackenstoffe auf diese Weise zu entledigen. Durch ausgiebige und regelmäßige Einnahme von Natrium sulfuricum kann die Ausscheidung dieser Stoffe gesteigert werden, so dass das offene Bein abheilen kann (siehe Fallbeispiel 1).

Zur Unterstützung der Heilung sollte die Mineralstoffverbindung in Kombination mit weiteren Mineralstoffverbindungen (siehe u.) auch äußerlich angewandt werden. Die Auswahl weiterer Stoffe richtet sich immer nach der jeweiligen Farbe des austretenden Sekrets (siehe Anwendungen).

Haut. Nässende Ausschläge der Haut mit **grünlichen oder gelbgrünlichen Absonderungen**, Bläschen mit wässrig-gelblich-grünlichen Inhalt zeigen ein Defizit an Natrium sulfuricum. Wie auch bei anderen Hauterkrankungen sollte die Einnahme in solchen Fällen immer durch die äußere Anwendung unterstützt werden.

Werden durch eine Defizit an Natrium sulfuricum Stoffwechselabbauprodukte und Schadstoffe nicht ausreichend ausgeschieden, kann es zu einer Anreicherung dieser Stoffe in der Haut führen, die mit großem **Juckreiz** verbunden ist. Dieser Juckreiz beginnt zumeist in den Beinen, kann sich aber auch auf den ganzen Körper erstrecken und verschlimmert sich häufig in der Wärme. Natrium sulfuricum hilft, die Schadstoffe auszuscheiden und damit den Juckreiz der Haut zu beheben.

Auch die so genannte **Sonnenallergie** verbunden mit juckenden Bläschen kann ein Zeichen dafür sein, dass Schadstoffe in der Haut angereichert wurden, die durch Sonneneinstrahlung aktiviert werden. Auch hier wirkt Natrium sulfuricum entlastend, weil es die Ausscheidung dieser Stoffe anregt. Wertvolle Unterstützung stellen darüber hinaus die basischen Auflagen und Bäder dar (siehe Äußere Anwendung).

Natrium sulfuricum wird bei **Herpes-Infektionen** angewandt. Die Ansammlung von belastenden Schadstoffen und Schlacken schwächt das Immunfeld der Gewebe. Neben der Einnahme sollte dieser Mineralstoff auch äußerlich angewandt werden.

Ebenso wird Natrium sulfuricum innerlich und äußerlich erfolgreich bei **Warzen** angewandt (siehe Fallbeispiel 2).

Leber

Natrium sulfuricum ist der entscheidende Funktionsstoff für die Leber.

Entgiftung. Die Leber als zentrales Organ des Stoffwechsels übernimmt wichtige Funktionen bei der Entgiftung, Inaktivierung und Ausscheidung körpereigener und körperfremder Substanzen.

Auch zur Entgiftung von Alkohol benötigt der Körper Natrium sulfuricum. Erhöhter Alkoholkonsum ist an den typischen Zeichen im Antlitz zu erkennen, der bläulichroten Nase, im Volksmund „Schnapsnase" genannt.

Alkohole können im Körper aber auch im Darm durch bestimmte Vergärungsprozesse selbst entstehen. Die dort befindlichen Bakterien und Hefen können Bestandteile aus rohem Obst und Gemüse zu Alkoholen vergären, die dann über die Blutbahn in die Leber gelangen (siehe Ernährung). Kann die Leber bei einem Defizit an Natrium sulfuricum diesen Alkohol nicht genügend abbauen, kann es zu den typischen Verfärbungen im Gesicht kommen.

Die regelmäßige Einnahme von Medikamenten stellt eine Belastung für die Leber dar, da ständig Fremdstoffe entgiftet werden müssen. Natrium sulfuricum kann die Leber bei dem Abbau dieser Stoffe unterstützen und damit entlastend auf den Körper wirken.

Auch die Entgiftung von Ammoniak, das beim Eiweißabbau im Dickdarm entsteht, erfolgt in der Leber. Wird aufgrund einer veränderten Darmflora oder eines zu alkalischen pH-Werts im Darm zu viel Ammoniak gebildet, belastet das die Leber (siehe Säure-Basen-Haushalt).

Die Leber hat einen entscheidenden Einfluss auf den Säure- Basen- Haushalt des Organismus, da sie über den Abbau organischer Säure (Milchsäure) etwa fünfzig mal mehr H^+-Ionen entgiften kann als die Niere. Wird die Leber durch den Abbau von Gift- und Fremdstoffe belastet, hat sie nicht genug Kapazität zum Abbau der

organischen Säuren frei. Die Säuren verbleiben im Gewebe und belasten den Organismus.
Natrium sulfuricum unterstützt die Leber in der Entgiftung und Ausscheidung von körpereigenen und körperfremden Stoffen. Die Entlastung der Leber ist ein wichtiges therapeutisches Ziel bei einer Belastung des Säure-Basen-Haushalts und chronischer Übersäuerung des Organismus.

Galle. Auf die Gallensekretion hat Natrium sulfuricum einen regulierenden Einfluss. Eine übermäßige Gallenabsonderung wird gehemmt, bei geringer Absonderung von Galle, die sich in Verdauungsbeschwerden äußert, wirkt diese Mineralstoffverbindung anregend.
Bei Darmkatarrhen mit Erbrechen von Galle wird Natrium sulfuricum erfolgreich angewandt.

Glucosestoffwechel. Glucose wird in der Leber unter Einfluss von Insulin in Form von Glykogen gespeichert (Glykogenese). Bei einem Absinken des Blutglucosespiegels wird es unter Freisetzung von Energie wieder zu Glucose abgebaut. Dieser Vorgang, auch Glykogenolyse genannt, wird durch Glucagon gesteuert. Natrium sulfuricum unterstützt diesen Prozess und wirkt dadurch regulierend auf den Blutglucosespiegel. Es ist damit das Hauptmittel bei **Typ-II-Diabetes**.
Beide Hormone, Insulin und Glucagon, werden in den Langerhansschen Inseln des Pankreas gebildet werden. Da Natrium sulfuricum die Pankreassekretion anregt, könnte eine mögliche Erklärung für die regulierende Wirkung von Natrium sulfuricum auf den Blutglucosespiegel auch darin begründet liegen, dass die Sekretion dieser Hormone angeregt oder reguliert wird.

Darm

Obstipation. Nach Dr. Schüßler werden die motorischen Nerven des Dickdarms durch Natrium sulfuricum angeregt, so dass dieser Mineralstoff bei Verstopfung und Blähungen eingesetzt wird (siehe Fallbeispiel 3).
(Abführen der Gase und Koliken, siehe Nr. 7 Magnesium phosphoricum).

Diarrhö. Bei akuten und chronischen Darmkatarrhen ist Natrium sulfuricum der Hauptmineralstoff. Nach Dr. Paul Feichtinger ist dieses Mittel dasjenige, mit welchem man die meisten Darmkatarrhe zum Stillstand bringt. *Es hilft in Durchschnittsfällen mit derselben Sicherheit wie das allopathische Opium, dabei aber ohne jegliche Nebenwirkung, vor allem ist eine stopfende Dauerwirkung nie zu befürchten* (Feichtinger 1929).
Natrium sulfuricum unterstützt den Darm als Ausscheidungsorgan. Bei infektiös bedingten Darmkatarrhen, durch Bakterien oder Viren ausgelöste Darmentzündungen wird die wichtige Ausscheidung der Erreger und Toxine nicht unterdrückt (siehe Fallbeispiel 4).

Eine Diarrhö muss aber nicht immer durch Erreger verursacht werden. Bei einer starken Belastung des Körpers mit Schlackenstoffen kann die Diarrhö eine eruptive Reinigung des Körpers darstellen.

Harnblase

Miktionsstörungen. Die Miktion (Blasenentleerung) stellt einen willkürlich ausgelösten, reflektorisch ablaufenden Vorgang dar. Die Kontraktion des Detrusormuskels (glatte Muskulatur der Blasenwand) ist voraussetzend für die Entleerung der Blase. Um den Nerv zu reizen, der diesen Muskel aktiviert, bedarf es nach Dr. Schüßler Natrium sulfuricum.
Ein Defizit an Natrium sulfuricum führt daher zu **Harnverhalten**, welches erfolgreich mit diesem Mineralstoff behandelt werden kann.

Inkontinenz. Natrium sulfuricum reizt die sensorischen Nerven der Harnblase und erzeugt dadurch das Bedürfnis, die Harnblase zu entleeren. Fehlt aufgrund eines Defizits an Natrium sulfuricum dieser Reiz, so kommt es zu unwillkürlichem Harnlassen, der **Harninkontinenz**.
Auch bei Enuresis nocturna, dem nächtlichen **Bettnässen**, das hauptsächlich bei Kindern anzutreffen ist, wird Natrium sulfuricum erfolgreich eingesetzt (siehe Fallbeispiel 5).

Pankreas (Bauchspeicheldrüse)

Nach Schüßler reizt Natrium sulfuricum die Epithelzellen der Pankreas und bewirkt damit die Absonderung von Pankreassekret. Dieses Sekret enthält eine Vielzahl von Enzymen, die für das Aufschließen von Proteinen, Kohlenhydraten und Fetten im Darm benötigt werden und damit für eine Verwertung der Nahrungsbestandteile wesentlich sind. Es besitzt aufgrund seines hohen Hydrogencarbonatgehalts einen alkalischen pH-Wert und neutralisiert gemeinsam mit der ebenfalls alkalischen Galle und dem Darmsaft den sauren Magensaft. Der pH-Wert des Darms hat einen entscheidenden Einfluss auf die Funktion der Verdauungsenzyme und auf die natürliche Darmflora und spielt damit eine wichtige Rolle für den Verdauungstrakt.
Bei einem Defizit an Natrium sulfuricum kommt es zu einer verminderten Pankreassekretion. Es tritt ein Mangel an Verdauungsenzymen auf, was in der Folge eine Störung der Fettverdauung hervorrufen kann.
Durch eine verminderte Pankreassekretion können dyspeptisch Beschwerden (Verdauungsbeschwerden) infolge veränderter Enzymproduktion, veränderter Darmmotilität oder veränderter Darmflora auftreten. Symptome wie Blähungen, Durchfällen oder kolikartigen Schmerzen können mit Natrium sulfuricum hilfreich behandelt werden. Bei Neigung zu Blähungen ist Natrium sulfuricum das wichtigste Mittel.

Natrium sulfuricum und seine Bezüge zu charakterlichen Strukturen

In der Beobachtung von Menschen mit einem starken Defizit an Natrium sulfuricum haben sich in der biochemischen Praxis folgende Themen im Bezug zum Charakter als wesentlich bestätigt:

› Aggressive Gefühle: spüren und annehmen
› Aggressive Gefühle im Umgang mit anderen Menschen

Aggressive Gefühle: spüren und annehmen

Auf der körperlichen Ebene steht ein enger Übergang von Nr. 6 Kalium sulfuricum und Nr. 10 Natrium sulfuricum. Auch auf der Ebene der Persönlichkeit gibt es einen Übergang vom Ärger (Thema des Mineralstoffs Nr. 6 Kalium sulfuricum) zum Hass. Viele Menschen gestehen sich starke Gefühle wie Wut, Zorn und Hass nicht ein. Vielleicht sind sie als Kind ermahnt worden, dass diese Gefühle „falsch" sind, nicht einmal in Gedanken einen Platz haben dürfen. Menschen, die starke negative Gefühle unterdrücken, haben einen hohen Bedarf an Natrium sulfuricum.

Aggressive Gefühle im Umgang mit anderen Menschen

Gefühle, die sich der Mensch nicht eingesteht, können nicht weiter erforscht und bearbeitet werden. Sie bekommen ein Eigenleben. Geht der Mensch nicht mit seinen Gefühlen um, gehen die Gefühle mit dem Menschen um. Andere Menschen werden zur Bedrohung, weil sie die entsprechenden Gefühle auslösen können. Eskaliert dieser Prozess, brechen die Gefühle nach außen. Die Umgangssprache kennt den Ausdruck: Da läuft die Galle über.

Menschen, die unkontrollierbare Wut- und Gefühlsausbrüche zeigen, die unversöhnbar gegen andere wettern, haben einen hohen Bedarf an Natrium sulfuricum.

Bewährte Kombinationen

Ausleitung. Nr. 4 Kalium chloratum, Nr. 6 Kalium sulfuricum, Nr. 8 Natrium chloratum, Nr. 10 Natrium sulfuricum, Nr. 18 Calcium sulfuratum, Nr. 21 Zincum chloratum, Nr. 26 Selenium

Blähungen. Nr. 7 Magnesium phosphoricum, Nr. 10 Natrium sulfuricum

Warzen. Nr. 4 Kalium chloratum, Nr. 10 Natrium sulfuricum

Herpes. Nr. 3 Ferrum phosphoricum, Nr. 8 Natrium chloratum, Nr. 10 Natrium sulfuricum, Nr. 21 Zincum chloratum, Nr. 26 Selenium

Offene Beine. Nr. 4 Kalium chloratum, Nr. 8 Natrium chloratum, Nr. 9 Natrium phosphoricum, Nr. 10 Natrium sulfuricum, Nr. 11 Silicea, Nr. 12 Calcium sulfuricum

Begleitende Therapiemöglichkeiten

Lymphdrainage, Osteopathie

Hilfreiche Fragen

?	Ermittlung des Bedarfs an Natrium sulfuricum

- Haben Sie häufig geschwollene Hände oder Füße?
- Neigen Sie zu Blähungen?
- Leiden Sie öfters unter juckender Haut?
- Bekommen Sie häufig Warzen oder Herpes?
- Leiden Sie unter Sonnenallergie?

Fallbeispiele

 Fallbeispiel 1

Fallbeschreibung:
Ein 46-jähriger Mann hatte seit mehreren Jahren an beiden Unterschenkeln oberhalb der Knöchel 10 cm hohe und 3 cm breite offene Stellen.

Empfehlung:
Täglich 7 Tab. Nr. 1 Calcium fluoratum, 7 Tab. Nr. 2 Calcium phosphoricum, 7 Tab. Nr. 3 Ferrum phosphoricum, 7 Tab. Nr. 4 Kalium chloratum, 7 Tab. Nr. 5 Kalium phosphoricum, 12 Tab. Nr. 8 Natrium chloratum, 12 Tab. Nr. 9 Natrium phosphoricum, 20 Tab. Nr. 10 Natrium sulfuricum, 7 Tab. Nr. 12 Calcium sulfuricum, zusätzlich äußere Anwendung der Mineralstoffe als Breiauflage, basische Bäder.

Reaktion:
Zunächst trat eine deutliche Verbesserung ein. Als nach zwei Monaten die Nr. 6 Kalium sulfuricum mit 7 Tab. ergänzt wurde, brachen die schon teilweise geschlossenen Hautstellen wieder auf. Der Mineralstoff Nr. 6 Kalium sulfuricum wurde im Verlauf der nächsten zwei Jahre in Form einer Kuranwendung immer wieder für mehrere Wochen eingesetzt.

Ergebnis:
Nach zwei Jahren regelmäßiger Anwendung waren die Hautstellen abgeheilt.

Fallbeispiel 2

Fallbeschreibung:
Ein 10-jähriges Mädchen hatte an beiden Beinen vom Fuß aufwärts so genannte Schwimmbadwarzen. Kleinere Warzen zogen sich bereits von der Hüfte bis zur Brust hoch. Die innere Anwendung der Mineralstoffe wurde verweigert.

Empfehlung:
Tägliches Mineralstoffbad mit jeweils 30 Tab. Nr. 4 Kalium chloratum, Nr. 10 Natrium sulfuricum, zusätzlich am Fuß Breiauflage mit den Mineralstoffen.

Reaktion:
Nach dem ersten Mineralstoffbad waren die kleinen Warzen verschwunden. Zwei größere Warzen am Fuß erschienen blutig, eine verhärtet. Das Mineralstoffbad wurde um jeweils 20 Tab. Nr. 1 Calcium fluoratum und Nr. 3 Ferrum phosphoricum ergänzt.

Ergebnis:
Nach einer Woche täglicher Anwendung des Bades war keine Warze mehr zu sehen. Das Mineralstoffbad wurde danach über einen Zeitraum von 8 Wochen einmal wöchentlich angewandt.

Fallbeispiel 3

Fallbeschreibung:
Eine 58-jährige Frau litt unter Verstopfung. Große Probleme machten ihr abgehende stinkende Gase, die so belastend waren, dass sie soziale Zusammenkünfte in Räumen möglichst vermied. Aufgrund der Verstopfung hatte sie die Ernährung auf einen sehr hohen Anteil an Rohkost umgestellt. Insbesondere am Abend nahm sie rohes Obst und Gemüse zu sich.

Empfehlung:
Täglich 7 Tab. Nr. 4 Kalium chloratum, 7 Tab. Nr. 8 Natrium chloratum, 12 Tab. Nr. 9 Natrium phosphoricum, 20 Tab. Nr. 10 Natrium sulfuricum, 2 x täglich 7 Tab. Nr. 7 Magnesium phosphoricum als „Heiße Sieben", zusätzlich basische Bäder, Ernährungsempfehlung: Obst morgens in Maßen, Gemüse und Salat als Rohkost in Maßen mittags, abends basische Gemüsebrühe.

Ergebnis:
Ab dem ersten Tag der Anwendung zeigte sich eine deutliche Besserung der Beschwerden. Nach fünf Wochen Anwendung war die Frau beschwerdefrei.

▶ Fallbeispiel 4

Fallbeschreibung:
Eine 78-jährige bettlägerige Frau litt seit fünf Tagen an Diarrhö. Es waren bereits zwei Ärzte konsultiert worden. Diese hatten ihr Loperamid und Kohletabletten verschrieben, die jedoch keine Wirkung zeigten.

Empfehlung:
Zweimal täglich 15 Tab. Nr. 10 Natrium sulfuricum in Wasser aufgelöst trinken.

Ergebnis:
Nach einem halben Tag zeigte sich eine Besserung der Beschwerden, am zweiten Tag war die Diarrhö überstanden.

▶ Fallbeispiel 5

Fallbeschreibung:
Ein 7-jähriges Mädchen nässte nachts regelmäßig ein.

Empfehlung:
Täglich 12–15 Tab. Nr. 10 Natrium sulfuricum.

Ergebnis:
Nach 14 Tagen Anwendung nässte das Mädchen nachts nicht mehr ein.

Nr. 11 Silicea – D 12

SiO$_2$ – Siliciumdioxid

Allgemeine Hinweise und Besonderheiten

Silicea ist nach den Erfahrungen und Kenntnissen der Biochemie nach Dr. Schüßler ein grundlegender Mineralstoff mit folgenden **Wirkungsbereichen und Funktionen** im menschlichen Körper:

- Silicea ist der Hauptfunktionsstoff der Bindegewebszellen und voraussetzend für den Aufbau des Bindegewebes. Bei einem Defizit an Silicea verliert das **Bindegewebe** an Fülle und Struktur.
- Silicea ist wesentlich an der Neubildung von **Knochen** und **Knorpel** beteiligt.
- Silicea unterstützt den Aufbau des Zahnbeins und den Erhalt der **Zähne**.
- Silicea ist wichtiger Funktionsstoff zum Aufbau des **Epithelgewebes**. Er wird bei chronischen Entzündungen der Epithelgewebe, beispielsweise der Nieren und Harnblase, angewandt.
- Silicea gilt als wesentlicher Funktionsstoff für einen gesunden Aufbau der **Haut** und **Hautanhangsgebilde**. Silicea unterstützt den Wuchs der **Haare** und wird bei Haarausfall angewandt. Silicea fördert das gesunde Wachstum der **Nägel** und ist voraussetzend für die Tätigkeit der **Schweißdrüsen**. Unterdrückter Schweiß kann mit der Anwendung von Silicea wieder in Fluss kommen.
- Silicea ist ein biochemisches Nervenmittel und notwendig für die Leitfähigkeit der **Nerven**. Die Anwendung hat sich bei akuten Reizungen (Ischias) ebenso wie bei nervöser Schlaflosigkeit, Zuckungen, entzündlichen Veränderungen an den Nervenhüllen und Sehnenscheiden bewährt.
- Silicea stärkt **sensorische Systeme** und unterstützt Sinneswahrnehmungen beispielsweise des Ohrs und des Auges.
- Silicea ist notwendiger Funktionsstoff bei Erkrankungen, die im Zusammenhang mit einer **chronifizierten Übersäuerung** stehen wie Nierengrieß oder gichtisch-rheumatischen Erkrankungen.

Die Einnahme von Silicea wurde von Dr. Schüßler in der zwölften Dezimalpotenz empfohlen. Silicea gilt als das biochemische Verjüngungsmittel, weil ein starkes Defizit an Silicea an vermehrter Faltenbildung sichtbar wird. Silicea wird sehr langsam vom Körper aufgenommen und weniger akut, mehr bei chronischen Störungen angewandt. Deshalb erfordert gerade diese Mineralstoffverbindung eine geduldige, lang andauernde Einnahme. Eine höhere Dosierung als 5–7 Stück ist nur selten und dann in akuten Situationen angezeigt. Nackenkopfschmerz, der sich vom Nacken herauf zum Hinterkopf und Scheitel zieht, zeigt Bedarf an Silicea an. Ebenso eine auffällige Geräusch- und Lichtempfindlichkeit. Störungen und Beschwerden, die mit einem Defizit an Silicea in Zusammenhang gebracht werden, verschlimmern sich nachts.

Die Einnahme von Silicea führt zur Lösung angestauter Harnsäure und muss in Fällen einer Überladung mit Harnsäure mit Nr. 9 Natrium phosphoricum und Nr. 8 Natrium chloratum zur Ausleitung und Regulierung begleitet werden, da sonst schmerzhafte Reaktionen in Gelenken oder Muskulatur sowie Übersäuerungsbeschwerden des Magens auftreten können. Die isolierte Einnahme von Silicea empfiehlt sich nur in akuten Situationen wie beispielsweise Ischiasbeschwerden oder auf der Grundlage einer eingehenden fachgerechten Beratung.

Speicher im Körper: Bindegewebe, Epithelgewebe
Antlitzanalytische Kennzeichen (siehe Farbtafeln).

Wirkungsbereich und Funktion

Bindegewebe

Aufbau und Funktion. Silicea ist nach Dr. Schüßler Bestandteil der Zellen des Bindegewebes. Das Bindegewebe trägt seinen Namen deshalb, weil es das verbindende Element im Körper ist (siehe Nr. 12 Calcium sulfuricum). Es ist das am häufigsten vorkommende Gewebe und verbindet Gewebe, Organe und Organsysteme zu einem einheitlichen Körper. Neben dieser Funktion hat es durch Knorpel und Knochen noch Stützfunktion. Die Bedeutung des Bindegewebes für die Gesundheit wurde insbesondere von dem Wiener Arzt Pischinger nach 1945 in den Mittelpunkt seiner Arbeiten gestellt (Pischinger 2004).

Professor Schulz stellte bereits 1903 in seinen Untersuchungen fest, dass es im menschlichen Körper keine Bindegewebe ohne Kieselsäure gibt, und dass der Anteil an Kieselsäure umso höher war, je jünger das zu untersuchende Bindegewebe war. Den höchsten Anteil fand er im embryonalen Gewebe und kam zu dem Schluss, dass Aufbau, Erhalt und Funktion des Binde- und Epithelgewebes vom Bestand der Kieselsäure abhängig sind und ein durch das Alter bedingter Verbrauch zu entsprechenden Störungen des Bindegewebes und der Epithelgewebe führen kann. Schulz untersuchte die Wirkung der Substitution konzentrierter Kieselsäure am Menschen und kam aufgrund der Reaktionen dieser Zufuhr zu der Schlussfolgerung, die Anwendung der Kieselsäure in der durch Verreibung fein verteilten Form zu empfehlen (Schulz 1903).

Silicea empfiehlt sich allgemein in der Prophylaxe, um Störungen, die aus einem altersbedingten Defizit entstehen können, zu verhüten.

Bindegewebsschwäche. Bei einem Defizit an Silicea wird das Bindegewebe brüchig und es kommt zu Rissen. Calcium fluoratum unterstützt die Elastizität der Haut und Silicea unterstützt die Struktur und Festigkeit. Insbesondere in der Schwangerschaft dient die Anwendung – auch äußerlich – der prophylaktischen Versorgung, um beispielsweise Risse des Gewebes (Schwangerschaftsstreifen) zu vermeiden.
Die innere und äußere Anwendung von Silicea hat sich insbesondere bei Hernien (Nabelbruch, Leistenbruch) bewährt (siehe Fallbeispiel 1).

Bluterguss. Nach Dr. Schüßler kann Silicea auch bewirken, *dass ein in einem Gewebe befindlicher Bluterguss mittels der Lymphgefäße resorbiert wird* (Schüßler 1904).
Ein Defizit an Silicea führt augenscheinlich zu einer Schwäche der Gefäßwände. In der Anwendungspraxis hat sich gezeigt, dass die Anwendung von Silicea bei Menschen, die auch bei leichteren Stößen zu Blutergüssen neigen, zu einer Besserung dieser Störung führt.

Eiterungen. Silicea hat sich in der Anwendung bei geschlossenen Eiterungen bewährt (siehe Fallbeispiel 2). Die Funktionsfähigkeit der Bindegewebszellen ist wesentlich bei Eiterungsprozessen. Diese stoßen den Eiter ab. Die Aufnahme erfolgt entweder durch die Lymphe, oder es kommt zum Austritt nach außen.

Knochen- und Knorpelgewebe

Knochen. Silicea ist an der Neubildung des Knochens (hier: Geflechtknochen) beteiligt und wird nach Knochenbrüchen, bei Osteoporose und bei Wachstumsproblemen angewandt. Geflechtknochen findet sich bei der Knochenneubildung in der Organogenese und nach einer Fraktur als Vorform des Lamellenknochens.

Knorpel. Silicea ist hilfreich bei degenerativen Veränderungen des Knorpelgewebes oder nach Verletzungen. Dies betrifft insbesondere den sog. Faserknorpel in den Zwischenwirbelscheiben der Wirbelsäule, der Schambeinfuge und den Menisken des Kniegelenks (siehe Fallbeispiel 3).

Zahnbein

Silicea unterstützt den Aufbau des Zahnbeins und den Halt der Zähne und kann bei Problemen kariöser Art, beim Zahnaufbau und zur Gesunderhaltung der Zähne angewandt werden.
Der menschliche Zahn besteht aus Dentin, Schmelz und Zahnzement (Cementum). Er ist nicht durchgehend kompakt. Im Kern befindet sich eine Höhle, die Pulpa genannt wird.

Dentin. Silicea ist Funktionsstoff der Odontoblasten, deren verkalktes Sekretionsprodukt das Dentin ist. Es macht den größten Teil des Zahnes aus. Odontoblasten können im Unterschied zu den Schmelzbildnern zeitlebens Dentin produzieren. Dies führt dazu, dass die Pulpa mit fortschreitendem Alter immer kleiner werden kann. Da nur die Bereiche zwischen den Odontoblastfortsätzen verkalken können, entsteht ein Mikroröhrensystem, dass wichtige Funktion für die Weiterleitung von Temperatur-, Druck- und Schmerzempfindung hat.

Zahnzement. Silicea ist Funktionsstoff der Zementoblasten. Zahnzement wird zeitlebens produziert. Beim Zahnzement handelt es sich um Knochengewebe. Dieses ist von einem Bindegewebe, der Wurzelhaut, umgeben. In der Wurzelhaut befinden sich Haltebänder, über die der Zahn federnd in den Alveolen (Zahnfächer) aufgehängt ist. Bei lockeren Zähnen empfiehlt sich die unterstützende Anwendung von Silicea.

Zahnfisteln. Silicea wird als ergänzender Funktionsstoff zu den Mineralstoffen Nr. 12 Calcium sulfuricum und Nr. 9 Natrium phosphoricum in der Anwendung bei so genannten Zahnfisteln empfohlen.

Epithelgewebe

Nach Dr. Schüßler ist Silicea Bestandteil der Epithelgewebe. Überall dort, wo Oberflächen abzudecken sind wie zum Schutz der Organe, sind Epithelgewebe.
Bei chronischen Erkrankungen kommt es häufig zum Abbau oder auch zu Verletzungen der Epithelgewebe, deren Regeneration mit den Gaben von Silicea unterstützt werden kann. Dies betrifft vor allem: Schilddrüsengewebe, Leber, Niere, Nierenbecken, Nierenkelche, Harnblase, Epidermis, äußerer Gehörgang, Mundhöhle, Speiseröhre, Luftröhre.
Da auch das Augenlid aus Epithelgewebe besteht, ist das Schlupflid auch als Defizit von Silicea zu werten. In der biochemischen Literatur findet sich bei dem Schlupflid der Hinweis auf Nr. 22 Calcium carbonicum (Feichtinger et al. 2002). Da die Zeichen einer vorzeitigen Alterung sowohl auf Nr. 11 Silicea als auch auf Aspekte der Nr. 22 Calcium carbonicum hinweisen, dürfte es sich bei dem Schlupflid um ein Anzeichen für beide Mineralstoffe handeln. Dies belegen auch umfangreiche Beobachtungen in der Praxis.
Weitere Anwendungsbereiche von Silicea können unterstützend zur medizinischen Behandlung auch fibrotische Veränderungen wie Leberzirrhose und Lungenfibrose sein.

Haut und Hautanhangsgebilde

Haut. Silicea gilt als biochemisches Schönheitsmittel der Haut. Bei einem starken Defizit an Silicea kommt es zum Schwund an Bindegewebe und entsprechend zur

Faltenbildung. Silicea gilt daher auch als „Verjüngungsmittel", da eine kontinuierliche Anwendung den Prozess der Faltenbildung sichtbar verlangsamt.

Nach Dr. Schüßler ist Silicea Bestandteil der Epidermis. Silicea ist jedoch auch ein bedeutender Funktionsstoff für das Korium, die Lederhaut. Diese enthält ortsständige Fibrozyten und Fibroblasten sowie freie Bindegewebszellen wie Makrophagen, Mast-Plasmazellen, Gefäße, Nervenfasern, Drüsen und Haarwurzeln. Die oberflächliche Schicht des Koriums, das Stratum papillare umfasst die zapfenartigen Bindegewebsvorstülpungen in die Epidermis hinein, mit der es verzahnt ist.

Silicea stärkt die Hautanhangsgebilde (Haare, Nägel, Talg-, Schweiß- und Milchdrüsen). Diese sind ausdifferenzierte Epithelknospen.

Schweißdrüsen. Silicea ist voraussetzend für die Regulierung einer gesunden Schweißbildung. Nach Dr. Schüßler kann Silicea unterdrückten Fußschweiß wieder hervorrufen und indirekt durch Fußschweiß entstandene Krankheiten heilen. Unterdrückte Schweißbildung wurde und wird in der Naturheilkunde mit der Entstehung und Förderung verschiedenster Krankheitsbilder in Verbindung gebracht und gilt heute allgemein als eine Ursache der Bildung von Nierensteinen. Silicea wird ebenso bei übermäßiger Schweißbildung an Kopf, Händen und Füßen angewandt (siehe Fallbeispiel 6).

Die ca. drei Millionen Schweißdrüsen kommen in unterschiedlicher Dichte überall in der Haut vor. Besonders häufig sind sie im Bereich von Stirn, Handteller, Fußsohle mit ca. 400 pro cm². Ihr saures Sekret (pH 4,5; 0,4 % NaCl), das auch Immunoglobuline enthält, hemmt Bakterienwachstum und dient der Wärme und Ionenabfuhr. Bei einem Defizit an Silicea verändert sich zunächst Zusammensetzung und Menge des Schweißes. In der Antlitzanalyse erkennen wir dies als Politurglanz. In einem chronifizierten Prozess ist keine Schweißabsonderung mehr möglich. Eine geduldige, lang andauernde Einnahme von Silicea ist erforderlich.

Duftdrüsen. Silicea unterstützt die Duftdrüsen. Die Duftdrüsen treten meist zusammen mit Haaren auf und werden erst mit der Pubertät stärker aktiv. Man findet sie nur an wenigen Stellen: der Achselhöhle, um den After, um die Brustwarzen, am Hodensack, den großen Schamlippen, in der Schamregion und in der Dammregion. Als besonders differenzierte Duftdrüsen gelten die Zeruminaldrüsen des Gehörganges und die Mollschen Drüsen des Augenlids.

Die Ausführungsgänge der Duftdrüsen münden in der Nähe von Haarfollikeln. Das eigentliche Sekret der Drüsen ist geruchlos, erst durch die Hautbakterien entsteht der „Duft". Die Duftdrüsen können vom Menschen unbemerkt „Signale" an die Umwelt abgeben und sind für die nonverbale Verständigung der Menschen untereinander von hoher Bedeutung.

Brustdrüse. Silicea fördert den Milchfluss. Die in der Brustdrüse nur vereinzelt vorkommenden um die Endstücke und Ausführungsgänge präsenten Myoepithelzellen sind am Milchejektionsreflex beteiligt. Dieser wird durch das Saugen ausgelöst.

Talgdrüsen. Die Talgdrüsen kommen bis auf wenige Ausnahmen (z. B. Lippenrot, Augenlid) an Haarbälgen vor. Sie bilden den Talg, der Haut und Haare geschmeidig und glänzend macht, wasserabstoßend und keimwachstumshemmend wirkt. Die Corynebakterien der physiologischen Hautflora spalten Talg zu Fettsäuren, die für das saure Milieu auf der Haut mitverantwortlich sind. Mitesser (Komedonen) entstehen, wenn bei gesteigerter Talgproduktion und gleichzeitiger follikulärer Verhornungsstörung der Talgabfluss behindert ist (siehe Nr. 9 Natrium phosphoricum). Pickel entstehen, wenn dabei Hautkeime in die Drüse bzw. zugehörige Haarfollikel eindringen und dadurch Körperabwehrzellen einwandern, die hier zur Eiterbildung führen. Geschlossene Eiterbildungen können zusätzlich zur Einnahme des Mineralstoffs mit der äußeren Anwendung von Silicea behandelt werden (siehe Fallbeispiel 2).

Haare. Silicea unterstützt Haarwachstum und Nährung der Haare. Es wird bei Haarausfall und splissigen, glanzlosen Haaren angewandt. Im Blick der Anwender ist meistens das Kopfhaar. Die meisten Haare des Körpers sind jedoch nur wenige mm lang. Nur im Bereich von Handteller, Fußsohle und Teilen des äußeren Genitals fehlen sie. Sonderformen der Haare sind beispielsweise Kopfhaare, Wimpern, Haare des äußeren Gehörganges.
Haare entstehen durch eine punktuell extreme Verhornung der Epidermis. Das Haar ist die Hornspitze, die bindegewebige Wurzelscheide entspricht der Epidermis und der Haarbalg mit seiner bindegewebigen Papille entspricht den Bindegewebspapillen der Kutis. Von der äußeren Wurzelscheide mit den Basalzellen geht das Wachstum des Haares aus. Es schließt sich die innere epitheliale Wurzelscheide an. In dieser ist die Haarcuticula verzahnt und sichert den festen Halt der Haare. Im Haarschaft an der bindegewebigen Wurzelscheide münden die Talgdrüsen ein. Silicea wird bei Haarwachstumsproblemen und bei Haarausfall erfolgreich eingesetzt, siehe Fallbeispiel 4).

Nägel. Silicea wird bei Problemen des Nagels angewandt. Die Nagelplatte besteht aus unregelmäßig, übereinander geschichteten Hornzelllagen. Ein Defizit an Silicea führt zur unzureichenden Verbindung der einzelnen Platten. Deutliches Zeichen eines Defizits an Silicea ist daher die Auflösung der Nägel in Schichten oder auch Längsrillen in der Nagelplatte.

Nerven

Leitfähigkeit der Nerven. Silicea ist voraussetzend für die Leitfähigkeit der Nerven. Silicea wird bei gereizten Nerven, Überempfindlichkeiten, Schreckhaftigkeit, Zerstreutheit und Zuckungen angewandt.
Die Bedeutung von Silicium für die Leitfähigkeit der Nerven ist wissenschaftlich belegt. Heutige Neural-Prothesen wie beispielsweise Implantate der Innenohrschnecke bei starken Hörschäden nutzen Metallelektroden mit Siliciumüberzug, um aufgenommene Signale als elektrische Impulse direkt in das Gehirn zu leiten.

Nervenzellen zeichnen sich dadurch aus, dass sie elektrisch aktiv werden können. Die elektrische Aktivität kann zur Weiterleitung von Signalen benutzt werden. Grundlage für die elektrische Aktivität der Nervenzellen ist das so genannte Aktionspotential. Ein Aktionspotential breitet sich auf der ganzen Zelloberfläche aus und kann über weite Strecken transportiert werden, z. B. vom kleinen Zeh bis ins Rückenmark. Voraussetzend für die schnelle Weiterleitung, damit die Schnelligkeit der Reaktion, ist die Isolierung der Nervenfasern durch gerollte Fettmembranen (Myelinscheide), die in definierten Abständen das Axon (Zellausläufer) frei lassen (Schnürring). Das Aktionspotential breitet sich so nicht entlang der ganzen Zellmembran aus, sondern springt von Schnürring zu Schnürring weiter (saltatorische Erregungsfortleitung). Für den Aufbau der Schnürringe ist Silicea voraussetzend. Der Aufbau der Myelinscheiden kann wesentlich mit Nr. 5 Kalium phosphoricum, Nr. 9 Natrium phosphoricum und Nr. 11 Silicea unterstützt werden.

Gereizte Nerven. Silicea stärkt die Nervenkraft. Die gereizten Nerven werden vielfach mit einer Säureüberladung in Verbindung gebracht (Feichtinger et al. 2006). Für eine langfristig erfolgreiche Anwendung mit Silicea bei gereizten Nerven empfiehlt sich die Entlastung von Säuren (siehe Säure-Basen-Haushalt) und gleichzeitige Anwendung von Nr. 8 Natrium chloratum, Nr. 9 Natrium phosphoricum, Nr. 10 Natrium sulfuricum.

Zuckungen. Bei einem chronischen Defizit an Silicea kann es zu unwillkürlichen Zuckungen der Mundwinkel, der Augenlider, der Wangen kommen. Eine höher dosierte Anwendung, mindestens 12 Tabletten am Tag und Stabilisierung des Säure-Basen-Haushaltes (siehe gereizte Nerven) können rasch zu einer Entlastung führen (siehe Fallbeispiel 5).
Auch die nächtlichen Zuckungen der Beine (Restless legs) erfordern die Anwendung von Silicea (siehe u. Bewährte Kombinationen).

Epilepsie. Silicea ist auch bei Epilepsie angewandt worden (Biochemischer Verein Oldenburg 1913). Bei der Epilepsie handelt es sich um eine anfallsartige elektrische Depolarisation von Nervenzellen, die zur damaligen Zeit noch nicht wissenschaftlich dargelegt werden konnte. Erscheinungsformen und Ausmaß der Epilepsie sind sehr differenziert. Eine konstitutionelle Unterstützung im Allgemeinen sollte auf der Basis einer individuellen, fachgerechten Beratung erfolgen.
Neben Silicea sind in jedem Fall weitere Mineralstoffe (siehe Nervenstärkung) erforderlich.
Die Mineralstoffe nach Dr. Schüßler können allerdings – gerade auch bei einer medikamentösen Therapie oder beim Ausschleichen der Medikamente nach anfallsfreier Zeit – die Konstitution des betroffenen Menschen entscheidend stärken.

Sensorische Systeme

Silicea stärkt allgemein die sensorischen Systeme, da die von den Sinnesorganen aufgenommen Reize in elektrische Impulse umgewandelt werden. Die Weiterleitung der elektrischen Impulse setzt die Leitungsfähigkeit der Nervenbahnen voraus, dessen Hauptfunktionsstoff Silicea ist.

Tastsystem. Silicea unterstützt die Tastempfindung, da es Funktionsstoff für Meissnersche Tastkörperchen und Sinneshaare ist.

Auditives System. Nach Schüßler führt ein Defizit an Silicea zu erweiterten und trockenen Gehörgängen (Schüßler 1904). Das äußere Ohr bündelt Schallwellen Richtung Gehörgang und ist aufgrund seiner Form wesentlich am Richtungshören beteiligt. Vier Einzelkomponenten bestimmen das Gehör: das Ohr mit dem äußeren Gehörgang, das Mittelohr, das Innenohr, in dem die mechanischen Schwingungen in elektrische Reize umgewandelt werden und schließlich dem Hörnerv und der zentralnervösen Verarbeitung der Sinneseindrücke zu einem Hörerlebnis. Silicea ist voraussetzend für die Überleitung der elektrischen Signale und stärkt die Sinneshaare, die eigentlichen Rezeptoren. Silicea ist ein wesentlicher Funktionsstoff bei allgemein nachlassendem Gehör. Hohe, pfeifende Geräusche bei Tinnitus zeigen einen sehr hohen Bedarf an Silicea an.

Gleichgewichtssystem. Silicea unterstützt das Gleichgewichtsorgan. Das Innenohr beinhaltet neben dem Gehör auch das Gleichgewichtsorgan. Das Gleichgewichtsorgan besteht aus zwei getrennten Systemen. Informationen über die Lage im Raum vermitteln zwei kleine Flächen mit Sinneshaaren, die bedeckt sind von einer Gallerte, in die kleine Steinchen eingelagert sind. Je nach Lage im Raum verschieben die Steinchen die Sinneshaare. Bei Orientierungsproblemen im Raum – besonders der älteren Menschen – sollte Silicea in einer Dosierung zwischen 5–7 Stück am Tag über einen langen Zeitraum in Kombination mit weiteren Mineralstoffen genommen werden.

Visuelles System. Silicea wird bei erhöhter Lichtempfindlichkeit angewandt. Einfallendes Licht wird durch die Linse gebündelt und auf einen Bezirk der Retina projiziert, in dem Sinneszellen sehr dicht zusammenstehen, die zentrale Sehgrube. Außerhalb dieses Bezirks finden sich Sinneszellen, die sehr lichtempfindlich sind (Stäbchen). Das auf die Sinneszellen fallende Licht zersetzt einen Farbstoff und in der Folge entstehen elektrische Impulse. Durch Zusammenschalten mehrerer Sinneszellen steigert sich die Lichtempfindlichkeit. Silicea baut die Leitfähigkeit der Nervenzellen wieder auf und stärkt zudem die Bindehaut des Auges.

Chronische Übersäuerung

Gicht (Hyperuricämie). Nach Dr. Schüßler heilt Silicea chronische gichtisch-rheumatische Affektionen (Schüßler 1904). Dr. Schüßler beschreibt, dass sich bei einem Defizit an Natrium phosphoricum *die Harnsäure mit der Basis des kohlensauren Natron zu harnsaurem Natron verbindet, welches unlöslich ist* (Schüßler 1904). Diese unlöslichen Kristalle lagern sich an den Gelenken ab. Silicea bildet nun nach Dr. Schüßler mit dem harnsauren Natron eine Verbindung (Natriumsilikat), die von den Lymphgefäßen aufgenommen und abtransportiert werden soll. Da die Ursache in einem Defizit an Natrium phosphoricum begründet ist, muss Natrium phosphoricum in der Anwendung miteinbezogen werden. Für die Dosierung bedeutet dies, dass Nr. 9 Natrium phosphoricum höher zu dosieren ist, als Nr. 11 Silicea.

Erkrankungen des rheumatischen Formenkreises. Silicea hat sich bei Erkrankungen des rheumatischen Formenkreises außerordentlich in der Anwendung bewährt. Rheuma (griechisch) bedeutet „die Wechselnde", die „Wandernde" und den mit Begriff Rheuma erfassten Erkrankungen des Bewegungsapparates ist gemeinsam, dass die Beschwerden und Schmerzseiten wechseln, auch die betroffenen Körperteile. Eine Entlastung aus der Übersäuerung (siehe Säure-Basen-Haushalt) wird heute in weiten medizinischen Kreisen als in jedem Fall unterstützend gesehen. In der Biochemie nach Dr. Schüßler wird in der chronischen Überbelastung des Organismus mit Säuren die Ursache der krankhaften Erscheinungen gesehen (Feichtinger 1929, Biochemischer Verein Oldenburg 1913). Die Anwendung von Silicea bei Rheuma muss mindestens mit Nr. 8 Natrium chloratum, Nr. 9 Natrium phosphoricum, Nr. 10 Natrium sulfuricum und Nr. 12 Calcium sulfuricum unterstützt werden. Eine dauerhafte und erfolgreiche Entlastung bedarf zusätzlicher Maßnahmen im Bereich der Ernährung und Bewegung.

Silicea und seine Bezüge zu charakterlichen Strukturen

In der Beobachtung von Menschen mit einem starken Defizit an Silicea haben sich in der biochemischen Praxis folgende Themen im Bezug zum Charakter als wesentlich bestätigt:

› Verantwortung für das eigene Glück
› Auseinandersetzung oder Harmonie

Verantwortung für das eigene Glück

Ein Mensch, der sich für das Glück anderer Menschen verantwortlich fühlt, läuft Gefahr, die eigenen Wünsche für das Glück eines anderen zu opfern. Der charakterlicher Hintergrund dieser Struktur liegt in der Kindheit: Ein Kind, das nicht ermutigt wird, einen eigenen Standpunkt einzunehmen oder nicht in seiner Eigenart bestätigt wird, zieht vielleicht im Innern die Konsequenz, dass es Vater und Mutter immer zustimmen muss, damit es geliebt wird. Später kann sich daraus das Bild einer Persönlichkeit entwickeln, die allem und jeden Recht gibt. Ein Mensch, der nur um das Glück der anderen besorgt ist oder der keine eigene Position bezieht, sondern stets der Meinung anderer zustimmt, hat einen hohen Bedarf an Silicea.

Auseinandersetzung oder Harmonie

Wer die größere Angst vor der Dissonanz hat, opfert sich auf dem Altar der Harmonie (Feichtinger 2003). Menschen, die Streit meiden, haben vielleicht tiefe Angst oder sogar die Erfahrung, dass ein Streit zum Bruch der Beziehung führen könne. Sie bemühen sich, die Wünsche des anderen zu erfüllen, am besten, bevor dieser seine Wünsche geäußert hat, damit es nur nicht zum Streit kommt. Dabei besteht die Gefahr, dass das Gefühl, das eigene Glück scheinbar für den anderen opfern zu müssen, den Menschen im tiefsten Innern – wie Säure – zerfrisst. Menschen, die ein Idealbild von Harmonie pflegen, die jeden Streit, jede Auseinandersetzung vermeiden wollen, haben einen großen Bedarf an Silicea.

Bewährte Kombinationen

Bindegewebsschwäche. Nr. 1 Calcium fluoratum, Nr. 4 Kalium chloratum, Nr. 8 Natrium chloratum, Nr. 9 Natrium phosphoricum, Nr. 10 Natrium sulfuricum, Nr. 11 Silicea, Nr. 12 Calcium sulfuricum

Bluterguss. Nr. 1 Calcium fluoratum, Nr. 4 Kalium chloratum, Nr. 9 Natrium phosphoricum, Nr. 11 Silicea

Eiterungen. Nr. 9 Natrium phosphoricum, Nr. 11 Silicea, Nr. 12 Calcium sulfuricum

Knochenstärkung. Nr. 1 Calcium fluoratum, Nr. 2 Calcium phosphoricum, Nr. 7 Magnesium phosphoricum, Nr. 8 Natrium chloratum, Nr. 9 Natrium phosphoricum, Nr. 11 Silicea

Knorpelstärkung. Nr. 5 Kalium phosphoricum, Nr. 8 Natrium chloratum, Nr. 11 Silicea, Nr. 17 Manganum sulfuricum, zusätzlich Nr. 9 Natrium phosphoricum bei einer längeren Einnahme als eine Woche

Zahngesundheit. Nr. 1 Calcium fluoratum, Nr. 2 Calcium phosphoricum, Nr. 7 Magnesium phosphoricum, Nr. 8 Natrium chloratum, Nr. 11 Silicea

Biochemisches Haarwasser. Nr. 1 Calcium fluoratum, Nr. 5 Kalium phosphoricum, Nr. 8 Natrium chloratum, Nr. 11 Silicea, Nr. 21 Zincum chloratum

Stinkender Schweiß. Nr. 9 Natrium phosphoricum, Nr. 11 Silicea, Nr. 23 Natrium bicarbonicum

Akne. Nr. 3 Ferrum phosphoricum, Nr. 4 Kalium chloratum, Nr. 7 Magnesium phosphoricum, Nr. 9 Natrium phosphoricum, Nr. 11 Silicea, Nr. 21 Zincum chloratum, bei jugendlicher Akne zusätzlich Nr. 24 Arsenum jodatum

Fingernagelpflege. Nr. 1 Calcium fluoratum, Nr. 2 Calcium phosphoricum, Nr. 11 Silicea, Nr. 21 Zincum chloratum

Gereizte Nerven. Nr. 9 Natrium phosphoricum, Nr. 11 Silicea

Zuckungen. Nr. 5 Kalium phosphoricum, Nr. 7 Magnesium phosphoricum, Nr. 9 Natrium phosphoricum, Nr. 11 Silicea, Nr. 21 Zincum chloratum

Gicht. Nr. 3 Ferrum phosphoricum, Nr. 8 Natrium chloratum, Nr. 9 Natrium phosphoricum, Nr. 10 Natrium sulfuricum, Nr. 11 Silicea, Nr. 12 Calcium sulfuricum, Nr. 16 Lithium chloratum

Rheuma. Nr. 3 Ferrum phosphoricum, Nr. 8 Natrium chloratum, Nr. 9 Natrium phosphoricum, Nr. 10 Natrium sulfuricum, Nr. 11 Silicea, Nr. 12 Calcium sulfuricum, Nr. 16 Lithium chloratum, Nr. 19 Cuprum arsenicosum

Begleitende Therapiemöglichkeiten

Unterstützung des Bindegewebes durch Muskelaufbau (angeleitet)

Hilfreiche Fragen

?	Ermittlung des Bedarfs an Silicea

› Haben Sie brüchige Fingernägel oder lösen sich Ihre Nägel in Schichten auf?
› Sind Sie mit Ihren Haaren zufrieden, haben Sie vermehrt Spliss?
› Haben Sie eine Bindegewebsschwäche?
› Bekommen Sie leicht blaue Flecken?
› Sind Sie lichtempfindlich? Werden Sie beim Autofahren in der Dunkelheit leicht geblendet? Müssen Sie stets bei Sonnenlicht eine Sonnenbrille aufsetzen?
› Sind Sie geräuschempfindlich?
› Leiden Sie unter übermäßiger, unangenehm riechender Schweißbildung? Schwitzen Sie besonders stark an Händen und Füßen?

Fallbeispiele

▶	Fallbeispiel 1

Fallbeschreibung:
Bei einem 5-jährigen Mädchen wurde ein Leistenbruch festgestellt. Das Gewebe um den Bruch herum erschien sehr schwach. Bei einer Kontrolluntersuchung in vier Wochen sollte die Entscheidung über einen eventuellen operativen Eingriff getroffen werden.
Empfehlung:
Täglich 20–30 Tab. Nr. 1 Calcium fluoratum, 20–30 Tab. Nr. 11 Silicea, zusätzlich äußere Anwendung der Mineralstoffe als Breiauflage und Creme.
Ergebnis:
Nach vier Wochen war der Bruch fast ausgeheilt. Fortsetzung der Einnahme mit jeweils 7 Tab. am Tag. Nach drei Monaten war der Bruch nicht mehr festzustellen.

Fallbeispiel 2

Fallbeschreibung:
Eine 21-jährige Frau hatte eine schmerzhafte, entzündliche Schwellung am Scheideneingang. Der Gynäkologe riet dazu, den Eiterherd entfernen zu lassen. Bereits drei Monate vorher war eine geschlossene Eiterung an dieser Stelle operativ entfernt worden, was ihr große Schmerzen auch hinterher bereitet hatte. Weder die Einnahme eines Antibiotikums noch äußere Anwendung diverser Salben hatte eine Veränderung gebracht. Der Gynäkologe unterstützte seine Patientin, die Anwendung der Mineralstoffe nach Dr. Schüßler zu versuchen.
Empfehlung:
Täglich 20 Tab. Nr. 3 Ferrum phosphoricum, 12 Tab. Nr. 5 Kalium phosphoricum, 12 Tab. Nr. 8 Natrium chloratum, 20 Tab. Nr. 9 Natrium phosphoricum, 20 Tab. Nr. 11 Silicea, 12 Tab. Nr. 12 Calcium sulfuricum, zusätzlich äußere Anwendung als Auflage und Sitzbad: Nr. 3, 5, 9, 11, 12.
Ergebnis:
Die Schmerzen besserten sich bereits nach dem ersten Sitzbad. Nach drei Tagen öffnete sich die Haut und der Eiter floss ab. Innerhalb von drei Wochen erfolgte eine gute Abheilung der Entzündung. Die junge Frau nimmt seitdem konsequent die Mineralstoffe nach Dr. Schüßler. Der betreuende Gynäkologe hat die Mineralstoffe nach Dr. Schüßler als eine Option in seine Praxis mit aufgenommen.

 Fallbeispiel 3

Fallbeschreibung:
Eine 73-jährige Frau war wegen unklarer Unterleibsschmerzen ins Krankenhaus eingeliefert worden. Bei den Untersuchungen wurde unter anderem festgestellt, dass ihre Schambeinfuge eingerissen war. Die Ärzte äußerten die Befürchtung, dass dieser Riss sich fortsetzen könne.
Empfehlung:
Täglich 7 Tab. Nr. 1 Calcium fluoratum, 12 Tab. Nr. 2 Calcium phosphoricum, 7 Tab. Nr. 3 Ferrum phosphoricum, 10 Tab. Nr. 4 Kalium chloratum, 7 Tab. Nr. 5 Kalium phosphoricum, 12 Tab. Nr. 8 Natrium chloratum, 12 Tab. Nr. 9 Natrium phosphoricum, 7 Tab. Nr. 10 Natrium sulfuricum, 10 Tab. Nr. 11 Silicea, zusätzlich Mineralstoffbäder mit Nr. 1, 2, 4, 7, 8, 11.
Reaktion:
Säureflecken, basische Bäder und Erhöhung Nr. 9 Natrium phosphoricum auf 20 Tab., Ergänzung der täglichen Einnahme durch 7 Tab. Nr. 7 Magnesium phosphoricum, 7 Tab. Nr. 12 Calcium sulfuricum.
Ergebnis:
Die ärztliche Kontrolle nach einem halben Jahr zeigte, dass sich der Riss nicht fortgesetzt hatte. Die Gesamtkonstitution der Frau war erheblich verbessert. Die unklaren Unterleibsschmerzen traten nur sehr selten auf.

Die Mineralstoffe

> ### ▶ Fallbeispiel 4
>
> **Fallbeschreibung:**
> Ein 42-jähriger Mann hatte bereits ausgeprägte „Geheimratsecken". Innerhalb eines halben Jahres verlor er so viele Haare, dass er fast kahlköpfig wirkte.
> **Empfehlung:**
> Täglich 7 Tab. Nr. 1 Calcium fluoratum, 7 Tab. Nr. 2 Calcium phosphoricum, 7 Tab. Nr. 4 Kalium chloratum, 12 Tab. Nr. 5 Kalium phosphoricum, 10 Tab. Nr. 8 Natrium chloratum, 12–15 Tab. Nr. 9 Natrium phosphoricum, 12 Tab. Nr. 10 Natrium sulfuricum, 15 Tab. Nr. 11 Silicea, 7 Tab. Nr. 12 Calcium sulfuricum, 12 Tab. Nr. 21 Zincum chloratum, äußerliche Anwendung täglich biochemisches Haarwasser.
> **Ergebnis:**
> Zunächst stellte sich keine Veränderung ein. Da jedoch das Wohlbefinden durch die Einnahme derart gestiegen war, setzte der Mann die Einnahme konsequent fort und konnte nach einem Jahr feststellen, dass die Behaarung der Kopfhaut wieder wie vor dem Haarausfall war.

> ### ▶ Fallbeispiel 5
>
> **Fallbeschreibung:**
> Ein 13-jähriger Junge litt unter Zuckungen der Wangen.
> **Empfehlung:**
> Täglich 7–10 Tab. Nr. 2 Calcium phosphoricum, 7 Tab. Nr. 7 Magnesium phosphoricum, 7–10 Tab. Nr. 8 Natrium chloratum, 12–15 Tab. Nr. 9 Natrium phosphoricum, 12–15 Tab. Nr. 11 Silicea, 10 Tab. Nr. 21 Zincum chloratum.
> **Ergebnis:**
> Es kam zu einer sofortigen Besserung der Zuckungen innerhalb weniger Stunden. Als diese nach zwei Wochen ganz verschwunden waren, setzte der Junge die Einnahme der Tabletten ab. Die Beschwerde trat nach einiger Zeit wieder auf. Mit Beginn der erneuten Einnahme war der Junge wieder beschwerdefrei. Er nahm sie daraufhin drei Monate lang regelmäßig ein und nutzte sie danach in Form einer Kuranwendung.

Fallbeispiel 6

Fallbeschreibung:
Ein 13-jähriges Mädchen litt seit vielen Monaten an starkem Fußschweiß. Es belastete sie sehr, da sie ständig nasse Füße hatte und ein paar Mal am Tag die Socken wechseln musste.
Empfehlung:
Täglich 12–15 Tab. Nr. 9 Natrium phosphoricum, 10 Tab. Nr. 11 Silicea, zusätzlich einmal täglich Basenbad als Fußbad.
Reaktion:
Das Mädchen hatte zwei Wochen lang weiter starken Fußschweiß, der zusätzlich noch stark sauer roch. Die Fußsohlen sahen „durchlöchert" aus, viele winzig kleine Löcher waren in der Hornhaut der Fußsohlen zu erkennen. Sie nahm weiter die Mineralstoffe ein und badete ihre Füße.
Ergebnis:
Nach weiteren zwei Wochen nahm der Fußschweiß plötzlich ab, die Haut an den Fußsohlen heilte ab. Die Einnahme von 7 Tab. Nr. 9 Natrium phosphoricum und 5 Tab. Nr. 11 Silicea wurde noch drei Monate lang fortgesetzt.

Nr. 12 Calcium sulfuricum – D 6 / D 12

$CaSO_4 \cdot 2\,H_2O$ – Calciumsulfat-Dihydrat, Gips

Allgemeine Hinweise und Besonderheiten

Calcium sulfuricum ist nach den Erfahrungen und Kenntnissen der Biochemie nach Dr. Schüßler ein grundlegender Mineralstoff mit folgenden **Wirkungsbereichen und Funktionen** im menschlichen Körper:

› Calcium sulfuricum ist der biochemische Funktionsstoff des Bindegewebes. Er ist beteiligt am Eiweißabbau und der wesentliche Mineralstoff für die **Durchlässigkeit des Bindegewebes**.
Der Zustand dieses Gewebes entscheidet darüber, wie die Zellen mit Nährstoffen versorgt werden und wie Stoffwechselabbauprodukte aus der Zelle abtransportiert werden können. Calcium sulfuricum wird daher bei Krankheitsprozessen angewandt, die in ihrer Ausheilung ins Stocken geraten sind. Dieser Mineralstoff hilft bei Ergüssen oder Schwellungen, die nicht abgebaut werden.
› Calcium sulfuricum wirkt **ausscheidungsfördernd** und **schleimlösend**. Es kann bei allen Schleimhautkatarrhen eingesetzt werden, wo der Schleim abfließen kann.
› Calcium sulfuricum wird bei **Rheuma und Gicht** unterstützend eingesetzt, da es im Bindegewebe gestaute Säuren ausscheiden hilft.
› Calcium sulfuricum ist der biochemische Hauptmineralstoff für alle **offenen Eiterungen**. Bei Eiterungen der Haut, eitriger Mandelentzündungen, eitriger Mittelohrentzündungen, bei Abszessen oder Eiterfisteln wird Calcium sulfuricum angewandt.

Schüßler entfernte Calcium sulfuricum ab 1887 aus seiner Therapie, weil ein zu damaligen Zeiten bedeutender Chemiker veröffentlichte, dass Calcium sulfuricum nicht in die konstante Zusammensetzung des Organismus eingehe. Heute ist nachgewiesen, dass Calcium sulfuricum sehr wohl im Organismus vorhanden ist und eine bedeutsame Funktion ausübt.
Dr. Schüßler gab als ersatzweise Anwendung für Calcium sulfuricum die Nr. 9 Natrium phosphoricum und die Nr. 11 Silicea an. Seine Nachfolger teilten sich später in zwei Gruppen. Eine Gruppe, die (bis heute) streng nach den von Schüßler erarbeiteten Grundlagen Calcium sulfuricum nicht anwandte und eine andere (über viele Jahrzehnte kleine) Gruppe, die Calcium sulfuricum als wichtigen Mineralstoff wieder in der Anwendung aufgriff. Erst in den letzten Jahren hat Calcium sulfuricum seinen bedeutenden Platz in der Biochemie nach Dr. Schüßler wieder eingenommen. Das

vorhandene Wissen um Funktion und Praxisergebnisse in der Anwendung ist im Verhältnis zu den anderen elf Mineralstoffen vergleichsweise gering.
Konkrete Angaben zur empfohlenen Potenz für Calcium sulfuricum wurden von Dr. Schüßler daher nicht gegeben. Seinen Aufzeichnungen ist zu entnehmen, dass er auch mit diesem Mineralstoff in der sechsten Dezimalpotenz experimentierte.
In der biochemischen Literatur wird Calcium sulfuricum hauptsächlich in der sechsten Dezimalpotenz empfohlen. Allerdings setzte Dr. Paul Feichtinger diesen Mineralstoff *am besten in der 12. Potenz aufwärts* ein (Feichtinger 1929).
Calcium sulfuricum ist sehr schwer wasserlöslich, sodass es nur schwer vom Organismus aufgenommen werden kann. Schwer wasserlösliche Mineralstoffe werden nach Dr. Schüßler in der zwölften Dezimalpotenz eingesetzt (Schüßler 1904).
Kommt es bei der Einnahme der sechsten Dezimalpotenz von Calcium sulfuricum nicht zu zufrieden stellenden Ergebnissen, sollte bei diesem Mineralstoff die höhere Dezimalpotenz (D12) eingesetzt werden. Neuere Erfahrungen in der Biochemie nach Dr. Schüßler bestätigen die gute Wirksamkeit der zwölften Dezimalpotenz.
Bei der Beseitigung von eitrigen Erkrankungen kann Calcium sulfuricum sehr schnell wirken. Allgemein ist Calcium sulfuricum ein Mineralstoff, der eine länger dauernde Anwendung erfordert. Bei alleiniger Anwendung von Calcium sulfuricum kann es zu Ausscheidungsreaktionen kommen, wenn Stoffe, die im Bindegewebe deponiert waren, in Bewegung geraten. In diesen Fällen sollte mindestens eine Kombination mit den Mineralstoffen Nr. 4 Kalium chloratum, Nr. 9 Natrium phosphoricum, Nr. 10 Natrium sulfuricum gewählt werden.
In der Praxis hat sich gezeigt, dass Menschen, die in ihrem Leben einen Schock erlebt haben, einen großen Bedarf an Calcium sulfuricum zeigen.

Speicher im Körper: Leber, Galle
Antlitzanalytische Kennzeichen (siehe Farbtafeln).

Wirkungsbereich und Funktion

Bindegewebe

Calcium sulfuricum ist der Funktionsstoff des Bindegewebes. Die zentrale Funktion des Bindegewebes für den Organismus wurde von dem Wiener Arzt Dr. Alfred Pischinger entdeckt (Pischinger 2004). Er entwickelte Erkenntnisse über das System der Grundregulation.
Heute definiert sich das System der Grundregulation nach Dr. Pischinger als Funktionseinheit aus Bindegewebszellen, vegetativem Nervengeflecht, Kapillaren des Gefäßsystems und der extrazellulären Flüssigkeit, der so genannten Grundsubstanz. Angeschlossen an die Grundsubstanz sind die Lymphgefäße und Lymphorgane. Die Grundsubstanz ist das größte, den Organismus ganzheitlich durchziehende System.

Es ist aufgebaut wie ein Röhrensystem, sorgt für den Nährstofftransport aus den Blutgefäßen zu den einzelnen Zellen, für die Entsorgung von Abbauprodukten aus der Zelle ins Blut oder die Lymphe. Es ist Auffangbecken für Stoffwechselendprodukte, Säuren und Schadstoffe, wenn die Ausleitungsorgane Leber, Niere, Lunge, Haut oder Darm überlastet oder in ihrer Funktion gestört sind.

Die Grundsubstanz hat einen entscheidenden Einfluss auf jede Zelle, da die Gesundheit der Zelle von der Funktion des Systems abhängig ist.

Schadstoffe, abgelagerte Säuren oder überschüssige Eiweißmoleküle blockieren die Grundsubstanz und hemmen die gesamte Energieübertragung. Essentielle Nährstoffe gelangen dann nicht mehr in die Zellen, Nervenimpulse können nicht mehr weitergeleitet werden, Abbauprodukte der Zellen bleiben in der Grundsubstanz liegen und werden nicht mehr über die Blutgefäße oder Lymphe entsorgt.

Man weiß heute, dass viele chronische Erkrankungen, lange bevor körperliche Symptome auftreten, mit einer Störung der normalen Abläufe in der Grundsubstanz beginnen.

Durchlässigkeit des Bindegewebes. Schon in der 1. Auflage seiner Abgekürzten Therapie 1874 spricht Dr. Schüßler von Calcium sulfuricum als *Functionsmittel der Bindegewebsröhren* (Schüßler 1874).

Calcium sulfuricum hat, wie auch die anderen Mineralstoffverbindungen mit Sulfatanion, durch seine ausscheidungsfördernde, reinigende Wirkung entscheidenden Einfluss auf das Bindegewebe. Gestaute Schlacken oder Säuren können durch Calcium sulfuricum aus dem Bindegewebe gelöst werden.

Kommt es im Verlauf von Krankheitsprozessen nicht zur vollständigen Abheilung, stockt der Heilungsprozess, so kann die Einnahme von Calcium sulfuricum hilfreich sein, um den Prozess anzuschieben.

Durch die reinigende Wirkung auf das Bindegewebe des Organismus sollte auch bei einer Chronifizierung von Krankheitsprozessen Calcium sulfuricum angewandt werden.

Eine ausscheidungsfördernde, reinigende Wirkung des Bindegewebes hat immer auch einen positiven Einfluss auf die Grundsubstanz und verbessert die Versorgung der Zellen und die Regeneration der Zellen (siehe oben).

Nach Schüßler sollte auch bei starken Schwellungen und Geschwülsten Calcium sulfuricum gegeben werden, da sie auf eine Beteiligung des Bindegewebes hindeuten.

Halsentzündungen mit starker Schwellung benötigen Calcium sulfuricum (siehe Fallbeispiel 1).

Eiweißabbau. Nach dem Verständnis der Biochemie nach Dr. Schüßler ist Calcium sulfuricum am Eiweißabbau beteiligt. Bei einer übermäßigen Zufuhr von Eiweiß kann der Organismus die aufgenommenen Proteine nicht vollständig verarbeiten und lagert sie in das Bindegewebe ein. Die Ablagerungen belasten die Durchlässigkeit des Bindegewebes und sorgen für eine zusätzliche Übersäuerung.

Eine Ansammlung von Eiweißüberschüssen im Bindegewebe kann sich in Form von Cellulite bemerkbar machen. Calcium sulfuricum kann hier, auch in der äußeren Anwendung, sehr hilfreich sein (siehe Kombinationen).
Auch kompaktiertes Bindegewebe, das sich in aufgeworfenen, gewölbten Falten zeigt, weist auf ein Defizit an diesem Mineralstoff hin. Es zeigt, dass das Bindegewebe mit Fremdstoffen oder Eiweiß überfüllt ist (siehe Fallbeispiel 2).

Wirkung auf die Schleimhäute

Calcium sulfuricum hat eine schleimlösende Wirkung. Es kommt daher zum Einsatz bei allen Schleimhautkatarrhen. Chronische Bronchitis, Hals- und Rachenentzündungen, Mandelentzündungen, Nebenhöhlenentzündungen oder Mittelohrentzündungen werden ebenso geheilt wie Fließ- oder Stockschnupfen (siehe Fallbeispiel 3).

Rheuma und Gicht

Bei Rheuma und Gicht ist Calcium sulfuricum ein wichtiger Mineralstoff. Calcium sulfuricum ist in der Lage, Säure, die im Bindegewebe abgelagert wurde, auszuscheiden und wirkt dadurch entlastend auf den Organismus.
Dr. Schüßler hat die Anwendung von Calcium sulfuricum empfohlen bei akutem und chronischen Rheumatismus und Podagra (Fußgicht).

Offene Eiterungen

Calcium sulfuricum ist das biochemische Hauptmittel bei allen offenen Eiterungen. Chronische Hauteiterungen, Abszesse oder Eiterfistel werden, unterstützend durch die äußere Anwendung, erfolgreich mit Calcium sulfuricum behandelt.
Auch die Anwendung bei eitriger Mandelentzündung und eitriger Mittelohrentzündung hat sich in der Praxis bewährt. Aufgrund der Schwere der Erkrankung und den möglichen Folgen einer nicht ausgeheilten Entzündung sollte bei diesen Erkrankungen immer eine ärztliche Konsultation erfolgen. Die Mineralstoffe können auch im Falle einer medizinischen Behandlung unterstützend genommen werden.

Calcium sulfuricum und seine Bezüge zu charakterlichen Strukturen

In der Beobachtung von Menschen mit einem starken Defizit an Calcium sulfuricum haben sich in der biochemischen Praxis folgende Themen im Bezug zum Charakter als wesentlich bestätigt:

› Wahrnehmung der Umgebung: Abkapselung von der Umwelt
› Wahrnehmung des Eigenen: Umklammerung anderer Menschen

Wahrnehmung der Umgebung: Abkapselung von der Umwelt

Calcium sulfuricum ist der Mineralstoff, der Verbindungen neu aufbaut und Blockaden brechen kann. Menschen, die einen Schock erlebt haben, sind häufig nicht mehr in der Lage, Kontakt mit anderen Menschen aufzunehmen oder sogar ein Gespräch zu führen. Jede Schocksituation bedarf auf der körperlichen Ebene eine Unterstützung mit Calcium sulfuricum. Sehr verschlossene Menschen oder Menschen, die sich von allen sozialen Aktivitäten abkapseln, zeigen einen hohen Bedarf an Calcium sulfuricum.

Wahrnehmung des Eigenen: Umklammerung anderer Menschen

Manche Menschen haben in der Folge eines schockartigen Erlebnisses große Angst um andere, vor allem nahe stehende Menschen. Sie klammern sich an den Anderen, können ihn nicht aus den Augen oder unkontrolliert lassen. Menschen, die sich selber kaum wahrnehmen und ihre ganze Aufmerksamkeit und ihre Befindlichkeit auf andere Menschen richten, zeigen einen hohen Bedarf an Calcium sulfuricum.

Bewährte Kombinationen

Cellulitis. Nr. 1 Calcium fluoratum, Nr. 2 Calcium phosphoricum, Nr. 4 Kalium chloratum, Nr. 8 Natrium chloratum, Nr. 9 Natrium phosphoricum, Nr. 10 Natrium sulfuricum, Nr. 11 Silicea, Nr. 12 Calcium sulfuricum, Nr. 23 Natrium bicarbonicum

Gicht. Nr. 3 Ferrum phosphoricum, Nr. 8 Natrium chloratum, Nr. 9 Natrium phosphoricum, Nr. 10 Natrium sulfuricum, Nr. 11 Silicea, Nr. 12 Calcium sulfuricum, Nr. 16 Lithium chloratum

Mandelentzündung. Nr. 2 Calcium phosphoricum, Nr. 3 Ferrum phosphoricum, Nr. 9 Natrium phosphoricum, Nr. 12 Calcium sulfuricum

Nebenhöhlenentzündung. Nr. 3 Ferrum phosphoricum, Nr. 4 Kalium chloratum, Nr. 8 Natrium chloratum, Nr. 12 Calcium sulfuricum

Rheuma. Nr. 3 Ferrum phosphoricum, Nr. 8 Natrium chloratum, Nr. 9 Natrium phosphoricum, Nr. 10 Natrium sulfuricum, Nr. 11 Silicea, Nr. 12 Calcium sulfuricum, Nr. 16 Lithium chloratum, Nr. 19 Cuprum arsenicosum

Begleitende Therapiemöglichkeiten

Bindegewebsmassage, Rolfing

Hilfreiche Fragen

?	Ermittlung des Bedarfs an Calcium sulfuricum
› Haben Sie schon mal einen Schock erlebt? › Haben Sie häufig Eiterungen oder Abszesse? › Haben Sie Cellulitis?	

Fallbeispiele

	Fallbeispiel 1

Fallbeschreibung:
Ein 7-jähriges Mädchen klagte über Halsschmerzen. Der Hals war angeschwollen, erhöhte Temperatur hatte das Mädchen nicht.
Empfehlung:
Täglich 15 Tab. Nr. 3 Ferrum phosphoricum, 15 Tab. Nr. 9 Natrium phosphoricum, 15 Tab. Nr. 12 Calcium sulfuricum. Diese Kombination wurde auch als Halswickel äußerlich angewandt.
Ergebnis:
Innerhalb von zwei Tagen war die Halsentzündung vollkommen ausgeheilt, ohne dass sich weitere Erkältungssymptome zeigten.

▶ Fallbeispiel 2

Fallbeschreibung:
Ein übergewichtiges 14-jähriges Mädchen litt bereits unter Cellulitis an den Oberschenkeln. Eine Ärztin empfahl die Mineralstoffe nach Dr. Schüßler.

Empfehlung:
Täglich 7 Tab. Nr. 2 Calcium phosphoricum, 7 Tab. Nr. 4 Kalium chloratum, 12 Tab. Nr. 8 Natrium chloratum, 12 Tab. Nr. 9 Natrium phosphoricum, 12 Tab. Nr. 10 Natrium sulfuricum, 12 Tab. Nr. 12 Calcium sulfuricum auch als Mineralstoffbad, zusätzlich basische Bäder, eiweißreduzierte Kost.

Reaktion:
Nach 14 Tagen zeigten sich an den Oberschenkeln mehrere kleinere blaue Flecke. Zu der täglichen Einnahmeempfehlung wurden 12 Tab. Nr. 11 Silicea ergänzt.

Ergebnis:
Nach vier Wochen zeigte sich eine deutliche Verbesserung der Cellulitis. Blaue Flecken traten nicht mehr auf. Nach viermonatiger konsequenter Anwendung und Kostumstellung hatte das Mädchen ein normales Gewicht erreicht und kaum sichtbare Streifen. Nach neun Monaten war keine Cellulitis mehr erkennbar.

▶ Fallbeispiel 3

Fallbeschreibung:
Ein 70-jähriger Mann hatte seit zwei Jahren eine verstopfte Nase. Gelegentlich verschaffte er sich Erleichterung mit cortisonhaltigen Sprays, die ihm sein Arzt verschrieb. Im Gespräch stellte sich heraus, dass er vor über zwei Jahren seine Ehefrau bei einem Verkehrsunfall verloren hatte.

Empfehlung:
Täglich 20 Tab. Calcium sulfuricum.

Reaktion:
Sieben Tage nach Beginn der Einnahme trat glasklarer Schleim aus der Nase aus. Die Einnahme wurde auf täglich 10–12 Tab. Nr. 8 Natrium chloratum verändert

Ergebnis:
Die Nase war nach drei Wochen Einnahme nicht mehr verstopft. Der Schleimausfluss ließ im Verlauf von sechs Wochen nach. Ab und zu traten weiterhin Schleimtropfen aus der Nase, die den Mann jedoch nicht belasteten. Er behielt die Anwendung von Nr. 8 Natrium chloratum bei.

Die Erweiterungsstoffe

Allgemeine Hinweise und Besonderheiten

Dr. Schüßler hat nur die Mineralstoffverbindungen in seine Therapie aufgenommen, die nachweislich physiologischer Bestandteil des Körpers waren. Die damaligen Untersuchungs- und Analysemöglichkeiten waren begrenzt. Heute haben wir einen anderen Forschungsstand und wissen um mehr Mineralstoffverbindungen, die permanent im Körper vorhanden sind. Mit der Entdeckung der quantitativen Bestimmung der Spurenelemente konnte überhaupt erst deren Bedeutung und Funktion im Organismus nachgegangen werden.

Wesentliche Impulse für die Erweiterung der Mineralstofflehre wurden von Professor Hugo Schulz mit seinen *Vorlesungen über Wirkung und Anwendung der unorganischen Arzneistoffe* um 1900 gegeben (Schulz 1903). Er konnte für bis dato unbekannte Mineralstoffe und deren Verbindungen den Nachweis führen. Seine Erkenntnisse wurden von einem Teil der biochemischen Anwender begeistert aufgegriffen und in die Praxis umgesetzt (Unglehrt o.J.). Einen wesentlichen Beitrag in der Aktualisierung der Anwendungen leistete Joachim Broy, der die Anwendungsbereiche der Ergänzungsmittel neu aufarbeitete (Broy 2000). Ebenso brachte die Jahrestagung der *Gesellschaft für Biochemie nach Dr. Schüßler und Antlitzanalyse (GBA)* im Jahre 2005 neue Impulse für die Anwenderinnen und Anwender. Dennoch sind viele Fragen bislang unbeantwortet und steht der praktische Nachweis einzelner Anwendungen aus.

Im Rahmen des vorliegenden Handbuches sollen daher die nachweislichen, wesentlichen Funktionen der Erweiterungsmittel skizziert werden. Als Basis der Mineralstofftherapie nach Dr. Schüßler werden die ersten zwölf Salze angewandt. Einige Erweiterungsstoffe haben sich insbesondere bei chronifizierten Prozessen bewährt. Es liegt die Annahme nahe, dass insgesamt bei chronifizierten Prozessen die Erweiterungsmittel in der Anwendung einbezogen werden sollten.

<u>Die Erweiterungsmittel sollten grundsätzlich in der D12 genommen werden. Dies empfiehlt sich schon alleine aus der Tatsache, dass hier Mineralstoffverbindungen gewählt sind, die nur in sehr feiner Verdünnung im Körper vorkommen.</u>

Nr. 13 Kalium arsenicosum

Kalium arsenicosum gilt als Stärkungsmittel bei Schwächezuständen und Abmagerung, weil es hilft, beschleunigte Stoffwechselprozesse zu verlangsamen. Es hat sich bewährt bei Magen- und Darmschmerzen, die mit Brechdurchfällen einhergehen oder wässrigen Durchfällen.

Bei schwer zu beeinflussenden Hautleiden, die mit anderen Mineralstoffen nach Dr. Schüßler keine Besserung erfahren, sollte Kalium arsenicosum hinzugenommen werden. Hierzu gehören Hautverdickungen, juckende Ekzeme, schuppende Hautausschläge, ätzende Entzündung der Schleimhäute, heftiger Juckreiz.

Nr. 14 Kalium bromatum

Kalium bromatum ist das biochemische „Beruhigungsmittel", da es einen engen Bezug zum Nervensystem hat. Es unterstützt als Nervenmittel bei Unruhezuständen und Schlafstörungen, bei nervösen Beschwerden anderer Organe z. B. der Schilddrüse und des Auges (nervöse Sehstörungen). Bei regelmäßig wiederkehrenden Kopfschmerzen und Migräne sollte dieser Mineralstoff ergänzend hinzugenommen werden.

Nr. 15 Kalium jodatum

Kalium jodatum ist DAS MITTEL bei Störungen der Schilddrüse! Bei allen Schilddrüsenfunktionsstörungen hat dieser Mineralstoff einen ausgleichenden Effekt. Es reguliert auch den Blutdruck, regt Stoffwechsel sowie Herz- und Gehirntätigkeit an und fördert so den Appetit und die Verdauung.
Weitere Zeichen für einen Bedarf an Kalium jodatum sind: chronisches, krampfhaftes Räuspern, Druck am Hals, Schilddrüsenstörung, Kropf, hoher Blutdruck, Herzrasen. Ein weiteres Anwendungsgebiet sind Metallvergiftungen, in diesem Zusammenhang besonders die Unterstützung von Amalgamausleitungen.

Nr. 16 Lithium chloratum

Lithium chloratum nimmt Einfluss auf den Eiweißstoffwechsel und hat eine besondere Wirkung bei gichtisch-rheumatischen Erkrankungen. Es löst Harnsäure, entlastet die Zelle von schädigenden Stoffen und empfiehlt sich daher sehr bei geschwollenen und versteiften Gelenken. Auch bei Entzündung der ableitenden Harnwege, Problemen der Niere und der Nebenniere sollte an diesen Mineralstoff gedacht werden. Durch seinen entgiftenden Einfluss wirkt es günstig auf das Drüsen- und Nervensystem und wird daher auch bei schweren nervlichen Belastungen erfolgreich eingesetzt.

Nr. 17 Manganum sulfuricum

Manganum sulfuricum ist als Begleiter des Eisens notwendig zur Aufnahme von Eisen. Bei Eisenmangel und starkem Blutverlust wird im Verhältnis 1 Tablette Manganum sulfuricum zu drei Tabletten Ferrum phosphoricum eingenommen. Auch bei Energiemangel kann dieser Mineralstoff unterstützen.

Wichtig ist die unterstützende Einnahme bei Knorpelschäden und rheumatoider Arthritis. Von der Einnahme dieses Mineralstoffs können auch insbesondere Menschen, die an Diabetes oder Osteoporose erkrankt sind, profitieren.

Nr. 18 Calcium sulfuratum

Dieses Erweiterungsmittel ist wenig erforscht und daher über die Wirkung im Körper wenig bekannt. Es wird eingesetzt bei Erschöpfungszuständen mit Gewichtsverlust (trotz Heißhunger), Schadstoffausleitung. Ein Zeichen für den Bedarf an diesem Mineralstoff kann der unerwünschte Bartwuchs der Frau sein.

Nr. 19 Cuprum arsenicosum

Cuprum arsenicosum hat sich bewährt bei Krämpfen des Zentralen Nervensystems und zur Unterstützung des Gehirnstoffwechsels. Es kann eingesetzt werden bei Störungen des Melaninhaushaltes (Vitiligo), zur Unterstützung bei Eisenmangel, Regulierung des Cholesterinspiegels und bei Schwermetallvergiftungen.

Nr. 20 Kalium-Aluminium sulfuricum

Das Kalium-Aluminium sulfuricum hat einen starken Bezug zum Nervensystem und wird daher bei Irritationen und Belastungen des Nervensystems hinzugenommen. Kalium-Aluminium sulfuricum nimmt Einfluss auf die glatte Muskulatur. Auch bei Magen-, Darm- und Blähungskoliken hat es sich als nützlich erwiesen.

Nr. 21 Zincum chloratum

Das Zincum chloratum hat bedeutenden Einfluss auf zahlreiche Stoffwechselvorgänge im Körper und auf das Wachstum. Es ist Bestandteil der Zellen, der Gewebesäfte und vieler Enzyme.

Es kann daher in vielfältiger Weise eingesetzt werden: zur Stärkung des Immunsystems, bei Stress, bei Wachstumsproblemen der Kinder, bei Abbau des Kieferknochengewebes, bei Hormonstörungen, bei Schwermetallbelastungen, bei Diabetes, bei Hautproblemen, bei der Lichtempfindlichkeit der Augen, bei Schleimhautveränderungen, vorzeitigem Ergrauen, zur Unterstützung bei der Postpartalen Psychose.

Nr. 22 Calcium carbonicum

Calcium carbonicum ist ein großes Konstitutionsmittel der klassischen Homöopathie. Es wirkt langsam, aber nachhaltig positiv, bei Erschöpfungszuständen, vorzeitigem Altern und bei Knochenleiden zur Ausbildung der Härte der Knochen. Es hat einen Einfluss auf das vegetative Nervensystem und steuert die Nahrungsaufnahme.

Nr. 23 Natrium bicarbonicum

Natrium bicarbonicum aktiviert den Stoffwechsel. Bei Säureüberlastung unterstützt es die Ausscheidung harnpflichtiger Substanzen und wird daher bei allgemeiner Übersäuerung, Beschwerden wie Sod- oder Schlundbrennen, Gicht, Rheuma empfohlen. Die Bauchspeicheldrüse wird mit diesem Mineralstoff unterstützt.

Nr. 24 Arsenum jodatum

Hauptsächlich wirkt das Arsenum jodatum auf die serösen Häute der Lunge, der Lymphdrüsen und der Haut. Allergische Erkrankungen wie z. B. Asthma und Heuschnupfen zeigen einen Bedarf an diesem Mineralstoff.

Bedarf, mögliche Anwendung:
Als Stärkungsmittel allgemein, Schilddrüsenüberfunktion, Borreliose, verminderte Lungenfunktion, Schwächung nach/bei Lungenkrankheiten, permanentes Kältegefühl, vermehrte Speichelsekretion und zähes Bronchialsekret, nässende Ekzeme, chronisch juckende Hautausschläge, Heuschnupfen, allergisches Asthma, chronischer Darmkatarrh, Panikzustände, Krebs

Nr. 25 Aurum chloratum natronatum

Das Aurum chloratum natronatum ist sehr unerforscht und in der biochemischen Praxis nicht lange in Anwendung.

Bedarf, mögliche Anwendung:
Unregelmäßiger Zyklus der Frau, „Mondwandler", Schlafstörungen älterer Menschen, Jet-Lag, grauer Star, hoher Blutdruck, stenocardische Beschwerden, chronische Lebererkrankungen, Entzündungen und Verhärtungen der weiblichen Geschlechtsorgane, Myome, depressive Verstimmungszustände

Nr. 26 Selenium

Das Selenium ist auch ein „junger" Mineralstoff in der Biochemie. Im Körper ist Selen bedeutsam als Wachstumsfaktor für fast alle Zellen und als Oxidationsschutz für rote Blutkörperchen, die Immunzellen, den Leberstoffwechsel und dem Stoffwechsel der Augenlinse.

Bedarf, mögliche Anwendung:
Leberentgiftung, Krebsvorsorge, Schilddrüsenregulativ, Herpes, Schwermetallvergiftungen, Netzhautschädigung, Makuladegeneration.

Nr. 27 Kalium bichromicum

Kalium bichromicum ist seit 2004 als biochemischer Mineralstoff Nr. 27 eingeführt. Ein Nachweis, dass diese Verbindung konstanter physiologischer Bestandteil des Organismus ist, ist den Verfasserinnen nicht bekannt. Die Nennung erfolgt der Vollständigkeit halber unter Vorbehalt. In der Homöopathie wird er seit langem verwandt. Kalium bichromicum soll bedeutsam sein im Zusammenhang mit der Reinigung und Erneuerung des Blutes, besonders bei Anämie und auch bei Diabetes.

Bedarf, mögliche Anwendung:
Diabetes, Übergewicht, hohe Cholesterinwerte, chronische Eiterungen oder Schleimhautkatarrhe

Teil III

Praktische Aspekte und Informationen

Einnahme und Dosierung

Qualität der Mineralstoffe nach Dr. Schüßler

Mineralstofftabletten nach Dr. Schüßler sind apothekenpflichtige Arzneimittel, die nach den Vorgaben des homöopathischen Arzneibuchs (HAB) hergestellt werden und daher nur in Apotheken erhältlich sind.
Produkte, die als Schüßlersalze außerhalb der Apotheke angeboten werden, gelten als Nahrungsergänzungsmittel und enthalten häufig Quellsalze, die neben der Mineralstoffverbindung auch noch andere Bestandteile aufweisen können.
Trägerstoff der Tabletten ist nach dem HAB immer Lactose (Milchzucker). Als Tablettierhilfsstoffe werden entweder Kartoffelstärke oder Weizenstärke und die Schmiermittel Magnesiumstearat oder Calciumbehenat eingesetzt.
Jede Tablette wiegt 250 mg.

Dosierung

Grundsätzlich bestimmt der Bedarf die Dosierung (Arbeitsbogen zur Bedarfsermittlung, Teil IV). Ein wichtiger Hinweis für die Notwendigkeit einer höheren Dosierung kann das starke Bedürfnis nach den Mineralstoffen sein oder andererseits die Ablehnung der abgezählten Menge ein Hinweis für eine niedrigere Dosierung.
Die Dosierung sollte dem individuellen, unterschiedlichen Bedarf an Mineralstoffen optimal angepasst werden. Das erfordert eine eingehende Beratung, möglichst mit Antlitzanalyse. Da dies nicht immer möglich ist, wurden die Anwendungspläne auf der Basis praktischer Erfahrungen erstellt (siehe Anwendungen von A–Z, Teil IV).

Generell gelten folgende Dosierungsempfehlungen:
› **Prophylaxe**: 3-5 Tabletten am Tag,
› **Besondere Belastungssituationen**: mindestens 12 Tabletten am Tag,
› **Akute Störungen**: alle 5 Minuten eine Tablette im Mund zergehen lassen, bis zu 30 Tabletten am Tag, kann in einzelnen Fällen bis zu 100 Tabletten am Tag gesteigert werden,
› **Chronische Fälle**: langfristige Einnahme von 7–12 Tabletten am Tag.

Sensible, ältere und besonders belastete Menschen sollten mit einem Drittel der angegebenen Dosierung beginnen. Die Dosierung wird langsam im Rhythmus von sieben Tagen gesteigert. Stellt sich der gewünschte Erfolg ein, wird die Dosierung nicht weiter gesteigert.

In manchen Fällen tritt das Bedürfnis nach mehr Mineralstoffen auf. Es kann sein, dass anfänglich ein extremer Bedarf ein ‚Mehr' an Betriebsstoff verlangt und eine regelrechte Gier auftritt. Dem kann nachgegeben werden.

> **! Wichtiger Hinweis**
>
> Bei akuten und heftigen Beschwerden ist medizinische Abklärung notwendig!

Einnahmeformen

Die notwendige Anzahl der Tabletten wird herausgezählt. Die verschiedenen Mineralstoffe, beispielsweise entsprechend einer Einnahmeempfehlung, können miteinander gemischt werden.

Achtung: Der Milchzucker nimmt den Geschmack der Umgebung an. Für die tägliche Aufbewahrung sollte z. B. ein Glasschälchen oder ein Salbendöschen genutzt werden.

Grundsätzlich gibt es zwei Einnahmemöglichkeiten:
1. **Lutschen** der Mineralstofftabletten. Es können bis zu drei Tabletten auf einmal in den Mund genommen werden. Beim Lutschen lösen sich die Mineralstoffmoleküle langsam aus der Tablette heraus und werden über die Mundschleimhaut aufgenommen. Das Beste ist, die Mineralstofftabletten an zwei bis drei Gelegenheiten am Tag „gezielt" zu lutschen!
(Hinweis: Bei höheren Tagesdosen ab 100 Stück pro Tag führt andauerndes Lutschen immer wieder zur Anregung der Bauchspeicheldrüse und Veränderung des Mundklimas).
2. **Auflösen** der Mineralstofftabletten in Wasser. Die Tagesdosis der Tabletten wird in drei Portionen geteilt. Morgens, mittags, abends wird jeweils eine Portion in einem Glas Wasser aufgelöst, schluckweise in den Mund genommen und einen Moment gehalten. Die Mineralstoffmoleküle werden jetzt aufgenommen. Das Wasser sollte stoffarm und ohne Kohlensäure sein. Für das Umrühren wird häufig empfohlen, keinen Metalllöffel zu verwenden (siehe hierzu Häufig gestellte Fragen, S. 218).

Beide Möglichkeiten (lutschen und auflösen) können auch innerhalb eines Tages genutzt werden.
Da die Aufnahme der Mineralstoffe hauptsächlich über die Mundschleimhaut erfolgt, sollte diese frei sein. Die Mineralstoffe sollten daher frühestens eine halbe Stunde nach dem Essen genommen werden.
Eine **Ausnahme** stellt die Anwendung von Nr. 7 Magnesium phosphoricum als so genannte „Heiße Sieben" dar. In diesem Fall werden 7–10 Tabletten Magnesium phosphoricum in abgekochtem, heißem Wasser aufgelöst und danach möglichst heiß in Schlucken getrunken (siehe auch S. 118).

Zeitpunkt der Einnahme

Grundsätzlich können die Mineralstoffe über den Tag verteilt eingenommen werden. Überhaupt sollte die Einnahme so unkompliziert wie möglich sein, damit sie prakti-

Tab. 2:
Einnahme nach der Organuhr

Uhrzeit	Organ	Mineralstoff
Morgens:		
7–9 Uhr	Magen	Nr. 8 Natrium chloratum
		Nr. 3 Ferrum phosphoricum
9–11 Uhr	Milz/Bauchspeicheldrüse	Nr. 5 Kalium phosphoricum
		Nr. 6 Kalium sulfuricum
		Nr. 23 Natrium bicarbonicum
11–13 Uhr	Herz	Nr. 2 Calcium phosphoricum
		Nr. 7 Magnesium phosphoricum
		Nr. 22 Calcium carbonicum
		Nr. 25 Aurum chloratum natronatum
Mittags:		
13–15 Uhr	Dünndarm	Nr. 4 Kalium chloratum
		Nr. 20 Kalium-Aluminium sulfuricum
15–17 Uhr	Blase	Nr. 8 Natrium chloratum
		Nr. 10 Natrium sulfuricum
17–19 Uhr	Nieren	Nr. 16 Lithium chloratum
Abends:		
19–21 Uhr	Kreislauf	Nr. 3 Ferrum phosphoricum
		Nr. 7 Magnesium phosphoricum
		Nr. 17 Manganum sulfuricum
21–23 Uhr	Hormonhaushalt	Nr. 13 Kalium arsenicosum
		Nr. 14 Kalium bromatum
		Nr. 15 Kalium jodatum
		Nr. 21 Zincum chloratum
		Nr. 19 Cuprum arsenicosum
Nachts:		
23–1 Uhr	Gallenblase	Nr. 9 Natrium phosphoricum
		Nr. 10 Natrium sulfuricum
		Nr. 12 Calcium sulfuricum
1–3 Uhr	Leber	Nr. 6 Kalium sulfuricum
		Nr. 10 Natrium sulfuricum
		Nr. 26 Selenium
3–5 Uhr	Lunge	Nr. 1 Calcium fluoratum
		Nr. 3 Ferrum phosphoricum
		Nr. 4 Kalium chloratum
		Nr. 6 Kalium sulfuricum
		Nr. 8 Natrium chloratum
		Nr. 24 Arsenum jodatum
		Nr. 11 Silicea
5–7 Uhr	Dickdarm	Nr. 10 Natrium sulfuricum
		Nr. 18 Calcium sulfuricum

kabel ist und auch über einen längeren Zeitraum durchgeführt werden kann. Die Erfahrung bestätigt, dass die Wirkung bei einer solch unkomplizierten Einnahme auch eintritt.

Darüber hinaus gibt es sinnvolle Möglichkeiten, die Einnahme den biologischen Rhythmen des Menschen anzupassen und die Wirkung hierüber zu intensivieren. Es gibt Zeitrhythmen, wie den 24-Stunden-Takt (Schlaf-/Wachrhythmus, Zellteilungsrhythmus, Stoffwechsel, Hormonhaushalt), der von der chinesischen Organuhr berücksichtigt wird. Hierbei wird davon ausgegangen, dass jedes Organ im Zeitraum der 24 Stunden etwa zwei Stunden verstärkt mit Energie versorgt wird. Treten während dieser Zeitpunkte Beschwerden auf, kann das ein Hinweis auf eine Störung der entsprechenden Organe sein. Besonders bei starken Leiden und Beschwerden hat sich die Berücksichtigung der chinesischen Organuhr bewährt.

Es gibt längere Rhythmen wie den Mond- oder den Jahreszyklus, die ebenfalls berücksichtigt werden können.

Gleichzeitige Anwendung verschiedener Mineralstoffe

Die Anzahl der Mineralstoffe hängt von den Störungen beziehungsweise von ihrem unterschiedlichen Bedarf ab. Es gibt keine Gegenspieler bei den Mineralstoffen. Anders als bei herkömmlichen grobstofflichen Mineralstoffpräparaten behindern sich die verschiedenen Mineralstoffe nicht gegenseitig in der Aufnahme.

Im Gegenteil: Die körperlichen Prozesse erfordern oft notwendigerweise verschiedenste Mineralstoffe gleichzeitig. Zur Vorbeugung eines grippalen Infektes sollte mindestens die Nr. 3 Ferrum phosphoricum zur Erhöhung der Widerstandskraft und die Nr. 10 Natrium sulfuricum zur Ausscheidung der belastenden Stoffe genommen werden.

Mineralstoffe nach Dr. Schüßler für Säuglinge und Kinder

Säuglinge können die Mineralstoffe in verschiedener Weise bekommen. Die Mineralstoffe können mit abgekochtem Wasser aufgelöst und mit einer Pipette vorsichtig in den Mund geträufelt werden. Die Mineralstoffe können als Brei am Mundwinkel eingeschmiert werden (kleinste Mengen!). Oder die Mineralstoffe werden dem Fläschchen beigemengt, dann ist die Wirkung – wenngleich schwächer – auch vorhanden. Dabei werden die Mineralstoffe vorher in abgekochtem Wasser aufgelöst.

Bei Säuglingen empfiehlt sich besonders die äußere Anwendung. Die Mineralstoffe können dem Badewasser zugefügt werden oder bei Bauchkrämpfen als Kompresse aufgelegt werden.

Kleinkinder und Kinder können die Mineralstoffe wie oben angegeben lutschen oder aufgelöst trinken. Meistens schmecken sie den Kindern süß und sind daher sehr begehrt.

Manches Mal äußern Mütter Bedenken, dass ihre Kinder durch die Mineralstofftabletten den Eindruck bekommen, sie dürften grundsätzlich Tabletten einnehmen. Zunächst ist die altergerechte Erklärung notwendig. Eventuell sollten die Mineralstoffe aufgelöst werden. In der praktischen Anwendung haben sich diese Bedenken bislang nicht bestätigt. Die Erfahrung zeigt, dass Kinder, auch Kleinkinder, ihr Bedürfnis nach den Mineralstoffen sehr gut selbst spüren und auch ausdrücklich nach den Mineralstoffen verlangen. Kindern, die einen Widerwillen gegen die Mineralstoffe zeigen, sollten die Mineralstoffe nicht aufgezwungen werden. Es muss dann erneut der Frage nachgegangen werden, was für das Kind in der jetzigen Situation notwendig ist.

Einnahme der Mineralstoffe bei Diabetikern

Die Einnahme der Mineralstoffe bei Diabetikern hat sich in der Praxis als unproblematisch erwiesen. 1BE = 12 Gramm Kohlenhydrat entspricht 48 Tabletten zu 0,25 g. Eine Tablette entspricht ungefähr einer Kilokalorie.

Diabetiker nutzen am Besten die Möglichkeit der Auflösung der Mineralstoffe, um die Aufnahme des Milchzuckers gering zu halten.

Verträglichkeit der Lactose

Lactose (Milchzucker) ist die Trägersubstanz für die Mineralstoffe. Gewonnen wird die Lactose aus Molke (Milch) und findet in der Nahrungs- und pharmazeutischen Industrie vielfache Verwendung: z. B. in Fertigsuppen, Wurstwaren, Zucker- und Backwaren.

Lactose ist ein Disaccharid aus Glucose und Galactose und wird durch das Enzym Lactase im Darm gespalten. Ist im Darm zuwenig Lactase vorhanden, kommt es zur Lactoseintoleranz und damit zu folgenden Symptomen: Durchfall, Bauchkrämpfe, Blähungen.

Sollten derartige Probleme auftreten, ist folgende Möglichkeit gegeben: Die Mineralstoffe werden in einem Glas Wasser aufgelöst, den Milchzucker absetzen lassen. Dann schluckweise die Lösung in den Mund nehmen, eine Weile warten, sodass die Mineralstoffmoleküle aufgenommen werden können, anschließend ausspucken.

Manchmal handelt es sich bei den o.g. Symptomen um Reaktionen (siehe a. Kapitel über die Reaktionen).

Lactose wird erst im Dünndarm gespalten, sodass eine kariöse Wirkung auf die Zähne kaum gegeben ist.

In den Fällen einer Lactoseintoleranz können die Mineralstoffe als Dilutionen genommen werden. In diesem Fall entsprechen 5 Tropfen der alkoholischen Lösung einer Tablette. Um den Alkoholanteil niedrig zu halten, kann der jeweilige Mineralstoff in einer Potenzstufe niedriger als Ausgangsbasis genutzt werden. In diesem Fall wird 1 ml der Dilution mit 9 ml destilliertem Wasser verdünnt und dann verschüttelt.

Dauer der Anwendung

Die Dauer der Anwendung richtet sich einerseits nach dem Ziel, das mit der Einnahme verfolgt wird. Anderseits ist die individuelle Ausgangssituation des Menschen entscheidend dafür, wie lange der Organismus benötigt, seinen Bedarf so zu decken, dass ein zufrieden stellendes Ergebnis erreicht werden kann. Zur Prophylaxe eignet sich eine Einnahme in Form einer Kuranwendung, beispielsweise während einer Fastenkur oder bei den Wachstumsschüben der Kinder. Häufig werden die Mineralstoffe aufgrund einer Beschwerde oder Störung genommen und bei Besserung abgesetzt. Die Störung zeigt jedoch immer die „Spitze des Eisberges".
Die Mineralstoffe sollten nach Besserung der Beschwerde auf jeden Fall einige Wochen durchgenommen werden, um den Bedarf über den akuten Zustand hinaus zu decken und die Speicher für Belastungssituationen zu füllen.
Es gibt mittlerweile auch viele Anwenderinnen und Anwender, die über einen längeren, teilweise jahrelangen, Zeitraum die zwölf Mineralstoffe nach Dr. Schüßler plus einzelne Erweiterungsstoffe einnehmen.

Verträglichkeit der Mineralstoffe mit Arzneimitteln

Die Mineralstoffe nach Dr. Schüßler sind kein Ersatz für Medikamente und wirken auch nicht gegen Arzneimittel. Sie stärken direkt die Lebenskräfte des Menschen. Als Betriebsstoffe ermöglichen Sie dem Organismus seinen Aufgaben nachzukommen. Je nach Fall kann dies zur Entlastung medikamentöser Gaben, zur Stabilisierung der Medikamentierung oder zur besseren Verträglichkeit notwendiger Medikamente beitragen.
Gleich, ob allopathische, homöopathische oder andere Medikamente genommen werden, hat sich in der Anwendungspraxis bislang kein behindernder Effekt gezeigt. Die Mineralstoffe unterstützen die entsprechenden Behandlungen sogar. Es wird allerdings angeraten, die betreffenden Therapeuten über die Einnahme zu informieren.

Absetzen der Mineralstoffe nach Dr. Schüßler

Ein Ab- oder Aussetzen der Mineralstoffe nach Dr. Schüßler ist jederzeit möglich. Die Mineralstoffe machen nicht körperlich abhängig. Natürlich gewöhnt der Mensch sich an ein neues vitales Lebensgefühl, das er vielleicht nicht mehr missen möchte! Am Anfang entsteht häufig ein übergroßes Bedürfnis nach den Mineralstoffen, manchmal regelrecht eine Gier. Das ist ein Zeichen, wie sehnsüchtig der Körper auf die Zufuhr der entsprechenden Betriebsstoffe hat warten müssen. Nach und nach normalisiert sich dieses Bedürfnis. Ist der Körper gut versorgt, lässt das Bedürfnis nach den Mineralstoffen nach. Die Einnahme wird vergessen oder ausgesetzt. Für viele Menschen sind die Mineralstoffe Begleitung geworden, die sie immer wieder für ihre Stärkung nutzen.

Grenzen der Biochemie nach Dr. Schüßler

Es gibt einige Gründe, warum die Einnahme der Mineralstoffe nach Dr. Schüßler nicht zum gewünschten Erfolg führt. Der erste Grund kann die falsche Mittelwahl oder eine zu niedrige Dosierung sein. Je nach Mineralstoffbedarf und der vorhandenen Störung/Krankheit kann es unterschiedlich lange dauern, bis sich der erwünschte Erfolg einstellt. Gerade bei chronischen Prozessen bedarf es der Geduld! Eventuell ist eine äußere Anwendung notwendig. Oder es liegt vielleicht eine Blockade auf einer anderen Ebene vor (z. B. Schlafplatz, Zähne). Die Beachtung der allgemeinen Hinweise zu gesundheitsfördernden Maßnahmen kann in jedem Fall den Erfolg optimieren.
Die Mineralstoffe nach Dr. Schüßler finden auch ihre Grenzen bei schweren Erkrankungen, die medizinischer Hilfe bedürfen. Auf jeden Fall sollten plötzlich auftretende Erkrankungen die mit (massiven) Beschwerdebildern einhergehen, ärztlich abgeklärt werden. Die Mineralstoffe nach Dr. Schüßler sind kein Ersatz für notwendige Medikamente, die nur in Abstimmung mit der verordnenden Ärztin oder dem verordneten Arzt in ihrer Dosierung und Einnahme verändert werden dürfen. Wenn Zweifel bestehen, ob neben der medizinischen Behandlung und Verordnung die Mineralstoffe nach Dr. Schüßler angewandt werden können, muss vor dem Beginn der Einnahme Rücksprache mit der behandelnden Ärztin oder dem behandelnden Arzt gehalten werden und eine fachkundige Beratung in Anspruch genommen werden.

Reaktionen auf die Einnahme der Mineralstoffe nach Dr. Schüßler

Mit der Einnahme der Mineralstoffe nach Dr. Schüßler wird der Wunsch verbunden, beschwerdefrei, vital und gesund zu sein. Die beste und gewünschte Reaktion ist daher, mit den Mineralstoffen eine Überwindung aller Störungen und somit Frische und Lebendigkeit zu erreichen.

Teilweise kommt es nach der Einnahme der Mineralstoffe zu Beginn zu mehr oder weniger ausgeprägten (unerwünschten) Reaktionen, die verunsichern und zu dem Eindruck führen, die Mineralstoffe „würden nicht vertragen".

Warum kommt es zu Reaktionen?

Unser Organismus ist ein Wunderwerk. Er stellt sich in vielfältiger Weise auf erhöhte Belastungen einerseits und Minderversorgung andererseits ein. Ein Abbau erfolgt im Körper in hierarchischer Art und Weise (siehe Speicher). Da dies ein schleichender Prozess ist, wird meistens nicht der Ursache der Störung nachgeforscht und diese behoben.

Einerseits werden kosmetische Lösungen gesucht. Künstliche Fingernägel, Faltenunterspritzungen, selbst kosmetische Operationen sind heute alltäglich, fast wie der Gang zum Frisör. Andererseits werden Beschwerden, die den Lebensalltag beeinträchtigen, verdrängt. Freiverkäufliche Schmerzmittel werden tonnenweise jedes Jahr verkauft. So nehmen 20 Prozent der 13–16-jährigen Mädchen routinemäßig Schmerzmittel ein und geben als Grund unter anderem Leistungsdruck in der Schule an (nach Prof. G. Glaske in Stern 33/2006).

Dieses Verhalten führt dazu, dass den Ursachen nicht mehr nachgegangen wird.

Auch der voreilige Griff zu Fiebermittel und Antibiotika unterdrückt im frühen Stadium die Auseinandersetzung des Körpers mit eindringenden Krankheitserregern und schwächt nachhaltig das Immunsystem.

Zunächst, sofern keine Organschädigung vorliegt, ist unser Körper in der Lage, anfallende Gift- und Belastungsstoffe auszuscheiden. Nehmen diese überhand, kommt es im Körper zu einer Überlastung. Um Schäden in den Organen zu verhindern, werden die Giftstoffe deponiert. Der einzige Ort, an dem dies möglich ist, ist die Zelle. Schicht für Schicht werden die belastenden Stoffe in der Zelle abgelagert (siehe Nr. 6 Kalium sulfuricum).

Irgendwann führt auch dieser Notbehelf des Körpers zu weiteren Problemen. Es treten nachhaltige Störungen auf. Hier kann auch ein Zusammenhang zu den steigenden Zahlen an Allergiekranken gesehen werden.
Dieser Prozess ist aus einer Not des Körpers entstanden. Sobald die Not beendet wird und der Organismus die Mineralstoffe als Funktionsstoffe zur Verfügung bekommt, beginnt er zu arbeiten. Schicht für Schicht werden die Belastungen wieder abgebaut. Hierfür gibt es eine Grundregel, die besagt: Von oben nach unten, von innen nach außen, die jüngste Schicht zuerst (Hering'sche Regel). Das ist der Hintergrund, warum mit der Einnahme der Mineralstoffe nach Dr. Schüßler verschiedene Erscheinungen auftreten können.
Es gibt nicht allgemein (unerwünschte) Reaktionen auf die Einnahme der Mineralstoffe nach Dr. Schüßler. Ob und welche Reaktionen auftreten, hängt von der individuellen Ausgangssituation ab, also davon, welche Belastungen der Körper abbauen muss und welche Regenerationsarbeiten notwendig sind!

Mögliche Reaktionen bei Beginn der Einnahme

Die Auseinandersetzung des Körpers wird durch die Einnahme der Mineralstoffe unterstützt und verbraucht Ferrum phosphoricum (Nr. 3). Eine leicht erhöhte Temperatur kann die Folge sein.
Der Körper braucht jetzt möglichst viel Ruhe und eine verstärkte Zufuhr des Mineralstoffs Nr. 3 Ferrum phosphoricum.
Der Flüssigkeitshaushalt wird beansprucht, da Giftstoffe in Flüssigkeit gebunden werden und verbraucht Natrium chloratum (Nr. 8). Ein glasklarer Fluss aus der Nase, ein Schnupfen zeigt den Bedarf an.
Es muss ausreichend Wasser getrunken werden und verstärkt Nr. 8 Natrium chloratum eingenommen werden. Das Wasser sollte möglichst „stoffarm" (Kohlensäure und Mineralstoffe betreffend) sein, um die Ausscheidungs-, Entschlackungsvorgänge zu unterstützen.
Weitere Giftstoffe werden gebunden und der Bedarf an Kalium chloratum darüber erhöht. Ein schleimiger Husten ist ein deutliches Zeichen für diesen Prozess. In diesem Fall sollte Nr. 4 Kalium chloratum erhöht werden.
Oft zeigt sich mit Einnahme ausgewählter Mineralstoffe der Bedarf an weiteren Mineralstoffen. Veränderte Bedürfnisse nach Nahrungsmitteln oder andere Zeichen, die Hinweise auf den Bedarf an weiteren Mineralstoffen sein können, müssen jetzt verstärkt berücksichtigt werden.

Mögliche Reaktionen beim Abbau vorhandener Belastungen

Mit der Einnahme der ausscheidungsfördernden Mineralstoffe, insbesondere der Nummern 6, 9, 10, 11, 12, beginnt die Reinigungsarbeit im Körper. Sind die inneren Organe mit der notwendigen Ausscheidung überlastet, werden belastende Stoffe (Schlacken, Gifte, Säuren) über das Organ Haut ausgeschieden. Die Haut kann jucken. Zuweilen treten Pickel oder Säureflecken auf. Die Haut kann entlastet werden, indem das Basenbad zur Ausscheidung genutzt wird.
Da der Organismus nun einen höheren Flüssigkeitsbedarf für die Entgiftung hat, muss ausreichend Flüssigkeit zugeführt werden. Andernfalls entzieht der Organismus die benötigte Flüssigkeit anderen Bereichen wie z. B. dem Darm. In der Folge kommt es zur Verstopfung.
Es kann andersherum auch der Fall sein, dass massive Ausscheidung sich im erhöhten Stuhlgang bemerkbar macht (leichter Durchfall, nicht länger als ein bis zwei Tage).
Manche Anwender berichten, sie hätten den Eindruck gehabt, dass alte Beschwerden aufflammen könnten. Der Körper arbeitet jetzt Krankheitsgifte ab oder er ist in die Lage versetzt, eine Ausheilung abzuschließen, für die die Kräfte fehlten.

Mögliche Reaktionen im Zuge der Regeneration und Erneuerung

Alle genannten Symptome sind ein Zeichen, dass die Regeneration des Körpers in Gang kommt und sofern keine Zerstörung vorliegt, eine altersgerechte Erneuerung erfolgen kann.
Die Regeneration der Bänder, Sehnen und Muskeln führt manchmal zu Dehnungsschmerzen. Dies betrifft v.a. den Mineralstoff Nr. 1 Calcium fluoratum.
Entlastung bringt die äußere Anwendung der Mineralstoffe. Sollten die Beschwerden zu stark sein, werden die Mineralstoffgaben auf die Hälfte reduziert und nach Eintritt der Besserung schrittweise erhöht.

Konsequenzen für die Anwendung

Wenn Reaktionen auftreten, wird der Einnahmeplan unterbrochen. Es wird jetzt neu ermittelt, welcher Bedarf an unterschiedlichen Mineralstoffen sich zeigt (anhand von Antlitzanalyse, Störungen, Bedürfnissen) und die Auswahl und Dosierung werden entsprechend angepasst.

Häufige Reaktionen:
- **Durchfall.** Die Ursache ist entweder in einer massiven Ausscheidung begründet oder steht im Zusammenhang mit der Verträglichkeit des Milchzuckers.
  - Einnahmeform aufgelöst wie bei Diabetikern wählen,
  - die Trinkmenge (1,5 l reines Wasser am Tag) beachten,
  - Ausscheidungsweg über die Haut (siehe Basenbad) nutzen,
  - eventuell die Dosierung halbieren, schrittweise wieder erhöhen.
- **Verstopfung.** Es kann sein, dass ein für den Darm notwendiger Mineralstoff fehlt oder dass die zugeführte Flüssigkeitsmenge nicht für den jetzt erhöhten Bedarf ausreicht.
  - Nr. 7 Magnesium phosphoricum um eine „Heiße Sieben" am Tag ergänzen,
  - die Einnahme auf ihre Vollständigkeit überprüfen. Nr. 3 Ferrum phosphoricum, Nr. 7 Magnesium phosphoricum, Nr. 8 Natrium chloratum, Nr. 10 Natrium sulfuricum
  - Nr. 6 Kalium sulfuricum einige Tage ganz aussetzen,
  - die Trinkmenge (1,5 l reines Wasser am Tag) beachten.
- **Sodbrennen.** Hängt in der Regel mit der Säureausscheidung und -regulierung zusammen.
  - basische Bäder zur Ausscheidung nutzen,
  - Ernährung überprüfen, basische Gemüsebrühe täglich, mindestens bis eine Besserung eintritt,
  - Nr. 11 Silicea übergangsweise ganz aussetzen bis eine Besserung eintritt.
- **Schwellungen.** Wenn ein hohes Maß an Stoffen zur Ausscheidung mobilisiert wird und der Organismus nicht in der Lage ist, die Ausscheidung zu bewältigen, kommt es – meistens vorübergehend – zu dem Phänomen der Schwellungen, vor allem an den Füßen.
  - Nr. 6 Kalium sulfuricum übergangsweise ganz aussetzen und die Mischung bis eine Besserung eintritt auf Nr. 8 Natrium chloratum, Nr. 9 Natrium phosphoricum, Nr. 10 Natrium sulfuricum konzentrieren,
  - Ausscheidungsweg über die Haut (siehe Basenbad) nutzen,
  - eventuell die Dosierung halbieren, schrittweise wieder erhöhen.
- **Rote Säureflecken.** Wenn Säure übermäßig über die Haut ausgeschieden wird oder/und die Haut besonders empfindlich ist, kann dies zu Reizungen führen. Die Haut zeigt begrenzte, rote, eventuell brennende Flecken.
  - Basische Bäder führen in der Regel zur sofortigen, sichtbaren Entlastung der Haut,
  - Ernährung überprüfen, basische Gemüsebrühe täglich mindestens bis eine Besserung eintritt.
- **Juckreiz auf der Haut.** Wenn der Organismus versucht, die Schadstoffe über die Hat auszuscheiden, kann dies bei Überlastung zum Juckreiz führen.
  - Nr. 10 Natrium sulfuricum anwenden,
  - Basische Bäder führen in der Regel sofort zum Nachlassen des Juckreizes.
- **Regenerationsschmerzen.** Vor allem die Regenerationen der Muskulatur und Bänder verursachen häufig Beschwerden.

- bei starken Schmerzen ca. sieben Tage die Einnahme auf Nr. 2 Calcium phosphoricum, Nr. 3 Ferrum phosphoricum, Nr. 5 Kalium phosphoricum, Nr. 8 Natrium chloratum konzentrieren:
- die Mineralstoffmischungen äußerlich anwenden.

Seltenere Reaktionen:
- **Müdigkeit.** Tritt vor allem bei Menschen auf, die im Inneren schwer erschöpft sind, aber keine Zeit finden, sich auszuruhen. Es kann auch auftreten, wenn zu viele verschiedene Mineralstoffe für den betreffenden Menschen ausgewählt wurden.
  - Erholungsphasen überprüfen,
  - die Mischung eine Woche auf Nr. 2 Calcium phosphoricum, Nr. 3 Ferrum phosphoricum, Nr. 5 Kalium phosphoricum, Nr. 8 Natrium chloratum konzentrieren. Anschließend mit der Hälfte der Dosierung beginnen und langsam steigern.
- **Gewichtszunahme.** Als erstes ist zu beachten, ob der Mensch nur an Gewicht oder auch an Umfang zugenommen hat. Zunahme nur an Gewicht bedeutet positiv, dass der betroffene Mensch an Substanz gewinnt. Zunahme an Umfang hängt mit notwendiger Ausscheidung zusammen. In diesem Fall sollten Entlastungstage (ca. 7–14 Tage) durchgeführt werden.
  - Konzentration auf Nr. 4 Kalium chloratum, Nr. 8 Natrium chloratum, Nr. 9 Natrium phosphoricum, Nr. 10 Natrium sulfuricum,
  - basische Bäder (mind. jeden 2. Tag),
  - basische Gemüsebrühe täglich mindestens bis die Entlastung eintritt.

Die äußere Anwendung der Mineralstoffe nach Dr. Schüßler

In der Praxis zeigt sich, dass die äußere Anwendung der biochemischen Mineralstoffe wertvolle Hilfe und Unterstützung bieten kann. Die äußere Anwendung ersetzt nicht die innere Einnahme der Mineralstoffe nach Dr. Schüßler.
Die äußere Anwendung dient sowohl der Pflege der Haut als auch der Hilfe bei akuten Störungen. Wenn die Mineralstoffe nach Dr. Schüßler innerlich eingenommen werden, wird der Organismus die Mineralstoffmoleküle dort einsetzen, wo der größte Bedarf ist (siehe Speicher). Wenn wir die Mineralstoffe äußerlich zuführen, werden sie zunächst an Ort und Stelle genutzt.
Nehmen wir das Beispiel Hornhaut. Jemand nimmt den Mineralstoff Nr. 1 Calcium fluoratum wegen übermäßiger Hornhautbildung innerlich ein. Zum Hornstoffaustritt ist es gekommen, weil der Organismus das Calcium fluoratum nicht mehr ausreichend für die Bindung des Hornstoffes zur Verfügung hatte. Es kann jedoch sein, dass auch weitere Funktionsbereiche nicht mehr ausreichend versorgt werden konnten. In dem Moment, wo der Mineralstoff wieder zur Verfügung steht, werden die hierarchisch höheren Funktionsbereiche versorgt wie die Aderwände, die Organe, die Bänder. Um den erwünschten Effekt zu erzielen, sollten jetzt die Mineralstoffe auch äußerlich zugeführt werden, um direkt an Ort und Stelle wirksam werden zu können.
Die äußere Anwendung ist sehr vielseitig anwendbar. Bereits Schüßler hat in der praktischen Entwicklung seiner Biochemie die äußere Anwendung genutzt:
In den Krankheitsfällen, wo eine äußerliche Anwendung möglich ist, also bei Quetschungen, Verbrennungen, Frostbeulen, Wildfleisch u.s.w. ist neben dem inneren Gebrauch die äußere Anwendung (bei Tripper und Weißfluß Einspritzungen) sehr zweckdienlich (Schüßler 1874).

Die Haut

Die Haut ist unser größtes Organ. Sie ist wichtig für die Wärmeregulation und schützt vor mechanischen, chemischen und physikalischen Verletzungen ebenso wie vor schädlichen Mirkoorganismen und vor Austrocknung.
Die Ausdehnung der Oberhaut beträgt 1,5 bis 2 m². Damit steht eine große Fläche für die Aufnahme der Mineralstoffe und die Abgabe belastender Stoffe zur Verfügung. Die Oberhaut ist gleichzeitig das größte Sinnesorgan und ist daher nicht nur für den Kontakt, sondern auch für die Wahrnehmung der Umwelt von immenser Bedeutung.

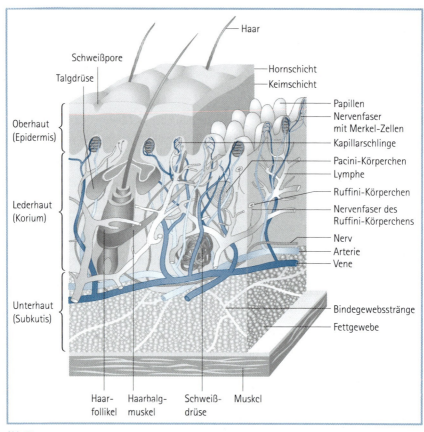

Abb. 3:
Senkrechter Schnitt durch die Haut (Thews et al. 1999)

Die Haut ist in drei Schichten aufgebaut:
› die **Oberhaut (Epidermis),** die die Straffheit der Haut zeigt.
  Hauptmineralstoffe für Aufbau und Versorgung: Nr. 1 Calcium fluoratum, Nr. 6 Kalium sulfuricum, Nr. 11 Silicea,
› die **Lederhaut (Korium),** die u. a. das Bindegewebe, aber auch Talg- und Schweißdrüsen, Haarmuskel, Nerven und Blutgefäße umfasst.
  Hauptmineralstoffe für Aufbau und Versorgung: Nr. 4 Kalium chloratum, Nr. 11 Silicea,
› die **Unterhaut (Subkutis),** in der Fettzellen, Wasserspeicher und Haarzwiebeln eingebettet sind.
  Hauptmineralstoffe für Aufbau und Versorgung: Nr. 8 Natrium chloratum, Nr. 9 Natrium phosphoricum und Nr. 12 Calcium sulfuricum.

Die Anwendung der Mineralstoffe nach Dr. Schüßler kann wesentlich über die äußere Anwendung optimiert werden, da über die Haut direkt ausgeschieden = entlastet wird und über die Aufnahme der Mineralstoffmoleküle direkt substituiert = versorgt wird.

Ausscheidung belastender Stoffe: Entlastung

Lebensweise und Umweltbelastungen führen vielfach zu einer Anhäufung belastender Stoffe. Die Haut als größtes Ausscheidungsorgan kann genutzt werden, um belastende Stoffe (Säuren, Schlacken, Gifte) auszuscheiden. Intensiviert wird dieser Ausscheidungsvorgang über das Schwitzen. Dieser Ausscheidungsweg hilft Reaktionen wie Schwellungen, Säureflecken zu vermeiden oder zu lindern und ist daher immer, wenn Ausscheidungen dringlich erscheinen, anzuwenden.

Folgende Maßnahmen eignen sich zur Unterstützung der Ausscheidung über die Haut:

› **Aktive sportliche Betätigung.** Der Körper kommt ins Schwitzen und scheidet über den Schweiß Stoffe, die sich im Gewebe unter der Haut befinden, aus.
› **Sauna.** Dies ist eine Möglichkeit, passiv ins Schwitzen zu kommen.
› **Bäder.** Im Bad kann diese Situation herbeigeführt werden, wenn die Badetemperatur über der Körpertemperatur liegt (über 37 Grad Celsius).

Sehr effektiv ist das so genannte **Basenbad**, das mittels Zusätze erreicht wird. Diese führen dazu, dass der pH-Wert des Badewassers mindestens 8 erreicht. Die gesunde Haut hat einen pH-Wert zwischen 4–6,5. Die Haut braucht eine ihr angeglichene Umgebung. Ist die Umgebung basischer als die Haut selbst, entsteht osmotischer Druck. Das bedeutet in diesem Fall, dass die Haut ‚gezwungen' wird, Säuren auszuscheiden, um die Umgebung wieder an sich selbst anzugleichen. Liegt jetzt die Badetemperatur über der Körpertemperatur (38 Grad Celsius), wird zusätzlich über das Ausschwitzen eine Ausleitung der Stoffe erreicht, die in den oberen Schichten der Haut deponiert sind. Die Badedauer muss mindestens 30 Minuten betragen, um den nachhaltigen Effekt zu erzielen. Das Bad kann täglich genutzt werden. Es trocknet die Haut nicht aus. Im Gegenteil: gerade feuchtigkeitsarme und fettarme Haut wird mit der Zeit regeneriert.

Personen, die die Mineralstoffe nach Dr. Schüßler in Form einer Kuranwendung nutzen, sollten vor dem Basenbad eine Mineralstoffmischung von jeweils 10 Tabletten Nr. 8 Natrium chloratum, Nr. 9 Natrium phosphoricum, Nr. 10 Natrium sulfuricum aufgelöst zu sich nehmen.

Das basische Bad kann in folgenden Formen auch als Teilbad durchgeführt oder als Brei aufgelegt werden:

› **Sitzbad:** besonders zu empfehlen bei Problemen im Genital- und Analbereich (Pilze, Hämorrhoiden),

- **Fußbad:** Viele Menschen klagen über geschwollene Füße und Beine, insbesondere am Abend. Entspannen mit einem basischen Fußbad und gleichzeitig die belastenden Flüssigkeiten ausscheiden, die sich in den Beinen stauen, ab. Das Fußbad ist auch sehr hilfreich bei Fußschweiß, Fußpilz, Juckreiz am Bein, Ausschlägen, Gichtzehen, rheumatischen Beschwerden in den Füßen,
- **Handbad:** bei Handekzemen, Gichtknoten in den Fingergelenken, rheumatischen Beschwerden der Hände,
- **Basenbadmaske:** zur allgemeinen Pflege der Gesichtshaut, insbesondere bei Pickel, Akneproblemen,
- **Auflagen:** juckende Hautstellen, Ekzeme.

> **! Wichtiger Hinweis:**
>
> Menschen mit hohem Blutdruck, Kreislaufproblemen, Herzproblemen sollten zunächst Teilbäder versuchen!

Aufnahme der Mineralstoffe: Versorgung

Mineralstoffbäder können zur allgemeinen Pflege, Stärkung und Unterstützung angewandt werden. Sie sind besonders empfehlenswert bei großflächigen Problemen oder beispielsweise bei Schwangeren, die am Anfang ihrer Schwangerschaft die Mineralstoffe nehmen wollen, aber aufgrund von Übelkeit nicht können.

Bei **Mineralstoffbädern** sollte die Temperatur leicht unter Körpertemperatur (nicht über 37 Grad Celsius) liegen, damit die Haut die Mineralstoffe aufnehmen kann, Badedauer 10 bis 15 Minuten. Bei Vollbädern werden ca. 12–20 Tabletten des jeweiligen Mineralstoffs ins Wasser gegeben.

Es sind auch **Teilbäder** möglich (ca. 7–10 Tabletten des jeweiligen Mineralstoffs):

- **Sitzbad:** z. B. bei Problemen im Analbereich; im Vaginalbereich können die Tabletten auch direkt eingeführt werden
- **Fußbäder:** z. B. bei Ausschlägen, wunden Füßen
- **Unterarm- und Handbäder**

Waschungen:
Zur Unterstützung insbesondere bei Kranken, die kein (Teil-)Bad nehmen können. Die Mineralstoffe werden in körperwarmem Wasser aufgelöst.

Kompressen:
Eignen sich für Augen (Nr. 3, Nr. 8 bei Schwellungen auch Nr. 10, 12), Gesicht und Nacken.
Dazu werden Tücher, Tupfer, Wattepads mit den aufgelösten Mineralstoffen (Tabletten) getränkt und 10–15 Minuten aufgelegt.

Wickel:
Z. B. Leberwickel, Wadenwickel, Brustwickel (Achtung: Voraussetzung für einen Wickel sind warme Füße!).

Breiauflagen:
Empfehlen sich im akuten Fall, z. B. bei Insektenstichen (Nr. 2 und Nr. 8) oder Brandwunden (Nr. 3 und Nr. 8).
Die Mineralstoffe (Tabletten) werden dazu mit abgekochtem Wasser breiig angelöst. Die Anzahl der Mineralstoffe hängt von der Größe der Fläche ab. Den Brei auf die betreffenden Hautstellen auflegen und mit einer Frischhaltefolie abdecken. So bleibt das feuchte Klima erhalten, die Mineralstoffmoleküle lösen sich im Wasser und können von der Haut aufgenommen werden.

Tropfen:
An den Stellen des Körpers, an dem keine Auflagen möglich sind (z. B. Nase) können die Mineralstoffe als Tropfen äußerlich angewandt werden.
1–2 Tabletten des betreffenden Mineralstoffs werden dazu in abgekochtem Wasser gelöst.
(Achtung: Muss täglich frisch zubereitet werden, die Fläschchen werden vom Anwender ausgekocht, da sich sonst Keime bilden können! Aufbewahrung im Kühlschrank!).

Haarwasser für die Kopfhaut:
Biochemisches Haarwasser (Nr. 1, 5, 6, 8, 11/bei fettigen Haaren zusätzlich Nr. 4 u. 9) kann einfach hergestellt werden, indem die benötigten Tabletten (3–5 von den jeweiligen Mineralstoffen) in Wasser aufgelöst werden. Die Lösung durch einen Papierfilter laufen lassen, um den Milchzucker aufzufangen, wenn eine Sprühflasche benutzt wird. Eine Viertelstunde vor dem Waschen einmassieren oder als Haarpackung längere Zeit einwirken lassen.

Sprühlotionen:
Mineralstoffe (Tabletten) auflösen, den Milchzucker absetzen lassen, eventuell durch einen Teefilter geben, mit einer Sprühflasche aufsprühen (z. B. bei offenen Wunden).

Einläufe:
› zur Unterstützung bei Entschlackungskuren (Nr. 1, 3, 4, 5, 6, 7, 8, 10)
› bei Verstopfung (Nr. 3, 7, 8, 10)

Anfertigungen für die praktische Anwendung:
› **Zäpfchen.** Die Mineralstoffe (zerriebene Tabletten) werden (bis 20 %) in die Zäpfchenmasse eingearbeitet.
› **Creme.** Die benötigten Mineralstoffe (Tabletten) werden in Wasser aufgelöst. Die Lösung wird in eine neutrale Cremegrundlage eingearbeitet.
(Alternativ stehen fertige Salben und Cremes verschiedener Hersteller zur Verfügung.)

Übersicht der äußeren Anwendungen

Nr. 1 Calcium fluoratum

Bänderschwäche, Krampfadern, Hämorrhoiden, Hornhaut, Schrunden, Nagelverwachsungen, Gewebsverhärtungen, Narbengewebe, verhärtete Drüsen, verhärtete Lymphknoten, Kropfknoten, Schwangerschaftsstreifen (+ Nr. 11), Dammpflege vor der Geburt, schlaffe Haut

Nr. 2 Calcium phosphoricum

Bellender Husten (Auflage als Kompresse oder als Salbe), Knochenbrüche, Bäder bei Wachstumsschmerzen oder Schmerzen nach alten Knochenbrüchen, schwache Knochen, Verspannungen im Nacken (Auflage als Kompresse oder Cremegel, Salbe), Muskelverspannungen allgemein, abendliche Bäder bei Muskelkrämpfen (+ Nr. 7)

Nr. 3 Ferrum phosphoricum

Verletzungen, Entzündungen, Zerrungen, Prellungen, Rötungen allgemein, Schmerzen, Verbrennungen (+ Nr. 8)

Nr. 4 Kalium chloratum

Hautgrieß, Besenreiser, Couperose, Krampfadern, Verklebungen, schmerzende Brustdrüsen (+ Nr. 3), Warzen (+ Nr. 10)

Nr. 5 Kalium phosphoricum

Erschöpfungen der Muskeln, Lähmungsgefühle, geschädigte Nerven, Wunden und Ausflüsse mit üblem Geruch

Nr. 6 Kalium sulfuricum

Pigmentflecken, Pigmentierungsstörungen allgemein, gelbliche Schuppen auf der Haut, Muskelkater, bei bräunlich-gelblichen Ausfluss der Schleimhäute

Nr. 7 Magnesium phosphoricum

Kompressen bei Blähungskrämpfen (auch der Säuglinge), Menstruationsbeschwerden, nervöses Jucken der Haut (auch als Bad), bei beginnender Migräne im Nacken (+ Nr. 2, + Nr. 3, + Nr. 5) auftragen

Nr. 8 Natrium chloratum

Brennende, klare Ausflüsse der Schleimhäute oder der Haut, Bandscheibenprobleme, Gelenke, geschwollenes Knie, Sehnen und Bänder, Gicht (+ Nr. 3), Insektenstiche (+ Nr. 2), Tropfen bei trockenen Schleimhäuten

Nr. 9 Natrium phosphoricum

Fettarme Haut, fette Haut, Pickel, Mitesser, Akne, geschwollene Lymphknoten, rote Säureflecken (+ Nr. 3)

Nr. 10 Natrium sulfuricum

Geschwollene Füße, als Kompresse bei geschwollenen Oberlidern, Warzen (+ Nr. 4), Sonnenallergie (+ Nr. 3), Erfrierungen, Leberwickel

Nr. 11 Silicea

Geschlossene Eiterungen, Schwangerschaftsstreifen auch zur Vorbeugung (+ Nr. 1), Leistenbruch, Nabelbruch, Falten(-bildung)

Nr. 12 Calcium sulfuricum

Offene Eiterungen, Bad der Säuglinge (direkt) nach der Geburt, Stauungen, offene Beine, chronische Nebenhöhlenentzündung, Stockschnupfen

Bewährte Kombinationen

Die folgende tabellarische Darstellung (Tab. 3) gibt eine nach Anwendungsbereichen geordnete Übersicht von bewährten oder möglichen Mineralstoffkombinationen für die äußere Anwendung.

Tab. 3:
Bewährte Kombinationen in der äußeren Anwendung

Anwendungsbereich	Anwendungsform[1]	Nummern der Mineralstoffe[2]
Abszess		3 + 9 + 11 + 12
Akne		3 + 4 + 9 + 11
Augen: gerötet, brennend	Kompresse	3 + 8
Augen: geschwollen	Kompresse	8 + 9 + 10 + 12
Bänderzerrung	Auflagen, Creme	1 + 3 + 8 + 11
Bandscheibenschwäche		1 + 2 + 5 + 8 + 11
Bläschen: klare Flüssigkeit		8 + 10
Bläschen: grünlich-gelbe Flüssigkeit		6 + 8 + 10
Bluterguss		9 + 11 + 12
Cellulitis (Orangenhaut)	Bäder, Creme	4 + 8 + 9 + 10 + 11 + 12
Couperose (Besenreiser)		1 + 4 + 9 + 11
Drüsen: Schwellung		4 + 9 + 12
Drüsen: Verhärtung		1 + 4 + 9 + 12
Eiterungen	Breiauflage	9 + 11 + 12
Ekzem		3 + 8 + 9 + 10
Erfrierungen		10 + 5
Gelenke: Entzündung		3 + 4 + 8
Gelenke: Schwellung		4 + 8 + 10 + 12
Gelenke: Stärkung		2 + 5 + 8
Gerstenkorn	Kompresse	1 + 4 + 9 + 11
Gichtanfall	Breiauflage	3 + 8 + 11
Hämorrhoiden		1 + 4 + 9 + 11
Herpes		3 + 10
Hexenschuss (Ischiasbeschwerden)	Warme Wickel	2 + 3 + 7 + 11
Husten		2 + 3 + 4 + 7 + 8
Juckreiz		3 + 6 + 7 + 10
Insektenstiche	Breiauflage	2 + 8
Knochenbruch		1 + 2 + 3 + 7 + 11
Krampfadern		1 + 4 + 9 + 11
Krämpfe	Feuchtwarme Umschläge	2 + 5 + 7

Tab. 3:
(Forsetzung)

Anwendungsbereich	Anwendungsform[1]	Nummern der Mineralstoffe[2]
Leistenbruch		1 + 11
Lymphschwellungen		7 + 9 + 12
Lymphschwellungen verhärtet		1 + 7 + 9 + 12
Mitesser		4 + 9 + 11
Muskelkater		2 + 3 + 5 + 8
Nagelbettentzündung (-eiterung)		1 + 3 + 11 + 12
Nagelverwachsungen	Creme	1 + 5 + 8
Narbenpflege	Creme	1 + 5 + 8 + 11
Nervenentzündungen		2 + 3 + 7 + 11
Ödem		8 + 10 + 12
Pilz		3 + 5 + 6
Prellung		3 + 5 + 8 + 12
Quetschung		3 + 5 + 8 + 12
Rheuma		8 + 9 + 11 + 12
Schleimbeutelentzündung		3 + 4 + 8 + 9 + 10
Sehnenverkürzung		1 + 2 + 5 + 8 + 11
Sehnenscheidenentzündung		2 + 3 + 8 + 9
Sonnenbrand		3 + 8
Sonnenallergie		3 + 8 + 10
Überbeine		1 + 2
Verbrennungen	Breiauflage	3 + 8
Warzen		4 + 10
Zuckungen		5 + 7 + 11

[1] Eine Anwendungs(Darreichungs)form in der zweiten Spalte ist nur aufgeführt, wenn sie sich als besonders sinnvoll erwiesen hat. Sofern keine Anwendungsform angegeben ist, sollte unter den Gesichtspunkten der praktischen Anwendung entschieden werden, welche Form (wie Bäder, Auflagen, Creme) gewählt wird. Verschiedene Anwendungsformen können sich dann auch abwechseln und ergänzen, z. B. erst eine Auflage, dann cremen.

[2] Die fett/farbig gedruckten Nummern bedeuten, dass der bezeichnete Mineralstoff höher dosiert wird, d. h. ca. 50 Prozent der Mischung ausmacht.

Häufig gestellte Fragen

Wie lange sollen die Mineralstoffe eingenommen werden?
Die Mineralstoffe sollten mindestens solange genommen werden, bis eine Besserung der Beschwerden einsetzt. Besser ist es, die Mineralstofftabletten einige Tage oder Wochen weiter zu nehmen, um den Bedarf über den akuten Zustand hinaus zu decken.
Bei chronischen Beschwerden oder zur Gesundheitsprophylaxe können die Mineralstoffe auch über Monate oder Jahre eingenommen werden.

Können die Mineralstoffe zusätzlich zu anderen Medikamenten eingenommen werden?
Die Mineralstoffe unterstützen jede andere Heilweise, weil sie dem Körper die notwendigen Betriebsstoffe zuführen. Sie können daher zusätzlich zu allen allopathischen und homöopathischen Arzneimitteln eingenommen werden.

Wie schnell wirken die Mineralstoffe?
Die Mineralstoffe nach Dr. Schüßler wirken unterschiedlich schnell, je nachdem um welchen Mineralstoff und um welche Störung es sich handelt. Bei akuten Problemen können sie oft überraschend schnell wirken, innerhalb von Minuten oder Stunden. Bei chronischen Störungen dauert es meist wesentlich länger, manchmal viele Tage oder Wochen.

Beeinträchtigen der Genuss von Kaffee, schwarzem Tee oder der Gebrauch mentholhaltige Zahnpasta die Wirkung der Mineralstoff?
Mentholhaltige Stoffe behindern die Wirkung nicht. Kaffee und schwarzer Tee können während der Zeit der Einnahme der Mineralstofftabletten getrunken werden. Man sollte aber bedenken, dass diese Getränke Einfluss auf den Stoffwechsel haben und den Bedarf an Mineralstoffen weiter erhöhen.

Warum müssen die Mineralstoffe gelutscht werden?
Die Mineralstofftabletten werden gelutscht, damit die Moleküle direkt über die Mundschleimhaut aufgenommen werden können.

Reichen bei einem Defizit die Mineralstoffe nach Dr. Schüßler allein aus?
Es sollte auf eine ausgewogene Ernährung geachtet werden. Bei starken Defiziten können zusätzliche Präparate aus dem grobstofflichen Bereich genommen werden.

Hat die Einnahme der Mineralstoffe nach Dr. Schüßler Nebenwirkungen?
Nebenwirkungen treten nicht auf, auch keine Erstverschlimmerungen wie bei der Homöopathie. Es können aber Reaktionen im Heilungsprozess auftreten, die oftmals den Eindruck erwecken, die Tabletten würden nicht vertragen. Mögliche Reaktionen können Verstopfung, Durchfall oder Kopfschmerzen sein. Bei einer hohen Dosierung

von über 100 Tabletten am Tag kann sich die abführende Wirkung des Milchzuckers bemerkbar machen.

Greift der Milchzucker die Zähne an?
Der Milchzucker greift die Zähne nicht an, da er erst im Darm durch die Lactase zu Glucose und Galactose abgebaut wird.

Können Säuglinge und Kinder die Mineralstoffe auch einnehmen?
Ja, unbedingt. Kinder können die Mineralstoffe lutschen oder aufgelöst trinken. Für Säuglinge kann man die Tabletten in abgekochtem Wasser auflösen und in den Mund träufeln oder sie dem Fläschchen beimengen.

Dürfen Diabetiker die Mineralstoffe einnehmen?
Diabetiker sollten bei der Einnahme berücksichtigen, dass 48 Mineralstofftabletten zu 0,25 g einer Broteinheit (BE) entsprechen. Es ist aber auch möglich, die Tabletten in Wasser aufzulösen und nach Sedimentation des Milchzuckers das Wasser zu dekantieren und dann schluckweise zu trinken.

Warum schmecken die einzelnen Mineralstoffe oft unterschiedlich?
Mineralstofftabletten schmecken umso süßer, je größer der Bedarf an diesem Mineralstoff ist. Zur Beurteilung sollten aber Tabletten desselben Herstellers verglichen werden.

Warum stellt sich trotz längerer Einnahme kein Erfolg ein?
Es ist möglich, dass die Dosierung zu niedrig gewählt wurde oder die falschen Mineralstoffe eingenommen wurden. Bei chronischen Erkrankungen kann es außerdem oft lange dauern, bis sich ein Erfolg einstellt, und es bedarf großer Geduld. Eine Blockade auf anderer Ebene (z. B. belasteter Schlafplatz, Zähne) kann die Wirkung der Mineralstoffe oftmals behindern.

Können alle Mineralstofftabletten in heißem Wasser aufgelöst werden?
Theoretisch ja. Die Einnahme in heißem Wasser hat sich aber nur bei Magnesium phosphoricum bewährt, da es die Wirksamkeit dieser Mineralstoffverbindung in akuten Fällen verbessert.

Braucht jeder Mensch Mineralstoffe nach Dr. Schüßler?
Jein. Eine ausgewogene Ernährung ist die Basis für die Aufnahme lebensnotwendiger Mineralstoffe. Insbesondere Kräuter und Gewürze tragen zur Versorgung mit Mineralstoffen als Funktionsstoffe bei. Trotzdem kann es, je nach Ausstattung, die ein Mensch mitgebracht hat, trotz ausgewogener Ernährung zu Defiziten an Funktionsstoffen kommen. Die Mineralstoffe nach Dr. Schüßler ermöglichen die gezielte Deckung eines solchen Mineralstoffdefizites. Mittels Antlitzanalyse können Bedarfe erkannt und prophylaktisch versorgt werden, bevor es zu Störungen kommt.

Können Mineralstoffe nach Dr. Schüßler bei Tieren eingesetzt werden?
Ja. Bei Tieren ist die Anwendung der Mineralstoffe nach Dr. Schüßler sehr zu empfehlen (Quast 2005). Zur Anwendung und Dosierung siehe Angaben im Abschnitt „Anwendung der Mineralstoffe nach Dr. Schüßler bei Tieren" in Teil IV.

Darf beim Auflösen von Mineralstofftabletten in Wasser ein Metalllöffel verwendet werden?

Jein. Die Potenzierungsvorgänge dienen in der Biochemie der Vereinzelung der Moleküle, der so genannten Verdünnung. Die dafür notwendige Verreibung des Ausgangsstoffes mit Milchzucker stellt allerdings auch einen energetischen Vorgang dar. In der Homöopathie hat dies für die beabsichtigte Vermittlung der Information (Reizwirkung) eine große Bedeutung. Es wird angenommen, dass ein Rührvorgang der potenzierten Mittel mit Metalllöffel die enthaltene Energie ableitet.

Für die Anwendung der Biochemie nach Dr. Schüßler ist zwar keine Einschränkung der Wirkung bei Anwendung eines Metalllöffels bekannt, aber es wird angenommen, dass die energetische Wirkung die Aufnahme positiv unterstützen kann. Daraus resultiert die Empfehlung, keinen Metalllöffel zum Auflösen der Mineralstoffe in Wasser zu nutzen. Im Fall der „Heißen Sieben" wird in der Regel überhaupt kein Löffel zum Umrühren benötigt, weil sich die 7–10 Tabletten sofort im Wasser lösen.

Teil IV

Auswahl der Mineralstoffe
Anwendungen

Auswahl der Mineralstoffe nach Dr. Schüßler

Die Auswahl der Mineralstoffe nach Dr. Schüßler gestaltet sich optimal, wenn individuelle Besonderheiten berücksichtigt werden können und eine umfassende Beratung erfolgen kann. In der Beratung werden die antlitzanalytischen Kennzeichen, körperliche Störungen, Vorlieben in der Nahrungsaufnahme, Aspekte der charakterlichen Struktur in die Mittelfindung einbezogen. Sofern eine umfassende individuelle Beratung nicht möglich ist, kann den Mittelbeschreibungen (siehe Teil II) gefolgt werden und die antlitzanalytischen Kennzeichen anhand der Farbtafeln verglichen werden. Als weiteres Hilfsmittel kann der „Arbeitsbogen: Gesprächs- und Ermittlungsgrundlage des Bedarfs" (siehe Folgeseiten) genutzt werden.

Die Zusammenstellungen des Kapitels „Anwendungen von A-Z" (siehe Folgeseiten) dienen der schnellen Orientierung und unterstützten die Beratungskompetenz in der Praxis. Basis der Zusammenstellung waren die chemisch-physiologischen Vorgänge, die die Auswahl der Mittel begründen und die Erfahrungen, die die Auswahl der Mittel bestätigt haben. Es wird immer nur ein Einnahmeplan angewandt und dieser eventuell um einzelne Mittel ergänzt. In der Zusammenstellung „Anwendungen von A-Z" entspricht ein Einnameplan der Zusammenstellung der Anzahl an Tabletten pro Tag (Spalte 4 der Zusammenstellung) bezogen auf einen angegebenen Anwendungsbereich einschließlich einer Differenzierung (Spalten 1 und 2 der Zusammenstellung). Die Hauptmineralstoffe für einen Anwendungsbereich einschließlich der Differenzierung sind durch Fett- und Farbdruck deutlich hervorgehoben. Es ist möglich, nur die Hauptmineralstoffe anzuwenden. Zu Fragen der Einnahme und möglichen Reaktionen siehe die entsprechenden Informationen in Teil III.

Die äußere Anwendung sollte, wo möglich, immer einbezogen werden.

Medizinische und fachkundige Hilfe und Begleitung ist in vielen Fällen unabdingbar. Es wird nicht bei jeder Anwendung darauf hingewiesen. Auch scheinbare Bagatellerkrankungen gehören in bestimmten Fällen unbedingt in medizinische Betreuung. Die Mineralstoffe nach Dr. Schüßler können in diesen Fällen wertvolle Unterstützung und Begleitung sein.

Anwendung der Mineralstoffe nach Dr. Schüßler bei Tieren

Bei Tieren ist die Anwendung der Mineralstoffe nach Dr. Schüßler sehr zu empfehlen (Quast 2005). Es können die Anwendungen von A-Z innerlich und äußerlich genutzt werden. Es ist nicht notwendig, bei größeren Tieren direkt eine höhere Dosierung zu verabreichen. Sollte die Anwendung nicht zum Erfolg führen, wird sie wiederholt.

Arbeitsbogen:
Gesprächs- und Ermittlungsgrundlage des Bedarfs

Name: _____ Datum: _____

Straße: _____ PLZ/Ort: _____

Geburtsdatum: _____

Mineralstoff	Antlitz	Störungen	Stückzahl pro Tag
Nr. 1 Calcium fluoratum	Karofalten ☐ bräunlich-schwarz ☐ Firnisglanz ☐ blaue Lippen ☐ welke Haut ☐	Hornhaut ☐ Krampfadern ☐ weiche Nägel ☐ häufiges Umknicken ☐ Karies ☐	☐
Nr. 2 Calcium phosphoricum	wächsern ☐ Zahnspitzen durchs. ☐ schmallippiger Mund ☐	Wadenkrämpfe ☐ Kribbeln in Händen/Füßen ☐ inadäquate Herzfrequenz ☐ verspannter Nacken ☐	☐
Nr. 3 Ferrum phosphoricum	bläulich-schwarz ☐ Ferrum-Röte ☐ warme Ohren ☐ schmale Nasenwurzel ☐	schnelle Ermüdung ☐ Sonnenunverträglichkeit ☐ schwaches Immunfeld ☐ Kaffeekonsum ☐	☐
Nr. 4 Kalium chloratum	milchig-bläulich-rot ☐ blaue Skleren ☐ wie gepudert ☐ Couperose ☐ Milchbart ☐ Hautgrieß ☐	Besenreiser ☐ schleimiger Husten ☐ Hautgrieß am Körper ☐ Drüsenprobleme generell ☐ Speichel zieht sich ☐	☐
Nr. 5 Kalium phosphoricum	eingefallene Schläfen ☐ aschgrau ☐ matte Augen ☐	Zahnfleischbluten ☐ Mundgeruch ☐ geistige Erschöpfung ☐ Agoraphobie ☐	☐
Nr. 6 Kalium sulfuricum	bräunlich-gelb ☐ Pigmentflecken ☐	Lufthunger ☐ Klaustrophobie ☐ leicht Muskelkater ☐ Pigmentstörungen ☐ Diabetes mellitus (Typ I) ☐	☐

Teil I | Teil II | Teil III | Teil IV

Arbeitsbogen 223

Mineralstoff	Antlitz	Störungen	Stückzahl pro Tag
Nr. 7 Magnesium phosphoricum	Magnesia-Röte Verlegenheitsröte hektische Flecken	Schokoladenhunger wird schnell verlegen Regelschmerzen Migräne Einschlafprobleme	
Nr. 8 Natrium chloratum	Gelatineglanz Schneckenspur große Poren Platzbacken trockene Haut schwammiges Kinn	kalte Hände/Füße Gelenkknacken chronischer Fließschnupfen Heuschnupfen übermäßiges/gar kein Schwitzen häufiges Nachsalzen	
Nr. 9 Natrium phosphoricum	Fettglanz Mitesser Fettbacken Säureflecken Säurefalten gerötete Kinnspitze trockene Haut	Sodbrennen fettige/spröde Haare Pickel am Körper Heißhungerattacken Süßigkeitenhunger Mehlspeisenhunger Müdigkeitslöcher	
Nr. 10 Natrium sulfuricum	grünlich-gelb blaurote Nase Tränensäcke gelbe Skleren	stinkende Winde Warzen juckende Haut Diabetes mellitus (Typ II)	
Nr. 11 Silicea	Politurglanz Krähenfüße Lidhöhlen Falten vor dem Ohr polierte Nasenspitze	Längsrillen in Nägeln Bindegewebsschwäche geräuschempfindlich lichtempfindlich schnell blaue Flecken schweißige Hände/Füße	
Nr. 12 Calcium sulfuricum	alabasterweiß kompaktiertes BG	Eiterungen/Abszesse Fisteln/Aphthen chronische Hauterkrankungen mit Juckreiz	

Fortsetzung ▶

Mineralstoff	Antlitz	Störungen	Stückzahl pro Tag
Nr. 13 Kalium arsenicosum		Entzündung des Magen-Darm-Traktes ☐ wässrige Durchfälle ☐	☐
Nr. 14 Kalium bromatum	deutlich betonte Augäpfel ☐	innere Ruhelosigkeit, evtl. gleichzeitig müde und antriebslos ☐ Kopfschmerzen nach geistiger Anstrengung ☐ Hyperthyreose ☐	☐
Nr. 15 Kalium jodatum	Hals im Bereich der Schilddrüse vergrößert ☐	ständiges Räuspern ☐ Druck am Hals ☐ Herzrasen ☐ Schwindelgefühl ☐ Hyper-/Hypothyreose ☐	☐
Nr. 16 Lithium chloratum		gichtig-rheumatische Erkrankungen ☐ Herzflattern ☐ Hüsteln (+ Kitzeln im Hals) ☐ Entzündung der Nieren und der ableitenden Harnwege ☐ Abmagerung/Auszehrung ☐ manisch-depressive Phasen ☐	☐
Nr. 17 Manganum sulfuricum		Eisenmangel(anämie) ☐ rheumatoide Arthritis ☐ Diabetes mellitus (Typ II) ☐	☐
Nr. 18 Calcium sulfuratum		Erschöpfungszustände mit Gewichtsverlust trotz Heißhungers ☐	
Nr. 19 Cuprum arsenicosum		Krämpfe des ZNS ☐ Neuralgien ☐ Eisenmangel ☐ Rheuma ☐	
Nr. 20 Kalium-Aluminium sulfuricum		Blähkoliken ☐ Irritationen des NS ☐ Schwindelgefühl ☐	☐

Mineralstoff	Antlitz	Störungen	Stückzahl pro Tag
Nr. 21 Zincum chloratum	weiße Flecken auf Zähnen und/oder Nägeln ☐	Wachstumsstörungen ☐ Infertilität/Impotenz ☐ Haarausfall ☐	☐
Nr. 22 Calcium carbonicum	Schlupflider ☐	schwere innere Erschöpfung ☐ chronische Katarrhe ☐ Knochenleiden ☐ dicker Bauch und dünne Extremitäten (bei Kindern) ☐	☐
Nr. 23 Natrium bicarbonicum		saures Aufstoßen ☐ Sodbrennen ☐ sauer riechender Stuhl ☐	☐
Nr. 24 Arsenum jodatum		Heuschnupfen ☐ nässende Ekzeme ☐ Bronchialasthma ☐ jugendliche Akne ☐	☐
Nr. 25 Aurum chloratum natronatum		unspezifische Frauenleiden ☐ Wechseljahrsbeschwerden ☐ Beschwerden der weiblichen Genitalien ☐	☐
Nr. 26 Selenium	Grübchen im inneren Augenwinkel ☐	Schilddrüsenstörungen ☐ Herpesanfälligkeit ☐	☐
Nr. 27 Kalium bichromicum		Diabetes mellitus ☐ erhöhte Cholesterinwerte ☐	☐

Anwendungen von A–Z

Aus der nachfolgenden Zusammenstellung kann der Einnahmeplan (Spalte 4 „Tabletten pro Tag") für einen Anwendungsbereich (Spalte 1), der durch Aspekte der Differenzierung (Spalte 2) weiter charakterisiert wird, ersehen werden. Für die Therapie wird immer nur ein Einnahmeplan angewandt und dieser eventuell um einzelne Mittel ergänzt. Die Hauptmineralstoffe für einen Anwendungsbereich, einschließlich der Differenzierung, sind durch Fett- und Farbdruck deutlich hervorgehoben. Es ist möglich, nur die Hauptmineralstoffe anzuwenden. Grundsätzlich bestimmt der Bedarf die Dosierung. Die angegebenen Tabletten/Tag dienen als Orientierung. Sie basieren auf Erfahrungswerten. Eine verantwortungsvolle Anwendung muss die Grenzen der „Biochemie nach Dr. Schüßler" einbeziehen. Andauernde, heftige oder plötzlich auftretende Beschwerden, sowie chronische Erkrankungen, müssen medizinisch abgeklärt und begleitet werden.

Anwendungen	Differenzierung	Mineralstoffe	Tab./Tag
Abführmittel	Folge von Abführmitteln – erhöhter Mineralstoffverbrauch	Nr. 1 Calcium fluoratum	7
		Nr. 5 Kalium phosphoricum	12
		Nr. 7 Magnesium phosphoricum	12
		Nr. 8 Natrium chloratum	12
		Nr. 10 Natrium sulfuricum	12
Ablagerungen	durch Säurebelastung: in Form von Steinen, Grieß, Knoten	Nr. 2 Calcium phosphoricum	12
		Nr. 8 Natrium chloratum	10
		Nr. 9 Natrium phosphoricum	12–15
		Nr. 11 Silicea	5–7
	von Hornstoff, Hornhaut	Nr. 1 Calcium fluoratum	7–10
Abmagerung	Allgemein (Achtung: Bei unerklärlicher Abmagerung ist medizinische Abklärung notwendig)	Nr. 2 Calcium phosphoricum	12
		Nr. 3 Ferrum phosphoricum	7
		Nr. 5 Kalium phosphoricum	10
		Nr. 8 Natrium chloratum	10
		Nr. 18 Calcium sulfuratum	7–10
Abschuppung	auf dem Kopf (weiße Schuppen)	Nr. 8 Natrium chloratum	12
	auf der Haut – auf klebrigem Grund	Nr. 2 Calcium phosphoricum	7
		Nr. 6 Kalium sulfuricum	7–10
		Nr. 10 Natrium sulfuricum	12
	auf der Haut-trocken	Nr. 1 Calcium fluoratum	7–10
		Nr. 8 Natrium chloratum	7–10
Absonderungen	ätzend scharf wundmachend	Nr. 8 Natrium chloratum	7–10
		Nr. 9 Natrium phosphoricum	7–10
	bei Entzündungen nässend	Nr. 3 Ferrum phosphoricum	7
		Nr. 10 Natrium sulfuricum	7
		Nr. 24 Arsenum jodatum	7
	bräunlich gelb, ocker, reichliche Abschuppung auf klebrigem Untergrund	Nr. 6 Kalium sulfuricum	7
		Nr. 10 Natrium sulfuricum	

Anwendungen	Differenzierung	Mineralstoffe	Tab./Tag
Absonderungen (Fortsetzung)	Eitrig	Nr. 9 Natrium phosphoricum	12–15
	Hinweis: Bräunlich gelber oder grünlich gelber Schleim, darf nicht mit Eiter verwechselt werden.	Nr. 11 Silicea	7
		Nr. 12 Calcium sulfuricum	7
	eiweißhaltig	Nr. 2 Calcium phosphoricum	12
	Faserstoff-Hautgrieß	Nr. 4 Kalium chloratum	12
	faserstoffhaltig, weiß oder weißgrau, fadenziehend	Nr. 4 Kalium chloratum	12
	fettige Ausschwitzung	Nr. 9 Natrium phosphoricum	12
		Nr. 8 Natrium chloratum	7
	grünlich gelb, wäßrig, eitrig	Nr. 10 Natrium sulfuricum	12
	hell, wässrig, schleimig, glasig	Nr. 8 Natrium chloratum	12
	honiggelb, rahmartig	Nr. 9 Natrium phosphoricum	12
	mehlartig, trocken	Nr. 4 Kalium chloratum	12
	scharf, übel riechend	**Nr. 11 Silicea**	7
		Nr. 9 Natrium phosphoricum	12
	übel riechend, schmierig	Nr. 5 Kalium phosphoricum	12
Absonderungen, eingetrocknet	gelbe Eiterkruste	Nr. 9 Natrium phosphoricum	12
		Nr. 11 Silicea	7
		Nr. 12 Calcium sulfuricum	7
	gelbliche Schuppen	**Nr. 6 Kalium sulfuricum**	7–10
		Nr. 10 Natrium sulfuricum	12
	mehlartig, trocken	Nr. 4 Kalium chloratum	12
	übel riechende, schmierige Schuppen oder Krusten	Nr. 5 Kalium phosphoricum	12
	weiße Schuppen	Nr. 8 Natrium chloratum	12
	weißgelbliche Kruste	Nr. 2 Calcium phosphoricum	12
Abstillen	Zur Unterstützung	Nr. 2 Calcium phosphoricum	12
		Nr. 10 Natrium sulfuricum	12–15
Abszess		Nr. 3 Ferrum phosphoricum	7
		Nr. 4 Kalium chloratum	7
		Nr. 9 Natrium phosphoricum	12–15
		Nr. 10 Natrium sulfuricum	10
		Nr. 11 Silicea	7
		Nr. 12 Calcium sulfuricum	12
Abwehrkräfte	zur Stärkung	**Nr. 3 Ferrum phosphoricum**	10
		Nr. 4 Kalium chloratum	7
		Nr. 5 Kalium phosphoricum	7
		Nr. 8 Natrium chloratum	7–10
		Nr. 9 Natrium phosphoricum	10
		Nr. 10 Natrium sulfuricum	10
		Nr. 21 Zincum chloratum	7

Anwendungen	Differenzierung	Mineralstoffe	Tab./Tag
Achselschweiß		Nr. 8 Natrium chloratum	7–10
		Nr. 9 Natrium phosphoricum	12
		Nr. 11 Silicea	7
ADS	Aufmerksamkeits-Defizit-Syndrom (zur Unterstützung) s. a. Hyperaktivität	Nr.2 Calcium phosphoricum	12
		Nr. 5 Kalium phosphoricum	7
		Nr. 7 Magnesium phosphoricum	12
		Nr. 14 Kalium bromatum	7
After	Afterekzem	Nr. 3 Ferrum phosphoricum	7
		Nr. 4 Kalium chloratum	7
		Nr. 6 Kalium sulfuricum	7
		Nr. 8 Natrium chloratum	12
		Nr. 10 Natrium sulfuricum	12
	Afterfistel	Nr. 3 Ferrum phosphoricum	7
		Nr .9 Natrium phosphoricum	12
		Nr. 11 Silicea	7
		Nr. 12 Calcium sulfuricum	7
	Afterjucken	Nr. 8 Natrium chloratum	12
	Einrisse Fissuren Schrunden	Nr. 1 Calcium fluoratum	7–10
		Nr. 9 Natrium phosphoricum	10
		Nr. 11 Silicea	7–10
	wund	Nr. 9 Natrium phosphoricum	12
Akne	Akne rosacea	Nr. 3 Ferrum phosphoricum	12
		Nr. 4 Kalium chloratum	7
		Nr. 6 Kalium sulfuricum	5–7
		Nr. 9 Natrium phosphoricum	12–15
		Nr. 10 Natrium sulfuricum	20
	allgemein – Akne vulgaris	Nr. 3 Ferrum phosphoricum	12
		Nr. 4 Kalium chloratum	7
		Nr. 7 Magnesium phosphoricum	12
		Nr. 9 Natrium phosphoricum	12–15
		Nr. 11 Silicea	7
		Nr. 21 Zincum chloratum	7
	Pubertät	Nr. 3 Ferrum phosphoricum	7
		Nr. 4 Kalium chloratum	12
		Nr. 9 Natrium phosphoricum	12–15
		Nr. 11 Silicea	7–10
		Nr. 21 Zincum chloratum	5
		Nr. 24 Arsenum jodatum	
Allergien	allgemein	Nr. 2 Calcium phosphoricum	12
		Nr. 3 Ferrum phosphoricum	7
		Nr. 4 Kalium chloratum	7
		Nr. 8 Natrium chloratum	20
		Nr. 10 Natrium sulfuricum	12
		Nr. 21 Zincum chloratum	7
		Nr. 24 Arsenum jodatum	7
	Sonnenallergie	Nr. 3 Ferrum phosphoricum	12
		Nr. 10 Natrium sulfuricum	20

Anwendungen von A–Z

Anwendungen	Differenzierung	Mineralstoffe	Tab./Tag
Altersdiabetes	s. Diabetes		
Altersflecken		Nr. 6 Kalium sulfuricum	7
		Nr. 10 Natrium sulfuricum	12
Altersherz	Vorsorge	Nr. 1 Calcium fluoratum	7
		Nr. 2 Calcium phosphoricum	7–10
		Nr. 3 Ferrum phosphoricum	7
		Nr. 5 Kalium phosphoricum	7–10
		Nr. 7 Magnesium phosphoricum	12
		Nr. 9 Natrium phosphoricum	12
		Nr. 11 Silicea	7
Amalgam-belastung	Ausleitung	Nr. 4 Kalium chloratum	7
		Nr. 5 Kalium phosphoricum	7
		Nr. 8 Natrium chloratum	12
		Nr. 9 Natrium phosphoricum	12
		Nr. 10 Natrium sulfuricum	12
		Nr. 15 Kalium jodatum	7
		Nr. 18 Calcium sulfuratum	10
		Nr. 20 Kalium-Aluminium sulfuricum	7
		Nr. 21 Zincum chloratum	12
Ameisenlaufen	auf der Haut	Nr. 2 Calcium phosphoricum	7
		Nr. 9 Natrium phosphoricum	12
		Nr. 10 Natrium sulfuricum	12
		Nr. 11 Silicea	10–12
	Gefühl des Einschlafens von Armen oder Beinen	Nr. 2 Calcium phosphoricum	20
Anämie		Nr. 2 Calcium phosphoricum	20
		Nr. 3 Ferrum phosphoricum	7–10
		Nr. 5 Kalium phosphoricum	7–10
		Nr. 8 Natrium chloratum	7–10
Angina	s. Halsentzündung		
Angstzustände	Allgemein	Nr. 2 Calcium phosphoricum	12
		Nr. 3 Ferrum phosphoricum	7
		Nr. 4 Kalium chloratum	7
		Nr. 5 Kalium phosphoricum	7
		Nr. 7 Magnesium phosphoricum	12
		Nr. 8 Natrium chloratum	7
		Nr. 9 Natrium phosphoricum	12
		Nr. 10 Natrium sulfuricum	12
	Zusätzlich: nach einem Schock	Nr. 12 Calcium sulfuricum	12
	Zusätzlich: durch innere Unruhe	Nr. 14 Kalium bromatum	7–10
		Nr. 15 Kalium jodatum	7–10
	Zusätzlich: durch überreizte Nerven	Nr. 11 Silicea	7–10
	Zusätzlich: Große Angst vor der Enge	Nr. 6 Kalium sulfuricum	10–12

Anwendungen	Differenzierung	Mineralstoffe	Tab./Tag
Anschwellungen	allgemein	Nr. 4 Kalium chloratum	12
		Nr. 8 Natrium chloratum	12
		Nr. 10 Natrium sulfuricum	20
		Nr. 12 Calcium sulfuricum	7–10
Anspannung	allgemein	Nr. 2 Calcium phosphoricum	12
		Nr. 7 Magnesium phosphoricum	14
Antibiotika	(zur Unterstützung vor, während, nach einer Behandlung)	Nr. 3 Ferrum phosphoricum	7
		Nr. 4 Kalium chloratum	12
		Nr. 5 Kalium phosphoricum	7
		Nr. 8 Natrium chloratum	12
		Nr. 9 Natrium phosphoricum	12
		Nr. 10 Natrium sulfuricum	12
Antiseptikum	biochemisches	Nr. 5 Kalium phosphoricum	20
Apathie, Antriebslosigkeit	allgemein	Nr. 3 Ferrum phosphoricum	7
		Nr. 5 Kalium phosphoricum	12
		Nr. 8 Natrium chloratum	7
		Nr. 10 Natrium sulfuricum	7
		Nr. 22 Calcium carbonicum	7
Aphthen		Nr. 3 Ferrum phosphoricum	7
		Nr. 4 Kalium chloratum	12–15
		Nr. 5 Kalium phosphoricum	7
		Nr. 8 Natrium chloratum	7–10
		Nr. 10 Natrium sulfuricum	7–10
		Nr. 12 Calcium sulfuricum	7
Appetit	Appetitlosigkeit	Nr. 2 Calcium phosphoricum	12
		Nr. 4 Kalium chloratum	7
		Nr. 5 Kalium phosphoricum	12
		Nr. 6 Kalium sulfuricum	7
		Nr. 8 Natrium chloratum	7–10
		Nr. 9 Natrium phosphoricum	7
		Nr. 10 Natrium sulfuricum	12
	plötzlicher Heißhunger übermäßiger Appetit	Nr. 9 Natrium phosphoricum	15
		Nr. 2 Calcium phosphoricum	12
		Nr. 24 Arsenum jodatum	7–10
	Diffuses Hungergefühl s. a. Verlangen nach…	Nr. 5 Kalium phosphoricum	12–20
Ärger		Nr. 2 Calcium phosphoricum	7
		Nr. 5 Kalium phosphoricum	7
		Nr. 6 Kalium sulfuricum	10–12
		Nr. 8 Natrium chloratum	7
		Nr. 10 Natrium sulfuricum	12–15

Anwendungen	Differenzierung	Mineralstoffe	Tab./Tag
Arteriosklerose		Nr. 1 Calcium fluoratum	7
		Nr. 4 Kalium chloratum	7
		Nr. 9 Natrium phosphoricum	20
		Nr. 11 Silicea	7
Arthritis		Nr. 1 Calcium fluoratum	7
		Nr. 3 Ferrum phosphoricum	20
		Nr. 4 Kalium chloratum	7
		Nr. 8 Natrium chloratum	20
		Nr. 9 Natrium phosphoricum	20
Arthrose		Nr. 1 Calcium fluoratum	7
		Nr. 2 Calcium phosphoricum	12
		Nr. 8 Natrium chloratum	20
		Nr. 9 Natrium phosphoricum	20
		Nr. 11 Silicea	7
		Nr. 16 Lithium chloratum	7
		Nr. 17 Managanum sulfuricum	7
		Nr. 19 Cuprum arsenicosum	7
Asthma		Nr. 3 Ferrum phosphoricum	12
		Nr. 4 Kalium chloratum	7
		Nr. 5 Kalium phosphoricum	7
		Nr. 6 Kalium sulfuricum	12
		Nr. 7 Magnesium phosphoricum	12
		Nr. 8 Natrium chloratum	12
		Nr. 10 Natrium sulfuricum	12–15
		Nr. 24 Arsenum jodatum	7–10
Aufregung		Nr. 2 Calcium phosphoricum	12
		Nr. 7 Magnesium phosphoricum	12
	Zusätzlich bei Übelkeit:	Nr. 6 Kalium sulfuricum	12
Aufstoßen		Nr. 7 Magnesium phosphoricum	12
		als „Heiße Sieben"	12
		Nr. 8 Natrium chloratum	12
		Nr. 9 Natrium phosphoricum	
	bitter	Nr. 10 Natrium sulfuricum	20
	sauer	Nr. 9 Natrium phosphoricum	20
	Völlegefühl nach dem	Nr. 4 Kalium chloratum	7–10
	Essen	Nr. 6 Kalium sulfuricum	7–10

Anwendungen	Differenzierung	Mineralstoffe	Tab./Tag
Augen	Absonderungen: rahmartig, honiggelb, verklebt	Nr. 9 Natrium phosphoricum	12
		Nr. 12 Calcium sulfuricum	7
	ätzend brennend	Nr. 8 Natrium chloratum	20
		Nr. 12 Calcium sulfuricum	7
	Ausfluss gelblich/ocker	Nr. 6 Kalium sulfuricum	12
		Nr. 10 Natrium sulfuricum	7
		Nr. 12 Calcium sulfuricum	7
	Bewegungsschmerz	Nr. 3 Ferrum phosphoricum	20
	Bindehautentzündung	Nr. 3 Ferrum phosphoricum	12
		Nr. 8 Natrium chloratum	7
		Nr. 9 Natrium phosphoricum	12
		Nr. 11 Silicea	7
		Nr. 12 Calcium sulfuricum	7
	Funken, Farbensehen	Nr. 8 Natrium chloratum	7
		Nr. 9 Natrium sulfuricum	12
		Nr. 10 Natrium sulfuricum	20
		Nr. 11 Silicea	7
	gerötete Augenlider	Nr. 3 Ferrum phosphoricum	12–15
		Nr. 4 Kalium chloratum	7
		Nr. 8 Natrium chloratum	12
	geschwollene Augenlider	Nr. 10 Natrium sulfturicum	20
	Lichtempfindlichkeit	Nr. 9 Natrium phosphoricum	12
		Nr. 11 Silicea	7–10
		Nr. 21 Zincum chloratum	7–10
	Maculadegeneration	Nr. 3 Ferrum phosphoricum	7
		Nr. 5 Kalium phosphoricum	12
		Nr. 8 Natrium chloratum	12
		Nr. 9 Natrium phosphoricum	7–10
		Nr. 11 Silicea	7
		Nr. 17 Manganum sulfuricum	7
		Nr. 21 Zincum chloratum	12
	Netzhautstörungen	Nr. 21 Zincum chloratum	12
	stechender Schmerz	Nr. 7 Magnesium phosphoricum als „Heiße Sieben"	14
	tränend	Nr. 8 Natrium chloratum	12
	trocken wie Sand	Nr. 8 Natrium chloratum	12
Bänderschwäche	Erschlaffung	Nr. 1 Calcium fluoratum	12
	Schmerzend (Zerrung)	Nr. 1 Calcium fluoratum	7–10
		Nr. 3 Ferrum phosphoricum	12
		Nr. 8 Natrium chloratum	7–10
		Nr. 9 Natrium phosphoricum	12
		Nr. 11 Silicea	12

Anwendungen	Differenzierung	Mineralstoffe	Tab./Tag
Bandscheiben	Beschwerden/Stärkung und Aufbau	Nr. 1 Calcium fluoratum	7
		Nr. 3 Ferrum phosphoricum	12
		Nr. 5 Kalium phosphoricum	12
		Nr. 8 Natrium chloratum	12–20
		Nr. 9 Natrium phosphoricum	12
		Nr. 11 Silicea	7
Bauchschmerzen		Nr. 3 Ferrum phosphoricum	7
		Nr. 4 Kalium chloratum	7
		Nr. 7 Magnesium phosphoricum	14
		Nr. 9 Natrium phosphoricum	7
		Nr. 10 Natrium sulfuricum	7
Bauchspeicheldrüse	Unterstützung und Stärkung	Nr. 4 Kalium chloratum	7
		Nr. 6 Kalium sulfuricum	12
		Nr. 7 Magnesium phosphoricum	12
		Nr. 8 Natrium chloratum	7
		Nr. 10 Natrium sulfuricum	12
		Nr. 23 Natrium bicarbonicum	7
Beine	Geschwüre	Nr. 4 Kalium chloratum	7
		Nr. 8 Natrium chloratum	7
		Nr. 9 Natrium phosphoricum	20
		Nr. 10 Natrium sulfuricum	20
		Nr. 11 Silicea	7
		Nr. 12 Calcium sulfuricum	12
	Krämpfe	Nr. 2 Calcium phosphoricum	20
	offen, s. Ulcus cruris		
	Schwäche, wackelig	Nr. 3 Ferrum phosphoricum	12
		Nr. 5 Kalium phosphoricum	12
		Nr. 8 Natrium chloratum	12
	Schweregefühl	Nr. 10 Natrium sulfuricum	20
Beläge	s. Zungenbelag		
Beruhigung		Nr. 2 Calcium phosphoricum	12
		Nr. 7 Magnesium phosphoricum	12
		Nr. 14 Kalium bromatum	7
Besenreiser		Nr. 1 Calcium fluoratum	7
		Nr. 4 Kalium chloratum	12–15
		Nr. 9 Natrium phosphoricum	12
Bettnässen	allgemein	Nr. 10 Natrium sulfuricum	12–15
	der Kinder	Nr. 1 Calcium fluoratum	7
		Nr. 2 Calcium phosphoricum	12
		Nt. 3 Ferrum phosphoricum	7
		Nr. 5 Kalium phosphoricum	7
		Nr. 8 Natrium chloratum	12
		Nr. 10 Natrium sulfuricum	12

Anwendungen	Differenzierung	Mineralstoffe	Tab./Tag
Bienenstiche		Nr. 2 Calcium phosphoricum	12
		Nr. 3 Ferrum phosphoricum	7
		Nr. 4 Kalium chloratum	7
		Nr. 8 Natrium chloratum	12
Bindegewebe	Kräftigung und Pflege	Nr. 1 Calcium fluoratum	7
		Nr. 4 Kalium chloratum	12–15
		Nr. 8 Natrium chloratum	7
		Nr. 9 Natrium phosphoricum	12–15
		Nr. 10 Natrium sulfuricum	12
		Nr. 11 Silicea	7–10
		Nr. 12 Calcium sulfuricum	12
Bindehautentzündung	des Auges	Nr. 3 Ferrum phosphoricum	20
		Nr. 8 Natrium chloratum	20
		Nr. 9 Natrium phosphoricum	7
		Nr. 11 Silicea	7
		Nr. 12 Calcium sulfuricum	7
Blähkolik	der Säuglinge	Nr. 2 Calcium phosphoricum	12
		Nr. 7 Magnesium phosphoricum	14
		Nr. 10 Natrium sulfuricum	7
Blähungen		Nr. 7 Magnesium phosphoricum	14
		Nr. 8 Natrium chloratum	7
		Nr. 9 Natrium phosphoricum	7
		Nr. 10 Natrium sulfuricum	12
Bläschen	allgemein	Nr. 8 Natrium chloratum	12
		Nr. 10 Natrium sulfuricum	12
	blutig – faulig stinkend – schmierige Kruste oder Schuppen	Nr. 5 Kalium phosphoricum	20
	bräunlich gelb – schmierig – gelbe Krusten bildend	Nr. 6 Kalium sulfuricum	12
	eitrig oder Eiterkruste	Nr. 9 Natrium phosphoricum	12
		Nr. 11 Silicea	7
		Nr. 12 Calcium sulfuricum	7
	eiweißhaltig, eingetrocknet, weißgelbliche Kruste	Nr. 2 Calcium phosphoricum	12
	honiggelb, beim Öffnen gelbe Krusten bildend	Nr. 9 Natrium phosphoricum	20
	Inhalt faserstoffartig, stark gewölbt, Inhalt mehlartig	Nr. 4 Kalium chloratum	12
	wasserhell oder weiße Schuppen	Nr. 8 Natrium chloratum	12
	wässrig gelbgrün, juckend	Nr. 10 Natrium sulfuricum	20

Anwendungen von A–Z

Anwendungen	Differenzierung	Mineralstoffe	Tab./Tag
Blasenentzündung (Harnblase)		Nr. 3 Ferrum phosphoricum	12
		Nr. 8 Natrium chloratum	12
		Nr. 16 Lithium chloratum	7
	chronisch	Nr. 6 Kalium sulfuricum	7
		Nr. 8 Natrium chloratum	12–15
		Nr. 9 Natrium phosphoricum	12
		Nr. 11 Silicea	5
		Nr. 12 Calcium sulfuricum	7
		Nr. 16 Lithium chloratum	7
Blase (Harnblase)	allgemein – zur Stärkung	Nr. 1 Calcium fluoratum	7
		Nr. 3 Ferrum phosphoricum	7
		Nr. 5 Kalium phosphoricum	7
		Nr. 8 Natrium chloratum	7
		Nr. 9 Natrium phosphoricum	7
	Blasenkrampf	Nr. 3 Ferrum phosphoricum	12
		Nr. 7 Magnesium phosphoricum	20
	Reizblase – nervös	Nr. 3 Ferrum phosphoricum	7
		Nr. 7 Magnesium phosphoricum	14
		Nr. 8 Natrium chloratum	12
		Nr. 9 Natrium phosphoricum	12
		Nr. 11 Silicea	5–7
	Schließmuskelschwäche der Blase	Nr. 1 Calcium fluoratum	12
		Nr. 2 Calcium phosphoricum	12
		Nr. 3 Ferrum phosphoricum	7
		Nr. 5 Kalium phosphoricum	7
		Nr. 8 Natrium chloratum	7
	Schwäche, Inkontinenz	Nr. 1 Calcium fluoratum	12
		Nr. 5 Kalium phosphoricum	7–10
		Nr. 8 Natrium chloratum	7
		Nr. 10 Natrium sulfuricum	12
Blasen auf der Haut	nach der Wanderung	Nr. 3 Ferrum phosphoricum	7
		Nr. 5 Kalium phosphoricum	7
		Nr. 8 Natrium chloratum	20
	wässrig	Nr. 8 Natrium chloratum	20
	wässrig-blutig	Nr. 5 Kalium phosphoricum	20
	wässrig-gelblich – grünlicher Inhalt	Nr. 10 Natrium sulfuricum	20
Blasensteine		Nr. 2 Calcium phosphoricum	12
		Nr. 7 Magnesium phosphoricum	12
		Nr. 9 Natrium phosphoricum	12
Blässe		Nr. 2 Calcium phosphoricum	20
		Nr. 3 Ferrum phosphoricum	7
		Nr. 7 Magnesium phosphoricum	12
	weiß wie die Wand	Nr. 12 Calcium sulfuricum	12

Anwendungen	Differenzierung	Mineralstoffe	Tab./Tag
Blut	bildend	Nr. 2 Calcium phosphoricum	12
		Nr. 4 Kalium chloratum	7
		Nr. 3 Ferrum phosphoricum	7
		Nr. 5 Kalium phosphoricum	7
		Nr. 8 Natrium chloratum	7
		Nr. 19 Cuprum arsenicosum	7
	dickflüssig	Nr. 4 Kalium chloratum	20
	reinigend	Nr. 4 Kalium chloratum	7
		Nr. 6 Kalium sulfuricum	7
		Nr. 8 Natrium chloratum	12
		Nr. 9 Natrium phosphoricum	12
		Nr. 10 Natrium sulfuricum	20
		Nr. 11 Silicea	7
		Nr. 12 Calcium sulfuricum	7
„Blutarmut"	s. Anämie		
Blutdruck	Blutdruckabfall	Nr. 2 Calcium phosphoricum	12
		Nr. 15 Kalium jodatum	12
	Erhöht	Nr. 1 Calcium fluoratum	7
		Nr. 2 Calcium phosphoricum	12
		Nr. 7 Magnesium phosphoricum	12
		Nr. 8 Natrium chloratum	12
		Nr. 9 Natrium phosphoricum	12
		Nr. 10 Natrium sulfuricum	12
		Nr. 11 Silicea	5
		Nr. 14 Kalium bromatum	5–7
		Nr. 15 Kalium jodatum	5–7
	niedrig	Nr. 2 Calcium phosphoricum	12
		Nr. 3 Ferrum phosphoricum	7
		Nr. 5 Kalium phosphoricum	12
		Nr. 8 Natrium chloratum	12
		Nr. 9 Natrium phosphoricum	12
Bluterguss		Nr. 1 Calcium fluoratum	7
		Nr. 4 Kalium chloratum	7
		Nr. 9 Natrium phosphoricum	12
		Nr. 11 Silicea	12
		Nr. 12 Calcium sulfuricum	7
Blutgefäße	Stärkung	Nr. 1 Calcium fluoratum	12
		Nr. 3 Ferrum phosphoricum	7
		Nr. 4 Kalium chloratum	7
		Nr. 9 Natrium phosphoricum	12
		Nr. 11 Silicea	7
Blutschwamm		Nr. 1 Calcium fluoratum	7
		Nr. 3 Ferrum phosphoricum	12
		Nr. 12 Calcium sulfuricum	7

Anwendungen	Differenzierung	Mineralstoffe	Tab./Tag
Blutungen	bei Verletzungen	Nr. 3 Ferrum phosphoricum	20
	dick, zäh	Nr. 4 Kalium chloratum	12
	faulig, schwärzlichrot, dickflüssig	Nr. 5 Kalium phosphoricum	12
	gerinnend hellrot	Nr. 3 Ferrum phosphoricum	12
	nicht gerinnend	Nr. 2 Calcium phosphoricum	12
		Nr. 12 Calcium sulfuricum	12
	wässrig	Nr. 8 Natrium chloratum	12
		Nr. 10 Natrium sulfuricum	12
Borreliose		Nr. 3 Ferrum phosphoricum	20
		Nr. 5 Kalium phosphoricum	20
		Nr. 8 Natrium chloratum	12
		Nr. 10 Natrium sulfuricum	20
		Nr. 24 Arsenum jodatum	12
Brandblasen,-wunden	s. Verbrennung	Nr. 3 Ferrum phosphoricum	12
		Nr. 8 Natrium chloratum	12
Brechdurchfall		Nr. 3 Ferrum phosphoricum	20
		Nr. 10 Natrium sulfuricum	20–30
Brechreiz	nach Anstrengung	Nr. 5 Kalium phosphoricum	12
	nach dem Essen	Nr. 3 Ferrum phosphoricum	7
		Nr. 6 Kalium sulfuricum	12
		Nr. 8 Natrium chloratum	12
		Nr. 9 Natrium phosphoricum	12
		Nr. 10 Natrium sulfuricum	12
Brennen		Nr. 8 Natrium chloratum	12
Bronchitis	allgemein, bei Verschleimung	Nr. 2 Calcium fluoratum	7
		Nr. 3 Ferrum phosphoricum	12
		Nr. 4 Kalium chloratum	20
		Nr. 6 Kalium sulfuricum	7
		Nr. 8 Natrium chloratum	12
		Nr. 11 Silicea	7
		Nr. 12 Calcium sulfuricum	7
	bellender Husten	Nr. 2 Calcium phosphoricum	12
		Nr. 4 Kalium chloratum	12
		Nr. 8 Natrium chloratum	12
	krampfartiger Husten	Nr. 4 Kalium chloratum	12
		Nr. 7 Magnesium phosphoricum	20
		Nr. 8 Natrium chloratum	20
	trockener Reizhusten	Nr. 8 Natrium chloratum	20
Bruch	Bruch der Bauchdecke	Nr. 1 Calcium fluoratum	12
		Nr. 5 Kalium phosphoricum	7
		Nr. 8 Natrium chloratum	7
		Nr. 9 Natrium phosphoricum	12
		Nr. 11 Silicea	12

Anwendungen	Differenzierung	Mineralstoffe	Tab./Tag
Bruch (Fortsetzung)	Knochenbrüche	Nr. 1 Calcium fluoratum	12
		Nr. 2 Calcium phosphoricum	20
		Nr. 5 Kalium phosphoricum	7
		Nr. 7 Magnesium phosphoricum	12
		Nr. 8 Natrium chloratum	7
		Nr. 9 Natrium phosphoricum	12
		Nr. 11 Silicea	10
Brust	Entzündung	Nr. 3 Ferrum phosphoricum	20
		Nr. 12 Calcium sulfuricum	7
	Schmerzen vor der Periode	Nr. 7 Magnesium phosphoricum	20
	Schwellung	Nr. 4 Kalium chloratum	12
	Verhärtung der Brust bei stillenden Müttern	Nr. 3 Ferrum phosphoricum	12
		Nr. 4 Kalium chloratum	12
		Nr. 8 Natrium chloratum	12
		Nr. 10 Natrium sulfuricum	12
Brustwarzen	Vorbereitung auf das Stillen	Nr. 1 Calcium fluoratum	7
		Nr. 3 Ferrum phosphoricum	7
		Nr. 5 Kalium phosphoricum	7
		Nr. 8 Natrium chloratum	7
		Nr. 9 Natrium phosphoricum	12
		Nr. 11 Silicea	7
Candida	s. Pilzerkrankung		
Cellulitis	Orangenhaut	Nr. 1 Calcium fluoratum	7
		Nr. 2 Calcium phosphoricum	7
		Nr. 4 Kalium chloratum	7
		Nr. 8 Natrium chloratum	12
		Nr. 9 Natrium phosphoricum	12–20
		Nr. 10 Natrium sulfuricum	12
		Nr. 11 Silicea	7
		Nr. 12 Calcium sulfuricum	7
		Nr. 23 Natrium bicarbonicum	7
China-Restaurant-syndrom	Glutamatunverträglichkeit	Nr. 8 Natrium chloratum	20
		Nr. 10 Natrium sulfuricum	20
Cholesterin	hoch	Nr. 1 Calcium fluoratum	7
		Nr. 5 Kalium phosphoricum	12
		Nr. 7 Magnesium phosphoricum	12
		Nr. 9 Natrium phosphoricum	12–15
		Nr. 10 Natrium sulfuricum	12
		Nr. 11 Silicea	7
		Nr. 27 Kalium bichromicum	7
	niedrig	Nr. 7 Magnesium phosphoricum	14
		Nr. 27 Kalium bichromicum	7
Claustrophobie		Nr. 6 Kalium sulfuricum	12

Anwendungen	Differenzierung	Mineralstoffe	Tab./Tag
Colitis	akut	Nr. 3 Ferrum phosphoricum	7–12
		Nr. 5 Kalium phosphoricum	7–12
		Nr. 8 Natrium chloratum	7–12
	chronisch	Nr. 3 Ferrum phosphoricum	7–12
		Nr. 5 Kalium phosphoricum	7–12
		Nr. 8 Natrium chloratum	7–12
		Nr. 10 Natrium sulfuricum	7–12
Colitis ulcerosa		Nr. 3 Ferrum phosphoricum	12
		Nr. 4 Kalium chloratum	7
		Nr. 5 Kalium phosphoricum	12
		Nr. 8 Natrium chloratum	7
		Nr. 9 Natrium phosphoricum	7–12
		Nr. 10 Natrium sulfuricum	12
		Nr. 12 Calcium sulfuricum	7
Damm	für die Elastizität zur Geburt	Nr. 1 Calcium fluoratum	12
Darm	-grippe	Nr. 3 Ferrum phosphoricum	20
		Nr. 4 Kalium chloratum	12
		Nr. 6 Kalium sulfuricum	7
		Nr. 8 Natrium chloratum	12
		Nr. 10 Natrium sulfuricum	20
	Entzündung	Nr. 3 Ferrum phosphoricum	20–30
		Nr. 4 Kalium chloratum	12
		Nr. 8 Natrium chloratum	12
	Schmerzen – krampfartig	Nr. 2 Calcium phosphoricum	12
		Nr. 7 Magnesium phosphoricum	20
		Nr. 19 Cuprum arsenicosum	12
Darmkolik		Nr. 7 Magnesium phosphoricum	20
		als „Heiße Sieben"	12
		Nr. 10 Natrium sulfuricum	12
		Nr. 19 Cuprum arsenicosum	12
		Nr. 20 Kalium-Aluminium sulfuricum	
Darmträgheit		Nr. 3 Ferrum phosphoricum	7
		Nr. 4 Kalium chloratum	7
		Nr. 7 Magnesium phosphoricum	14
		Nr. 8 Natrium chloratum	12
		Nr. 10 Natrium sulfuricum	12
Depressive Zustände	Allgemein (Burn-out)	Nr. 3 Ferrum phosphoricum	20
		Nr. 5 Kalium phosphoricum	20
		Nr. 8 Natrium chloratum	20
		Nr. 21 Zincum chloratum	7
	Gemütsverstimmung	Nr. 15 Kalium jodatum	12
	Manisch-depressive Zustände	Nr. 16 Lithium chloratum	12

Anwendungen	Differenzierung	Mineralstoffe	Tab./Tag
Depressive Zustände (Fortsetzung)	Niedergedrücktheit	Nr. 2 Calcium phosphoricum	12
		Nr. 5 Kalium phosphoricum	20
		Nr. 15 Kalium jodatum	7
		Nr. 16 Lithium chloratum	7
	Verdrießlichkeit, Niedergeschlagenheit besonders am späten Nachmittag	Nr. 3 Ferrum phosphoricum	7
		Nr. 6 Kalium sulfuricum	12
		Nr. 10 Natrium sulfuricum	12
Diabetes	Unterstützung und Begleitung	Nr. 4 Kalium chloratum	7
		Nr. 6 Kalium sulfuricum	12–20
		Nr. 10 Natrium sulfuricum	12–20
		Nr. 21 Zincum chloratum	7
		Nr. 27 Kalium bichromicum	7
Druck am Hals	s. Schilddrüse	Nr. 15 Kalium jodatum	7
Druckgeschwür	durch Prothese	Nr. 3 Ferrum phosphoricum	12
		Nr. 4 Kalium chloratum	7
		Nr. 5 Kalium phosphoricum	7
		Nr. 9 Natrium phosphoricum	12
		Nr. 11 Silicea	5
		Nr. 12 Calcium sulfuricum	7
Drüsen	allgemein	Nr. 4 Kalium chloratum	7
		Nr. 7 Magnesium phosphoricum	7
		Nr. 11 Silicea	5–7
	Eiterung	Nr. 9 Natrium phosphoricum	12
		Nr. 11 Silicea	7
		Nr. 12 Calcium sulfuricum	7
	Entzündung	Nr. 3 Ferrum phosphoricum	12
		Nr. 4 Kalium chloratum	7
	Schwellung	Nr. 4 Kalium chloratum	20
		Nr. 9 Natrium phosphoricum	12
		Nr. 11 Silicea	7
		Nr. 12 Calcium sulfuricum	7
	steinhart	zusätzlich Nr. 1 Calcium fluoratum	12
	Verhärtungen	Nr. 1 Calcium fluoratum	12
		Nr. 9 Natrium phosphoricum	12
		Nr. 11 Silicea	7
Durchfall – Diarrhöe	allgemein	Nr. 3 Ferrum phosphoricum	12
		Nr. 8 Natrium chloratum	12
		Nr. 10 Natrium sulfuricum	15
	durch Übersäuerung	Nr. 9 Natrium phosphoricum	20
	goldgelb	Nr. 9 Natrium phosphoricum	20
	grünlich gelb	Nr. 10 Natrium sulfuricum	20
	schaumig	Nr. 8 Natrium chloratum	20

Anwendungen	Differenzierung	Mineralstoffe	Tab./Tag
Durchfall – Diarrhöe (Fortsetzung)	stinkend faulig	Nr. 5 Kalium phosphoricum	20
	wässrig-gallig	Nr. 10 Natrium sulfuricum	20
		Nr. 13 Kalium arsenicosum	10
	wässrig-schleimig	Nr. 8 Natrium chloratum	20
	wässrig mit plötzlichem	Nr. 7 Magnesium phosphoricum	14
	Bauchschneiden	Nr. 13 Kalium arsenicosum	12
Durst	Zu viel oder zu wenig	Nr. 8 Natrium chloratum	12
Eierstock	Entzündung	Nr. 3 Ferrum phosphoricum	20
		Nr. 4 Kalium chloratum	12
		Nr. 12 Calcium sulfuricum	7
	Schmerzen	Nr. 3 Ferrum phosphoricum	20
Einkoten	wenn die Kontrolle über	Nr. 1 Calcium fluoratum	12
	den Schließmuskel	Nr. 2 Calcium phosphoricum	7
	schwer fällt	Nr. 9 Natrium phosphoricum	10
		Nr. 11 Silicea	10
Einlauf	bei Verstopfung	Nr. 3 Ferrum phosphoricum	12
		Nr. 7 Magnesium phosphoricum	12
		Nr. 8 Natrium chloratum	12
		Nr. 10 Natrium sulfuricum	12
	zur Reinigung, vor allem bei Fastenkuren	Nr. 3 Ferrum phosphoricum	12
		Nr. 4 Kalium chloratum	12
		Nr. 5 Kalium phosphoricum	12
		Nr. 6 Kalium sulfuricum	12
		Nr. 7 Magnesium phosphoricum	12
		Nr. 8 Natrium chloratum	12
		Nr. 10 Natrium sulfuricum	20
Einrisse	der Haut	Nr. 1 Calcium fluoratum	12
Einschießen	plötzlich – Ischiasschmerzen	Nr. 2 Calcium phosphoricum	12
		Nr. 7 Magnesium phosphoricum	20
		Nr. 9 Natrium phoporicum	12
		Nr. 11 Silicea	7
Einschlafen	Einschlafstörung	Nr. 2 Calcium phosphoricum	12
		Nr. 7 Magnesium phosphoricum	12
		Nr. 14 Kalium bromatum	12
	von Gliedmaßen Durchblutungsstörungen	Nr. 1 Calcium fluoratum	12
		Nr. 2 Calcium phosphoricum	20
		Nr. 9 Natrium phosphoricum	12
		Nr. 11 Silicea	7
Eisenmangel		Nr. 3 Ferrum phosphoricum	20
		Nr. 5 Kalium phosphoricum	12
		Nr. 17 Manganum sulfuricum	7
		Nr. 19 Cuprum arsenicosum	7
Eiter	Fisteln	Nr. 12 Calcium sulfuricum	20

Anwendungen	Differenzierung	Mineralstoffe	Tab./Tag
Ekzeme		Nr. 3 Ferrum phosphoricum	12
		Nr. 5 Kalium phosphoricum	7
		Nr. 6 Kalium sulfuricum	7
		Nr. 8 Natrium chloratum	12
		Nr. 9 Natrium phosphoricum	12
		Nr. 10 Natrium sulfuricum	12
	auf der Kopfhaut	Nr. 1 Calcium fluoratum	7
		Nr. 6 Kalium sulfuricum	7
		Nr. 8 Natrium chloratum	12
		Nr. 9 Natrium phosphoricum	12
		Nr. 11 Silicea	5
	bei nässenden Ekzemen zusätzlich	Nr. 21 Zincum chloratum	7
		Nr. 24 Arsenum jodatum	7
Elastizitätsverlust	der Haut	Nr. 1 Calcium fluoratum	12
	der Muskeln und Bänder	Nr. 1 Calcium fluoratum	12
		Nr. 5 Kalium phosphoricum	7
		Nr. 8 Natrium chloratum	7
		Nr. 9 Natrium phosphoricum	12
		Nr. 11 Silicea	7
Empfindlichkeit	bei Feuchtigkeit	Nr. 6 Kalium sulfuricum	7
	bei Lärm, Geräuschen und Licht	Nr. 11 Silicea	7
	bei Zugluft	Nr. 8 Natrium chloratum	7
	Schmerzempfindlichkeit	Nr. 2 Calcium phosphoricum	7
		Nr. 5 Kalium phosphoricum	7
		N. 8 Natrium chloratum	7
		Nr. 9 Natrium phosphoricum	12
		Nr. 11 Silicea	7
Endometriose		Nr. 2 Calcium phosphoricum	20
		Nr. 4 Kalium chloratum	7
		Nr. 7 Magnesium phosphoricum	7
		Nr. 9 Natrium phosphoricum	12
		Nr. 11 Silicea	7
		Nr. 12 Calcium sulfuricum	7
Energiemangel		Nr. 3 Ferrum phosphoricum	12
		Nr. 5 Kalium phosphoricum	20
		Nr. 8 Natrium chloratum	12
Engegefühl	im Brustkorb	Nr. 7 Magnesium phosphoricum	20
	im Kopf	Nr. 2 Calcium phosphoricum	20
Entgiftung	allgemein	Nr. 4 Kalium chloratum	12
		Nr. 6 Kalium sulfuricum	7
		Nr. 8 Natrium chloratum	12
		Nr. 10 Natrium sulfuricum	12

Anwendungen	Differenzierung	Mineralstoffe	Tab./Tag
Entgiftung (Fortsetzung)	Schwermetalle	Nr. 8 Natrium chloratum	12
		Nr. 18 Calcium sulfuratum	7
		Nr. 21 Zincum chloratum	7
		Nr. 20 Kalium-Aluminium sulfuricum	7
Entsäuerung		Nr. 8 Natrium chloratum	7–10
		Nr. 9 Natrium phosphoricum	12
		Nr. 10 Natrium sulfuricum	12
		Nr. 12 Calcium sulfuricum	7
		Nr. 21 Zincum chloratum	12
		Nr. 23 Natrium bicarbonicum	12
Entschlackung		Nr. 6 Kalium sulfuricum	7
	Schadstoffe	Nr. 10 Natrium sulfuricum	12
		Nr. 26 Selenium	7
Entschlackungskur	vor allem für das Frühjahr	Nr. 3 Ferrum phosphoricum	7
		Nr. 4 Kalium chloratum	7
		Nr. 5 Kalium phosphoricum	7
		Nr. 6 Kalium sulfuricum	7
		Nr. 8 Natrium chloratum	12
		Nr. 9 Natrium phosphoricum	20
		Nr. 10 Natrium sulfuricum	20
		Nr. 11 Silicea	7
		Nr. 12 Calcium sulfuricum	7
Entwöhnung	Zur Unterstützung! Kein Therapieersatz		
	Alkohol	Nr. 2 Calcium phosphoricum	12
		Nr. 7 Magnesium phosphoricum	12
		Nr. 8 Natrium chloratum	12
		Nr. 16 Lithium chloratum	7
	Nikotin	Nr. 4 Kalium chloratum	10
		Nr. 6 Kalium sulfuricum	7
		Nr. 7 Magnesium phosphoricum	15–20
		Nr. 10 Natrium sulfuricum	12
		Nr. 20 Kalium-Aluminium sulfuricum	7
Entzündungen	akut	Nr. 3 Ferrum phosphoricum	20
		Nr. 9 Natrium phosphoricum	20
	Ausheilung	Nr. 3 Ferrum phosphoricum	12
		Nr. 5 Kalium phosphoricum	7
		Nr. 6 Kalium sulfuricum	7
		Nr. 8 Natrium chloratum	12
		Nr. 9 Natrium phosphoricum	12
		Nr. 10 Natrium sulfuricum	12
		Nr. 11 Silicea	5
		Nr. 12 Calcium sulfuricum	5

Anwendungen	Differenzierung	Mineralstoffe	Tab./Tag
Erbrechen	akut, krampfhaft	Nr. 7 Magnesium phosphoricum	20
	von durchsichtigem, glasklarem Schleim	Nr. 8 Natrium chloratum	20
	von Galle	Nr. 10 Natrium sulfuricum	20
	von saurer Flüssigkeit	Nr. 9 Natrium phosphoricum	20
	von Schaum	Nr. 8 Natrium chloratum	20
	von Speisen	Nr. 3 Ferrum phosphoricum	20
	von Wasser	Nr. 8 Natrium chloratum	20
Erfrierungen		Nr. 3 Ferrum phosphoricum	12
		Nr. 10 Natrium sulfuricum	20
Erkältungen		Nr. 3 Ferrum phosphoricum	12–20
		Nr. 4 Kalium chloratum	12
		Nr. 5 Kalium phosphoricum	12
		Nr. 8 Natrium chloratum	12
		Nr. 9 Natrium phosphoricum	12
		Nr. 10 Natrium sulfuricum	12
		Nr. 21 Zincum chloratum	7
	Fieber (bis 38,5 °C)	Nr. 3 Ferrum phosphoricum	20
	Vorbeugung	Nr. 3 Ferrum phosphoricum	12
		Nr. 9 Natrium phosphoricum	12
Erröten		Nr. 7 Magnesium phosphoricum als „Heiße Sieben"	14
Erschlaffung	der Haut – faltig, runzelig	Nr. 1 Calcium fluoratum	12
		Nr. 5 Kalium phosphoricum	7
		Nr. 8 Natrium Chloratum	7
		Nr. 9 Natrium phosphoricum	12
		Nr. 11 Silicea	7
	von Bändern und elastischen Fasern	Nr. 1 Calcium fluoratum	12
		Nr. 9 Natrium phosphoricum	12
		Nr. 11 Silicea	7
Erschöpfung		Nr. 3 Ferrum phosphoricum	12
		Nr. 5 Kalium phosphoricum	12
		Nr. 8 Natrium chloratum	12
		Nr. 22 Calcium carbonicum	12
	bei Abmagerung	Nr. 2 Calcium phosphoricum	12
		Nr. 18 Calcium sulfuratum	7
Erste Hilfe		Nr. 3 Ferrum phosphoricum	20–30
Faltenbildung		Nr. 1 Calcium fluoratum	12
		Nr. 9 Natrium phosphoricum	12
		Nr. 11 Silicea	12
Farben- und Funken sehen		Nr. 7 Magnesium phosphoricum	14
		Nr. 9 Natrium phosphoricum	12
		Nr. 10 Natrium sulfuricum	12
		Nr. 11 Silicea	7

Anwendungen	Differenzierung	Mineralstoffe	Tab./Tag
Faserstoff		Nr. 4 Kalium chloratum	20
Feigwarzen		Nr. 2 Calcium phosphoricum	12
		Nr. 4 Kalium chloratum	12
		Nr. 10 Natrium sulfuricum	12
Ferse	Risse	Nr. 1 Calcium fluoratum	12
Fersensporn		Nr. 1 Calcium fluoratum	12
		Nr. 2 Calcium phosphoricum	12
		Nr. 3 Ferrum phosphoricum	12
		Nr. 7 Magnesium phosphoricum	14
Fett	Fettleibigkeit	Nr. 9 Natrium phosphoricum	20–30
	Fettsucht – Adipositas	Nr. 9 Natrium phosphoricum	20
	Geschwulst – Lipome	Nr. 9 Natrium phosphoricum	20
	Stoffwechselstörungen	Nr. 9 Natrium phosphoricum	12
Feuermal		Nr. 1 Calcium fluoratum	7
		Nr. 4 Kalium chloratum	12
		Nr. 9 Natrium phosphoricum	12
		Nr. 11 Silicea	7
		Nr. 12 Calcium sulfuricum	7
Fieber	Fieberkrampf	Nr. 2 Calcium phosphoricum	20
		Nr. 3 Ferrum phosphoricum	12
		Nr. 5 Kalium phosphoricum	12
		Nr. 7 Magnesium phosphoricum	14
		Nr. 19 Cuprum arsenicosum	7
	Niedriges Fieber	Nr. 3 Ferrum phosphoricum	20–30
	hohes Fieber, über 38,8 °C	Nr. 5 Kalium phosphoricum	20–30
Fieberblasen – Herpes simplex		Nr. 3 Ferrum phosphoricum	12
		Nr. 8 Natrium chloratum	12
		Nr. 10 Natrium sulfuricum	20
Fingernägel	allzu biegsam, weich	Nr. 1 Calcium fluoratum	12
	brüchig-lösen sich in	Nr. 9 Natrium phosphoricum	12
	Schichten auf	Nr. 11 Silicea	7
	hart, spröde, splittern wie Glas	Nr. 1 Calcium fluoratum	12
Fingernägel kauen		Nr. 2 Calcium phosphoricum	12
		Nr. 7 Magnesium phosphoricum	14
Fisteln		Nr. 3 Ferrum phosphoricum	7
		Nr. 4 Kalium chloratum	12
		Nr. 9 Natrium phosphoricum	12–15
		Nr. 10 Natrium sulfuricum	12
		Nr. 11 Silicea	7–10
		Nr. 12 Calcium sulfuricum	12

Auswahl der Mineralstoffe – Anwendungen

Anwendungen	Differenzierung	Mineralstoffe	Tab./Tag
Fontanelle	langsam schließend bei Kleinkindern	Nr. 1 Calcium fluoratum	12
		Nr. 2 Calcium phosphoricum	12
		Nr. 22 Calcium carbonicum	12
Frühgeborene	allgemein zur Stärkung	Nr. 2 Calcium phosphoricum	12
		Nr. 3 Ferrum phosphoricum	12
		Nr. 5 Kalium phosphoricum	12
		Nr. 8 Natrium chloratum	12
		Nr. 19 Cuprum arsenicosum	7
Frühjahrsmüdigkeit		Nr. 3 Ferrum phosphoricum	12
		Nr. 5 Kalium phosphoricum	20
		Nr. 6 Kalium sulfuricum	7
		Nr. 8 Natrium chloratum	7–10
		Nr. 9 Natrium phosphoricum	12–15
		Nr. 10 Natrium sulfuricum	12–15
		Nr. 11 Silicea	5
		Nr. 12 Calcium sulfuricum	7
Furunkel		Nr. 1 Calcium fluoratum	7
		Nr. 9 Natrium phosphoricum	20
		Nr. 11 Silicea	7
		Nr. 12 Calcium sulfuricum	7
		Nr. 21 Zincum chloratum	7
Füße	feuchtkalt/Schweiß	Nr. 8 Natrium chloratum	12
		Nr. 9 Natrium phosphoricum	12
		Nr. 11 Silicea	7
	geschwollen	Nr. 8 Natrium chloratum	20
		Nr. 10 Natrium sulfuricum	20
	kalt	Nr. 2 Calcium phosphoricum	12
		Nr. 8 Natrium chloratum	12
Fußpilz		Nr. 3 Ferrum phosphoricum	7
		Nr. 5 Kalium phosphoricum	12
		Nr. 6 Kalium sulfuricum	7
		Nr. 8 Natrium chloratum	12
		Nr. 9 Natrium phosphoricum	12
		Nr. 10 Natrium sulfuricum	12
Galle		Nr. 6 Kalium sulfuricum	7
		Nr. 9 Natrium phosphoricum	12
		Nr. 10 Natrium sulfuricum	12–15
	Erbrechen	Nr. 3 Ferrum phosphoricum	12
		Nr. 7 Magnesium phosphoricum	14
		Nr. 10 Natrium sulfuricum	12
	Gallenblasenentzündung	Nr. 3 Ferrum phosphoricum	12
		Nr. 10 Natrium sulfuricum	20
		Nr. 12 Calcium sulfuricum	7

Anwendungen von A–Z

Anwendungen	Differenzierung	Mineralstoffe	Tab./Tag
	Steine – Grieß	Nr. 2 Calcium phosphoricum	12
		Nr. 3 Ferrum phosphoricum	12
		Nr. 7 Magnesium phosphoricum	12
		Nr. 9 Natrium phosphoricum	20
		Nr. 10 Natrium sulfuricum	12
		Nr. 23 Natrium bicarbonicum	7
	Steine – Kolik	Nr. 7 Magnesium phosphoricum als „Heiße 7" bei Bedarf mehrmals hintereinander	
Gastritis – Magenschleimhautentzündung	s. Magen		
Gebärmutter	Ausscheidung: klar, eiweißartig, mild	**Nr. 2 Calcium phosphoricum**	12
		Nr. 8 Natrium chloratum	12
	Ausscheidung: bräunlich, gelb-schleimig	**Nr. 6 Kalium sulfuricum**	12
		Nr. 10 Natrium sulfuricum	
	Ausscheidung: grünlich gelber Schleim	Nr. 10 Natrium sulfuricum	20
	Ausscheidung: stinkend, schmierig	**Nr. 5 Kalium phosphoricum**	20
		Nr. 8 Natrium chloratum	12
	Blutungen s. Menstruation		
	Entzündung	Nr. 3 Ferrum phosphoricum	20
		Nr. 8 Natrium chloratum	12
	Krämpfe in der Gebärmutter	Nr. 3 Ferrum phosphoricum	12
		Nr. 7 Magnesium phosphoricum	20
	Myom	Nr. 1 Calcium fluoratum	7
		Nr. 2 Calcium phosphoricum	15
		Nr. 4 Kalium chloratum	12
		Nr. 10 Natrium sulfuricum	12
		Nr. 12 Calcium sulfuricum	7
		Nr. 25 Aurum chloratum natronatum	7–10
	Senkung, Vorfall	Nr. 1 Calcium fluoratum	20
Geburt	Wehentätigkeit	Nr. 2 Calcium phosphoricum	12
		Nr. 7 Magnesium phosphoricum	12
	Dammschnitt	Nr. 1 Calcium fluoratum	12
		Nr. 3 Ferrum phosphoricum	12
		Nr. 5 Kalium phosphoricum	12
		Nr. 8 Natrium chloratum	12
		Nr. 9 Natrium phosphoricum	12
		Nr. 11 Silicea	12
	Milchbildung	Nr. 4 Kalium chloratum	12
		Nr. 8 Natrium chloratum	12

Auswahl der Mineralstoffe – Anwendungen

Anwendungen	Differenzierung	Mineralstoffe	Tab./Tag
Geburt (Fortsetzung)	Rückbildung der Gebärmutter	Nr. 1 Calcium fluoratum	12
		Nr. 3 Ferrum phosphoricum	12
		Nr. 11 Silicea	7
	Vorbereitung	Nr. 1 Calcium fluoratum	7–10
		Nr. 2 Calcium phosphoricum	12–15
		Nr. 3 Ferrum phosphoricum	12
		Nr. 5 Kalium phosphoricum	12
		Nr. 7 Magnesium phosphoricum Nr. 8 Natrium chloratum	14 12
		Nr. 9 Natrium phosphoricum	12
		Nr. 10 Natrium sulfuricum	12
		Nr. 11 Silicea	7
	Wehenschwäche	Nr. 5 Kalium phosphoricum	20
		Nr. 7 Magnesium phosphoricum	20
Gedächtnis	Konzentration, Lern- und Denkfähigkeit	Nr. 3 Ferrum phosphoricum	12
		Nr. 5 Kalium phosphoricum	20
		Nr. 6 Kalium sulfuricum	7
		Nr. 8 Natrium chloratum	12
		Nr. 10 Natrium sulfuricum	12
Gefäßerweiterung	s. Krampfadern	Nr. 1 Calcium fluoratum	12
		Nr. 4 Kalium chloratum	7
		Nr. 9 Natrium phosphoricum	12–15
		Nr. 11 Silicea	7–10
	Zusätzlich: bei entzündet, schmerzhaft	Nr. 3 Ferrum phosphoricum	12
Gelatineartige Absonderungen	durchsichtig, schleimig, glasig	Nr. 8 Natrium chloratum	20
Gelenke	Beschwerden	Nr. 1 Calcium fluoratum	7
		Nr. 2 Calcium phosphoricum	12
		Nr. 3 Ferrum phosphoricum	12
		Nr. 5 Kalium phosphoricum	7
		Nr. 8 Natrium chloratum	20
		Nr. 9 Natrium phosphoricum	12–15
		Nr. 11 Silicea	7
	Auftreibung – Gicht	Nr. 8 Natrium chloratum	20
		Nr. 9 Natrium phosphoricum	15
		Nr. 10 Natrium sulfuricum	7
		Nr. 11 Silicea	7
		Nr. 12 Calcium sulfuricum	7
		Nr. 16 Lithium chloratum	7
	Gelenke knacken	Nr. 1 Calcium fluoratum	7
		Nr. 2 Calcium phosphoricum	7
		Nr. 8 Natrium chloratum	12
	Schlottergelenke-Hypermobilität	Nr. 1 Calcium fluoratum	12

Anwendungen	Differenzierung	Mineralstoffe	Tab./Tag
Gelenke (Fortsetzung)	Verhärtung des Gelenksknorpels	Nr. 1 Calcium fluoratum	12
		Nr. 8 Natrium chloratum	12
	Arthrose	Nr. 1 Calcium fluoratum	7
		Nr. 2 Calcium phosphoricum	12
		Nr. 8 Natrium chloratum	20
		Nr. 9 Natrium phosphoricum	20
		Nr. 11 Silicea	7
		Nr. 16 Lithium chloratum	7
Gelenksentzündung	akut	Nr. 1 Calcium fluoratum	7
		Nr. 2 Calcium phosphoricum	12
		Nr. 3 Ferrum phsphoricum	20–30
		Nr. 8 Natrium chloratum	20
		Nr. 9 Natrium phosphoricum	12
		Nr. 11 Silicea	7
		Nr. 22 Calcium carbonicum	7
	mit Lähmung, zusätzlich nächtliches Kribbeln in den Gelenken	Nr. 5 Kalium phosphoricum	20
		Nr. 2 Calcium phosphoricum	12–15
	Schmerzen blitzartig	Nr. 7 Magnesium phosphoricum	14
Gelenksrheumatismus	s. Rheuma		
Genitalien	Ekzeme	Nr. 3 Ferrum phosphoricum	12
		Nr. 6 Kalium sulfuricum	12
		Nr. 8 Natrium chloratum	12
		Nr. 9 Natrium phosphoricum	12
		Nr. 10 Natrium sulfuricum	20
		Nr. 12 Calcium sulfuricum	7
Geräuschenempfindlichkeit		Nr. 9 Natrium phosphoricum	12
		Nr. 11 Silicea	7
Gereiztheit		Nr. 2 Calcium phosphoricum	12
		Nr. 7 Magnesium phosphoricum	12
		Nr. 9 Natrium phosphoricum	12
		Nr. 11 Silicea	12
Gerstenkorn		Nr. 1 Calcium fluoratum	7
		Nr. 3 Ferrum phosphoricum	7–10
		Nr. 4 Kalium chloratum	7
		Nr. 9 Natrium phosphoricum	12
		Nr. 11 Silicea	7
Geruchsempfinden	reduziert	Nr. 8 Natrium chloratum	12–15
		Nr. 21 Zincum chloratum	7
Geruchsverlust		Nr. 8 Natrium chloratum	20
		Nr. 21 Zincum chloratum	12

Anwendungen	Differenzierung	Mineralstoffe	Tab./Tag
Geschmack	bitterer Geschmack im Mund	Nr. 10 Natrium sulfuricum	12
	Geschmackssinn eingeschränkt oder verloren	Nr. 8 Natrium chloratum Nr. 21 Zincum chloratum	12–15 7
	salziger Geschmack im Mund	Nr. 8 Natrium chloratum	12–15
	Saurer Geschmack im Mund	Nr. 9 Natrium phosphoricum	12–15
Geschwüre	s. Furunkel		
Gewebe	brandig, nekrotisch Bindegewebsschwäche, s. Bindegewebe	Nr. 5 Kalium phosphoricum	20
	wenn in das Gewebe Ergüsse (aller Art) eingelagert sind – werden aufgesaugt	Nr. 9 Natrium phosphoricum Nr. 11 Silicea Nr. 12 Calcium sulfuricum	12 12 12
Gewicht	Gewichtszunahme durch Antriebslosigkeit	Nr. 15 Kalium jodatum	12
	Gewichtsabnahme durch innere Unruhe	Nr. 14 Kalium bromatum Nr. 15 Kalium jodatum	7 7
	Gewichtsabnahme trotz Heißhunger	Nr. 2 Calcium phosphoricum Nr. 18 Calcium sulfuratum	12 7
	Eiweißdickleibigkeit	Nr. 2 Calcium phosphoricum Nr. 4 Kalium chloratum Nr. 12 Calcium sulfuricum	12 12 12
	Fettdickleibigkeit	Nr. 9 Natrium phosphoricum	20
	Schadstoffdickleibigkeit	Nr. 10 Natrium sulfuricum	20
	Übergewicht allgemein	Nr. 4 Kalium chloratum Nr. 9 Natrium phosphoricum Nr. 10 Natrium sulfuricum Nr. 12 Calcium sulfuricum	12 12–20 12–20 12
Gicht		Nr. 3 Ferrum phosphoricum Nr. 8 Natrium chloratum Nr. 9 Natrium phosphoricum Nr. 10 Natrium sulfuricum Nr. 11 Silicea Nr. 12 Calcium sulfuricum Nr. 16 Lithium chloratum	12 20 20 12 7 7 7
Glaukom – Grüner Star	s. Starerkrankungen		
Gliederschmerzen		Nr. 3 Ferrum phosphoricum Nr. 10 Natrium sulfuricum	12 20
	Zusätzlich: bei geschwollenen Gliedern	Nr. 4 Kalium chloratum Nr. 8 Natrium chloratum	12 15

Teil I | Teil II | Teil III | Teil IV

Anwendungen von A–Z 251

Anwendungen	Differenzierung	Mineralstoffe	Tab./Tag
Gliederschmerzen (Fortsetzung)	Zusätzlich: wenn die Schmerzen im Körper wandern	Nr. 6 Kalium sulfuricum	12
	Zusätzlich: wenn sie durch einen Witterungswechsel verstärkt werden	Nr. 2 Calcium phosphoricum	12
Grauer Star – Katarakt	s. Starerkrankungen		
Grippe		Nr. 3 Ferrum phosphoricum	12
		Nr. 4 Kalium chloratum	7
		Nr. 5 Kalium phosphoricum	7
		Nr. 6 Kalium sulfuricum	7
		Nr. 8 Natrium chloratum	12
		Nr. 10 Natrium sulfuricum	12
		Nr. 12 Calcium culfuricum	7
	zur Vorbeugung einer Grippe hilft	Nr. 3 Ferrum phosphoricum	12
		Nr. 10 Natrium sulfuricum	12
Grüner Star	s. Starerkrankungen		
Grützbeutel – Atherom		Nr. 2 Calcium phosphoricum	12
		Nr. 4 Kalium chloratum	12
		Nr. 9 Natrium phosphoricum	12
		Nr. 11 Silicea	7
Gürtelrose		Nr. 3 Ferrum phosphoricum	7
		Nr. 5 Kalium phosphoricum	7
		Nr. 7 Magnesium phosphoricum	12
		Nr. 8 Natrium chloratum	12
		Nr. 10 Natrium sulfuricum	20
		Nr. 21 Zincum chloratum	7
Haare		Nr. 1 Calcium fluoratum	7
		Nr. 2 Calcium phosphoricum	7
		Nr. 5 Kalium phosphoricum	7
		Nr. 8 Natrium chloratum	7
		Nr. 9 Natrium phosphoricum	12
		Nr. 11 Silicea	7
	bei Kahlköpfigkeit	Nr. 5 Kalium phosphoricum	12
		Nr. 9 Natrium phosphoricum	12
		Nr. 11 Silicea	12
		Nr. 21 Zincum chloratum	12
	frühzeitiges Ergrauen	Nr. 2 Calcium phosphoricum	7
		Nr. 5 Kalium phosphoricum	12
		Nr. 6 Kalium sulfuricum	12
		Nr. 8 Natrium chloratum	12
		Nr. 9 Natrium phosphoricum	12
		Nr. 10 Natrium sulfuricum	12
		Nr. 11 Silicea	7
		Nr. 21 Zincum chloratum	12

Anwendungen	Differenzierung	Mineralstoffe	Tab./Tag
Haare (Fortsetzung)	Schuppenbildung auf klebrigem Haarboden	Nr. 6 Kalium sulfuricum	7
	Schuppenbildung mit trockenem Haarboden	Nr. 1 Calcium fluoratum	7
		Nr. 8 Natrium chloratum	7
Haarausfall		Nr. 1 Calcium fluoratum	7
		Nr. 5 Kalium phosphoricum	7
		Nr. 8 Natrium chloratum	7
		Nr. 9 Natrium phosphoricum	12
		Nr. 11 Silicea	12
		Nr. 21 Zincum chloratum	12
	brüchige, gespaltene Haarspitzen	Nr. 9 Natrium phosphoricum	12–15
		Nr. 11 Silicea	7
	Kreisrunder Haarausfall	Nr. 5 Kalium phosphoricum	20
		Nr. 9 Natrium phosphoricum	12–15
		Nr. 11 Silicea	12
		Nr. 21 Zincum chloratum	7–10
Hämorrhoiden		Nr. 1 Calcium fluoratum	12
		Nr. 4 Kalium chloratum	7
		Nr. 9 Natrium phosphoricum	12–15
		Nr. 11 Silicea	7–12
Hallux		Nr. 1 Calcium fluoratum	12
		Nr. 3 Ferrum phosphoricum	12
		Nr. 5 Kalium phosphoricum	7
		Nr. 8 Natrium chloratum	7
		Nr. 9 Natrium phosphoricum	12
		Nr. 11 Silicea	7
		Nr. 15 Kalium jodatum	7
Halsentzündung		Nr. 3 Ferrum phosphoricum	7–10
		Nr. 4 Kalium chloratum	7–10
		Nr. 9 Natrium phosphoricum	7–10
		Nr. 12 Calcium sulfuricum	7–10
	Angina	Nr. 3 Ferrum phosphoricum	12
		Nr. 5 Kalium phosphoricum	7
		Nr. 8 Natrium chloratum	7
		Nr. 9 Natrium phosphoricum	12
		Nr. 11 Silicea	12
		Nr. 12 Calcium sulfuricum	12
Haltungsschaden, -schwäche		Nr. 1 Calcium fluoratum	12
		Nr. 2 Calcium phosphoricum	12
		Nr. 5 Kalium phosphoricum	7
		Nr. 7 Magnesium phosphoricum	12
		Nr. 9 Natrium phosphoricum	7–10
		Nr. 11 Silicea	7
Hämorrhoiden	s. Krampfadern		

Anwendungen von A–Z

Anwendungen	Differenzierung	Mineralstoffe	Tab./Tag
Hängebauch		Nr. 1 Calcium fluoratum	12
		Nr. 9 Natrium phosphoricum	7–10
		Nr. 11 Silicea	7
Harn	Harn-Stau	Nr. 5 Kalium phosphoricum	7
		Nr. 8 Natrium chloratum	12
		Nr. 10 Natrium sulfuricum	7–10
	häufiger Drang zum Harnlassen	Nr. 8 Natrium chloratum	12
	Harnwegsentzündung	Nr. 3 Ferrum phosphoricum	15–20
		Nr. 8 Natrium chloratum	12
		Nr. 9 Natrium phosphoricum	7–10
		Nr. 12 Calcium sulfuricum	7–10
		Nr. 16 Lithium chloratum	7
	krampfhaftes Verhalten des Harns	Nr. 3 Ferrum phosphoricum	7
		Nr. 5 Kalium phosphoricum	12
		Nr. 7 Magnesium phosphoricum	12
		Nr. 9 Natrium phosphoricum	7
		Nr. 11 Silicea	5
	wenn beim Harnlassen die Harnröhre brennt	Nr. 8 Natrium chloratum	12
	Tröpfelinkontinenz	Nr. 1 Calcium fluoratum	12
		Nr. 3 Ferrum phosphoricum	7
		Nr. 10 Natrium sulfuricum	7–10
		Nr. 8 Natrium chloratum	7
	wenn Eiweiß im Harn nachweisbar ist	Nr. 2 Calcium phosphoricum	20
	scharf-sauer riechend	Nr. 9 Natrium phosphoricum	20
Harngrieß		Nr. 2 Calcium phosphoricum	12
		Nr. 7 Magnesium phosphoricum	7–10
		Nr. 9 Natrium phosphoricum	12–20
		Nr. 11 Silicea	7
	beim Auftreten von kolikartigen Schmerzen	Nr. 7 Magnesium phosphoricum als „Heiße Sieben"	14
Harnröhre	Katarrh, s. Harnwegsentzündung		
	Verengung	Nr. 1 Calcium fluoratum	12
		Nr. 7 Magnesium phosphoricum	12
Harnsäure	Lösung und Abbau der Harnsäure	Nr. 8 Natrium chloratum	12
		Nr. 9 Natrium phosphoricum	12
		Nr. 11 Silicea	5–7
		Nr. 12 Calcium sulfuricum	7–10
		Nr. 16 Lithium chloratum	7
		Nr. 23 Natrium bitarbonicum	7

Anwendungen	Differenzierung	Mineralstoffe	Tab./Tag
Harnwegsentzündung		Nr. 3 Ferrum phosphoricum	20
		Nr. 8 Natrium chloratum	12
		Nr. 9 Natrium phosphoricum	12
		Nr. 12 Calcium phosphoricum	7
		Nr. 16 Lithium chloratum	7
Haut	Nährung und Aufbau	Nr. 1 Calcium fluoratum	7
		Nr. 3 Ferrum phosphoricum	7
		Nr. 4 Kalium chloratum	7
		Nr. 6 Kalium sulfuricum	5–7
		Nr. 8 Natrium chloratum	7
		Nr. 9 Natrium phosphoricum	7
		Nr. 10 Natrium sulfuricum	7
		Nr. 11 Silicea	5–7
		Nr. 19 Cuprum arsenicosum	5
		Nr. 21 Zincum chloratum	7
	Abschuppung, klebrig	Nr. 6 Kalium sulfuricum	7
	Altersflecken	Nr. 6 Kalium sulfuricum	7
	Ausschläge – klebriger Untergrund	Nr. 6 Kalium sulfuricum	7
	Farbe bräunlich-gelb/gelblich	Nr. 6 Kalium sulfuricum	7
	Falten	Nr. 9 Natrium phosphoricum	7–10
		Nr. 11 Silicea	5–7
	Hornstoffaustritt, übermäßige Schwielenbildung (gelblich an Händen und Füßen)	Nr. 1 Calcium fluoratum	7–12
	Hautkribbeln (beim Schlafen)	Nr. 2 Calcium phosphoricum	12
	juckend	Nr. 6 Kalium sulfuricum	5–7
		Nr. 7 Magnesium phosporicum	12
		Nr. 10 Natrium sulfuricum	12
		Nr. 24 Arsenum jodatum	5–7
	Zusätzlich: bei nässenden Ekzeme	Nr. 13 Kalium arsenicosum	7
		Nr. 24 Arsenum jodatum	7
	Rötung (warm bis heiß)	Nr. 3 Ferrum phosphoricum	12
	Trocken/fettarm	Nr. 9 Natrium phosphoricum	12
	Trocken/feuchtigkeitsarm	Nr. 8 Natrium chloratum	12
		Nr. 15 Kalium jodatum	
	unreine Haut, s. Akne		
	Verhärtungen	Nr. 1 Calcium fluoratum	12
	Verrunzelung, welke Haut	Nr. 1 Calcium fluoratum	12

Anwendungen	Differenzierung	Mineralstoffe	Tab./Tag
Hautabsonderungen	blutig – faulig riechend – schmierig	Nr. 5 Kalium phosphoricum	12
	Bräunlich gelb – schleimig – klebrig	Nr. 6 Kalium sulfuricum Zur Ausscheidung: Nr. 10 Natrium sulfuricum	12 12
	brennend	Nr. 8 Natrium chloratum	12
	eitrig	Nr. 9 Natrium phosphoricum Nr. 11 Silicea Nr. 12 Calcium sulfuricum	12 7 7
	farbloser, wässriger Schleim	Nr. 8 Natrium chloratum	12
	fettig	Nr. 9 Natrium phosphoricum	12
	grünlichgelb – wässrig	Nr. 10 Natrium sulfuricum	12
	honiggelb – rahmartig	Nr. 9 Natrium phosphoricum	12
	Hornstoff – als Hornhaut – oder als Platten auf der Hautoberfläche	Nr. 1 Calcium fluoratum	12
	bläulichrote Verfärbung unter der Hautoberfläche grünlichgelb – bevor die Flüssigkeit austritt	Nr. 10 Natrium sulfuricum Nr. 10 Natrium sulfuricum	12 12
	wässrig – glasig – farblos	Nr. 8 Natrium chloratum	12
	weiß oder weißgrau, wie Mehl	Nr. 4 Kalium chloratum	12
Hautausschläge	chronisch juckend	Nr. 6 Kalium sulfuricum Nr. 7 Magnesium phosphoricum Nr. 10 Natrium sulfuricum Nr. 24 Arsenum jodatum	12 12 20 7
	nässend	Nr. 22 Calcium carbonicum	7–10
Hautempfindlichkeit (keine Allergie)	gegen bestimmte Kleidung	Nr. 1 Calcium fluoratum Nr. 2 Calcium phosphoricum Nr. 6 Kalium sulfuricum Nr. 7 Magnesium phosphoricum Nr. 9 Natrium phosphoricum Nr. 11 Silicea	7 7 7 14 12 7
	gegen die Sonne	Nr. 3 Ferrum phosphoricum	12
	gegen Waschmittel	Nr. 1 Calcium fluoratum Nr. 3 Ferrum phosphoricum Nr. 4 Kalium chloratum Nr. 6 Kalium sulfiiricum Nr. 8 Natrium chloratum Nr. 10 Natrium sulfuricum	7 7 7 7 12 12
Hautgrieß		Nr. 4 Kalium chloratum	12

Anwendungen	Differenzierung	Mineralstoffe	Tab./Tag
Hautpilz	s. Pilzerkrankung		
Heiserkeit		Nr. 2 Calcium phosphoricum	7
		Nr. 3 Ferrum phosphoricum	7
		Nr. 4 Kalium chloratum	7
		Nr. 5 Kalium phosphoricum	7
		Nr. 7 Magnesium phosphoricum	7
		Nr. 15 Kalium jodatum	5–7
Heißhunger	diffuses Hungergefühl	Nr. 5 Kalium phosphoricum	12
	nach Schokolade	Nr. 7 Magnesium phosphoricum	12
	nach Speisen, v.a. Süßes und Fettes	Nr. 9 Natrium phosphoricum	12
	nach Pikantem, Geräuchertem	Nr. 2 Calcium phosphoricum	12
Hektisch, unruhig, „hippelig"		Nr. 7 Magnesium phosphoricum	12
		Nr. 14 Kalium bromatum	12
Herpes simplex	beginnend	Nr. 3 Ferrum phosphoricum	10
		Nr. 8 Natrium chloratum	12
		Nr. 10 Natrium sulfuricum	20
		Nr. 16 Lithium chloratum	7
		Nr. 21 Zincum chloratum	12
		Nr. 26 Selenium	7
	Wenn die Krankheit fortgeschritten und ausgebreitet ist/Auch bei Bläschen im Genitalbereich	Nr. 3 Ferrum phosphoricum	12
		Nr. 5 Kalium phosphoricum	7
		Nr. 8 Natrium chloratum	12
		Nr. 9 Natrium phosphoricum	12
		Nr. 10 Natrium sulfuricum	20–30
		Nr. 11 Silicea	7
		Nr. 12 Calcium sulfuricum	12
		Nr. 21 Zincum chloratum	12
		Nr. 26 Selenium	7
Herz	Anregung der Herztätigkeit	Nr. 2 Calcium phosphoricum	12
		Nr. 5 Kalium phosphoricum	12
		Nr. 7 Magnesium phosphoricum	12
		Nr. 15 Kalium jodatum	7
	Schwäche	Nr. 3 Ferrum phosphoricum	7–10
		Nr. 5 Kalium phosphoricum	12
	Erschlaffung – Ermüdung – Erweiterung	Nr. 1 Calcium fluoratum	7
		Nr. 5 Kalium phosphoricum	7
		Nr. 7 Magnesiumphosphoricum	7
		Nr. 9 Natrium phosphoricum	12
		Nr. 11 Silicea	7
Herzklopfen	nervöses	Nr. 7 Magnesium phosphoricum als „Heiße Sieben"	14
	verstärkt in der Nacht	Nr. 2 Calcium phosphoricum	12

Anwendungen	Differenzierung	Mineralstoffe	Tab./Tag
Herzklopfen (Fortsetzung)	im Falle einer Rhythmusstörung	Nr. 2 Calcium phosphoricum	12
		Nr. 7 Magnesium phosphoricum	14
		Nr. 8 Natrium chloratum	12
	starkes Herzklopfen	Nr. 7 Magnesium phosphoricum	12
		Nr. 16 Lithium chloratum	7
Herzverfettung		Nr. 9 Natrium phosphoricum	12
		Nr. 11 Silicea	7
Herzstärkung		Nr. 2 Calcium phosphoricum	7
		Nr. 5 Kalium phosphoricum	7
		Nr. 7 Magnesium phosphoricum	14
		Nr. 8 Natrium chloratum	7
		Nr. 25 Aurum chloratum natronatum	7
Herzrhythmusstörungen		Nr. 7 Magnesium phosphoricum	14
Herzschlag	Herzrasen unregelmäßig	Nr. 15 Kalium jodatum	12
		Nr. 7 Magnesium phosphoricum	14
	wenn der Herzschlag beschleunigt ist	Nr. 2 Calcium phosphoricum	12
	zu langsam, zu schwach	Nr. 5 Kalium phosphoricum	12
Heuschnupfen		Nr. 2 Calcium phosphoricum	12
		Nr. 3 Ferrum phosphoricum	7
		Nr. 4 Kalium chloratum	7
		Nr. 6 Kalium sulfuricum	5
		Nr. 8 Natrium chloratum	12–20
		Nr. 10 Natrium sulfuricum	12
		Nr. 24 Arsenum jodatum	5–7
Hexenschuss – Lumbago	allgemein	Nr. 1 Calcium fluoratum	7
		Nr. 2 Calcium phosphoricum	12
		Nr. 3 Ferrum phosphoricum	12
		Nr. 7 Magnesium phosphoricum	14–20
		Nr. 8 Natrium chloratum	12
		Nr. 9 Natrium phosphoricum	12
		Nr. 11 Silicea	7
Hitzestau		Nr. 3 Ferrum phosphoricum	7
		Nr. 8 Natrium chloratum	12–20
		Nr. 10 Natrium sulfuricum	7
Hitzewallungen	zum Kopf	Nr. 3 Ferrum phosphoricum	12
		Nr. 7 Magnesium phosphoricum	12
	zusätzlich in der Menopause	Nr. 8 Natrium chloratum	12
		Nr. 13 Kalium arsenicosum	7
		Nr. 14 Kalium bromatum	7
		Nr. 16 Lithium chloratum	7
		Nr. 25 Aurum chloratum natronatum	7

Anwendungen	Differenzierung	Mineralstoffe	Tab./Tag
Hormone	Allgemein für die Hormonproduktion	Nr. 4 Kalium chloratum	7
		Nr. 13 Kalium arsenicosum	7
		Nr. 21 Zincum chloratum	7
	Hormonschwankungen	Nr. 25 Aurum chloratum natronatum	
Hühneraugen		Nr. 1 Calcium fluoratum	
		Nr. 8 Natrium chloratum	
		Nr. 11 Silicea	
Hungergefühl	s. Heißhunger		
Hüsteln	unentwegtes Hüsteln und Räuspern	Nr. 15 Kalium jodatum	7
		Nr. 16 Lithium chloratum	7
Husten	abends schlimmer, Schleimrasseln – ohne Auswurf	Nt. 4 Kalium chloratum	7
		Nr. 6 Kalium sulfuricum	7
		Nr. 8 Natrium chloratum	12
		Nr. 10 Natrium sulfuricum	12
	allgemein – weißer zäher Schleim	Nr. 4 Kalium chloratum	12–20
	Auswurf eitrig	Nr. 9 Natrium phosphoricum	12
		Nr. 11 Silicea	7
		Nr. 12 Calcium sulfuricum	7
	bellend	Nr. 2 Calcium phosphoricum	12–20
	Krampfartig	Nr. 2 Calcium phosphoricum	12
		Nr. 7 Magnesium phosphoricum	14–20
	Reizhusten	Nr. 2 Calcium phosphoricum	12
		Nr. 8 Natrium chloratum	12
	Schleim bräunlichgelb – ocker	Nr. 6 Kalium sulfuricum	12
	Schleim gelblichgrün	Nr. 10 Natrium sulfuricum	12
	Schleim honiggelb	Nr. 9 Natrium phosphoricum	12
	Schleim übelriechend – faulig	Nr. 5 Kalium phosphoricum	12
	Schleimstau nach der Nacht	Nr. 4 Kalium chloratum	12
		Nr. 6 Kalium sulfuricum	12
		Nr. 8 Natrium chloratum	12
	trocken – ohne Schleim	Nr. 3 Ferrum phosphoricum	12
		Nr. 8 Natrium chloratum	20
	wenn das Hüsteln von einem ständigen Räuspern schwer zu unterscheiden	Nr. 2 Calcium phosphoricum	7
		Nr. 15 Kalium jodatum	12
	wenn der Schleim glasklar und leicht schaumig ist	Nr. 8 Natrium chloratum	12

Anwendungen von A–Z

Anwendungen	Differenzierung	Mineralstoffe	Tab./Tag
Hyperaktivität	ADS (Aufmerksamkeits-Defizit-Syndrom) oder ADHS (Aufmerksamkeits-Defizit-Hyperaktivitäts-Störung) Achtung: Unter dieser Diagnose werden vielfältige Störungen und Erscheinungsbilder subsumiert!	Nr. 2 Calcium phosphoricum	12
		Nr. 5 Kalium phosphoricum	7
		Nr. 7 Magnesium phosphoricum	12
		Nr. 14 Kalium bromatum	7
Hypermobilität		Nr. 1 Calcium fluoratum	12
		Nr. 2 Calcium phosphoricum	7
		Nr. 7 Magnesium phosphoricum	7
		Nr. 8 Natrium chloratum	7
		Nr. 9 Natrium phosphoricum	7
		Nr. 11 Silicea	5
Hyperthyreose	Schilddrüsenüberfunktion s. Schilddrüse	Nr. 4 Kalium chloratum	7
		Nr. 7 Magnesium phosphoricum	7
		Nr. 14 Kalium bromatum	7
		Nr. 15 Kalium jodatum	12
		Nr. 16 Lithium chloratum	7
		Nr. 19 Cuprum arsenicosum	5
		Nr. 26 Selenium	5
Ichthyosis	Fischschuppenkrankheit	Nr. 1 Calcium fiuoratum	12
		Nr. 3 Ferrum phosphoricum	7
		Nr. 5 Kalium phosphoricum	7
		Nr. 8 Natrium chloratum	12
		Nr. 9 Natrium phosphoricum	12
		Nr. 11 Silicea	5–7
Immunsystem	Stärkung	Nr. 2 Calcium phosphoricum	7–10
		Nr. 3 Ferrum phosphoricum	7–10
		Nr. 5 Kalium phosphoricum	7
		Nr. 8 Natrium chloratum	7
		Nr. 21 Zincum chloratum	7
Impffolgen	Ausschlag	Nr. 2 Calcium phosphoricum	12
		Nr. 4 Kalium chloratum	12
		Nr. 10 Natrium sulfuricum	12
	Zusätzlich: bei wasserhellen Ausscheidungen	Nr. 8 Natrium chloratum	12
	Zusätzlich: bei niederem Fieber	Nr. 3 Ferrum phosphoricum	12
	Zusätzlich: bei eitrigen Prozessen	Nr. 9 Natrium phosphoricum	12
		Nr. 11 Silicea	7

Anwendungen	Differenzierung	Mineralstoffe	Tab./Tag
Impffolgen (Fortsetzung)	Zusätzlich: Ausscheidungen nässend und in der Farbe grünlichgelb	Nr. 10 Natrium sulfuricum,	12
	Zusätzlich: Abschuppungen auf klebrigem Untergrund	Nr. 6 Kalium sulfuricum	12
Impfung	Zur Vorbereitung	Nr. 2 Calcium phosphoricum	7
		Nr. 3 Ferrum phosphoricum	12
	nachher zur Vorbeugung von Folgen	Nr. 4 Kalium chloratum	7
		Nr. 12 Calcium sulfuricum	7
		Nr. 21 Zincum chloratum	7
Impotenz		Nr. 2 Calcium phosphoricum	12
		Nr. 5 Kalium phosphoricum	12
		Nr. 7 Magnesium phosphoricum	7
		Nr. 8 Natrium chloratum	7
		Nr. 9 Natrium phosphoricum	12
		Nr. 21 Zincum chloratum	7
Infektion	Vorbeugung	Nr. 3 Ferrum phosphoricum	12
		Nr. 9 Natrium phosphoricum	7
		Nr. 10 Natrium sulfuricum	7
Infektanfälligkeit	schwaches Immunfeld	Nr. 3 Ferrum phosphoricum	12
Influenza	s. Grippe		
Inkontinenz	s. Harn		
Innere Unruhe		Nr. 7 Magnesium phosphoricum	12
		Nr. 14 Kalium bromatum	7
		Nr. 15 Kalium jodatum	7
Insektenstiche		Nr. 2 Calcium phosphoricum	12
		Nr. 3 Ferrum phosphoricum	7
		Nr. 4 Kalium chloratum	7
		Nr. 8 Natrium chloratum	12
Ischias		Nr. 1 Calcium fluoratum	7
		Nr. 2 Calcium phosphoricum	12
		Nr. 7 Magnesium phosphoricum	12
		Nr. 8 Natrium chloratum	7
		Nr. 9 Natrium phosphoricum	12–15
		Nr. 11 Silicea	7
		Nr. 19 Cuprum arsenicosum	5

Anwendungen	Differenzierung	Mineralstoffe	Tab./Tag
Jetlag		Nr. 3 Ferrum phosphoricum	12
		Nr. 5 Kalium phosphoricum	12
		Nr. 8 Natrium chloratum	12
		Nr. 25 Aurum chloratum natronatum	7
Juckreiz		Nr. 6 Kalium sulfuricum	7
		Nr. 7 Magnesium phosphoricum	14
		Nr. 10 Natrium sulfuricum	12–20
		Nr. 12 Calcium sulfuricum	12
	Zusätzlich: wenn die anderen Mineralstoffe nicht helfen	Nr. 13 Kalium arsenicosum	7
	Beißend/Bläschen mit grünlichgelblichem Inhalt	Nr. 10 Natrium sulfuricum	12–20
	Brennend/Bläschen mit wasserhellem Inhalt	Nr. 8 Natrium chloratum	12–20
	Juckreiz am After	Nr. 8 Natrium chloratum	20
Kahlköpfigkeit	allgemein	Nr. 5 Kalium phosphoricum	7–10
		Nr. 9 Natrium phosphoricum	12
		Nr. 11 Silicea	7
		Nr. 21 Zincum chloratum	12–20
Kakao	Heißhunger auf Schokolade oder Kakao	Nr. 7 Magnesium phosphoricum	14
Kalllusbildung		Nr. 1 Calcium fluoratum	7
		Nr. 2 Calcium phosphoricum	12
		Nr. 7 Magnesium phosphoricum	12
		Nr. 9 Natrium phosphoricum	12
		Nr. 11 Silicea	7
Kälte	Kältegefühl der Haut	Nr. 2 Calcium phosphoricum	12
	Kältegefühl in den Extremitäten (Hände und Füße)	Nr. 8 Natrium chloratum	12
Karpaltunnel-Syndrom		Nr. 1 Calcium fluoratum	12
		Nr. 2 Calcium phosphoricum	12
		Nr. 3 Ferrum phosphoricum	12
		Nr. 5 Kalium phosphoricum	7
		Nr. 8 Natrium chloratum	7
Karies	zur Vorbeugung	Nr. 1 Calcium fluoratum	7
		Nr. 2 Calcium phosphoricum	7
		Nr. 7 Magnesium phosphoricum	7
		Nr. 8 Natrium chloratum	7
		Nr. 9 Natrium phosphoricum	7
		Nr. 11 Silicea	5

Anwendungen	Differenzierung	Mineralstoffe	Tab./Tag
Katarrh – Absonderungen der Schleimhäute		Nr. 3 Ferrum phosphoricum	12
		Nr. 4 Kalium chloratum	7
		Nr. 8 Natrium chloratum	12
		Nr. 10 Natrium sulfuricum	12
		Nr. 12 Calcium sulfuricum	7
	Zusätzlich: bräunlich-gelblicher Schleim	Nr. 6 Kalium sulfuricum	7
	Zusätzlich: dicker, gelblicher Eiter	Nr. 9 Natrium phosphoricum	12
		Nr. 11 Silicea	7
		Nr. 12 Calcium sulfuricum	7
Kehlkopf	Entzündung	Nr. 3 Ferrum phosphoricum	12
		Nr. 6 Kalium sulfuricum	5
		Nr. 8 Natrium chloratum	7
		Nr. 9 Natrium phosphoricum	7–12
		Nr. 10 Natrium sulfuricum	7–12
		Nr. 11 Silicea	5
Keuchhusten		Nr. 2 Calcium phosphoricum	7
		Nr. 3 Ferrum phosphoricum	7
		Nr. 5 Kalium phosphoricum	7
		Nr. 7 Magnesium phosphoricum	12
		Nr. 8 Natrium chloratum	7
		Nr. 10 Natrium sulfuricum	7
	Zusätzlich: Schleim milchig-weiß und fadenziehend	Nr. 4 Kalium chloratum	7
Kiefer	Kiefergelenks-Arthrose	Nr. 1 Calcium fluoratum	7
		Nr. 2 Calcium phosphoricum	12
		Nr. 8 Natrium chloratum	7
		Nr. 9 Natrium phosphoricum	12
		Nr. 11 Silicea	5
		Nr. 21 Zincum chloratum	12
	Kiefersperre	Nr. 2 Calcium phosphoricum	12
		Nr. 7 Magnesium phosphoricum	14
	Knacken der Kiefergelenke	Nr. 2 Calcium phosphoricum	7
		Nr. 5 Kalium phosphoricum	7
		Nr. 7 Magnesium phosphoricum	7
		Nr. 8 Natrium chloratum	12
Kieferhöhle	Druck in der Kieferhöhle	Nr. 4 Kalium chloratum	7
		Nr. 6 Kalium sulfuricum	7
		Nr. 8 Natrium chloratum	12
		Nr. 10 Natrium sulfuricum	12
	Zusätzlich: bei Schmerzen	Nr. 3 Ferrum phosphoricum	12

Anwendungen	Differenzierung	Mineralstoffe	Tab./Tag
Kieferhöhle (Fortsetzung)	Zusätzlich: bei Vereiterung	Nr. 9 Natrium phosphoricum	12
		Nr. 11 Silicea	7
		Nr. 12 Calcium sulfuricum	7
Kinderkrankheiten	1. Stadium der Krankheit	Nr. 3 Ferrum phosphoricum	12
	2. Stadium der Krankheit – wenn sich die Krankheit im Körper festzusetzen droht	Nr. 4 Kalium chloratum	12
	3. Stadium der Krankheit – wenn sich die Krankheit festgesetzt hat	Nr. 6 Kalium sulfuricum	12
		Zur Ausscheidung: Nr. 10 Natrium sulfuricum	12
	Stärkung	Nr. 2 Calcium phosphoricum	12
		Nr. 3 Ferrum phosphoricum	7
		Nr. 5 Kalium phosphoricum	7
		Nr. 8 Natrium chloratum	7
KISS-Syndrom	s. Schiefhals		
Klimakterium	s. Wechseljahre		
Klimawechsel		Nr. 2 Calcium phosphoricum	7
		Nr. 3 Ferrum phosphoricum	12
		Nr. 4 Kalium chloratum	5
		Nr. 5 Kalium phosphoricum	7
		Nr. 8 Natrium chloratum	7
		Nr. 9 Natrium phosphoricum	7
		Nr. 10 Natrium sulfuricum	7
		Nr. 25 Aurum chloratum natronatum	5
Kloßgefühl im Hals (Globisgefühl)		Nr. 7 Magnesium phosphoricum	14
Knacken der Gelenke		Nr. 8 Natrium chloratum	12
Knie	Entzündung	Nr. 3 Ferrum phosphoricum	12
	Geschwollen	Nr. 4 Kalium chloratum	7
		Nr. 8 Natrium chloratum	7
		Nr. 10 Natrium sulfuricum	12
	Kniegelenksarthrose	Nr. 1 Calcium fluoratum	7
		Nr. 2 Calcium phosphoricum	7
		Nr. 8 Natrium chloratum	7
		Nr. 9 Natrium phosphoricum	12
		Nr. 11 Silicea	5
	Rheumatische Schmerzen, auf Druck bleibt keine Vertiefung	Nr. 8 Natrium chloratum	7
		Nr. 9 Natrium phosphoricum	12
		Nr. 11 Silicea	5–7

Anwendungen	Differenzierung	Mineralstoffe	Tab./Tag
Knie (Fortsetzung)	versteift	Nr. 1 Calcium fluoratum	12
		Nr. 8 Natrium chloratum	7
		Nr. 9 Natrium phosphoricum	7
		Nr. 11 Silicea	5
Knochen	Aufbau	Nr. 1 Calcium fluoratum	7
		Nr. 2 Calcium phosphoricum	12
		Nr. 5 Kalium phosphoricum	7
		Nr. 7 Magnesium phosphoricum	7
		Nr. 8 Natrium chloratum	7
		Nr. 9 Natrium phosphoricum	7
		Nr. 11 Silicea	5
		Nr. 17 Manganum sulfuricum	3–5
	bei Entkalkung	Nr. 2 Calcium phosphoricum	12–20
		Nr. 9 Natrium phosphoricum	12
	Härte der Knochen	Nr. 1 Calcium fluoratum	12
		Nr. 7 Magnesium phosphoricum	12
	Überbeine	Nr. 1 Calcium fluoratum	7
		Nr. 9 Natrium phosphoricum	7
		Nr. 11 Silicea	5–7
	Zusätzlich sinnvoll:	Nr. 22 Calcium carbonicum	7
Knochenbrüche		Nr. 1 Calcium fluoratum	7
		Nr. 2 Calcium phosphoricum	12–20
		Nr. 3 Ferrum phosphoricum	7
		Nr. 5 Kalium phosphoricum	7
		Nr. 8 Natrium chloratum	7
		Nr. 9 Natrium phosphoricum	7
		Nr. 11 Silicea	5
		Nr. 22 Calcium carbonicum	5–7
Knorpel	Aufbau	Nr. 5 Kalium phosphoricum	7
		Nr. 8 Natrium chloratum	12
		Nr. 9 Natrium phosphoricum	10
		Nr. 11 Silicea	7
		Nr. 17 Manganum sulfuricum	5
	Geschwulst, wenn der Knorpel aufgetrieben ist	Nr. 8 Natrium chloratum	12
		Nr. 9 Natrium phosphoricum	12
		Nr. 11 Silicea	7
Koliken		Nr. 7 Magnesium phosphoricum als heiße Sieben	14
			7
		Nr. 20 Kalium-Aluminium sulfuricum	
Kollaps	nach Schock	Nr. 3 Ferrum phosphoricum	7
		Nr. 5 Kalium phosphoricum	10
		Nr. 12 Calcium sulfuricum	7
	verbunden mit Übelkeit Sofortige medizinische Versorgung ist notwendig!	Nr. 2 Calcium phosphoricum	12–20
		Nr. 3 Ferrum phosphoricum	12–20
		Nr. 5 Kalium phosphoricum	12–20

Anwendungen	Differenzierung	Mineralstoffe	Tab./Tag
Konjunktivitis	s. Bindehautentzündung		
Konzentrations-schwierigkeiten		Nr. 3 Ferrum phosphoricum	7
		Nr. 5 Kalium phosphoricum	7
		Nr. 6 Kalium sulfuricum	5
		Nr. 8 Natrium chloratum	7
		Nr. 10 Natrium sulfuricum	10
Kopfhaut	Schuppen	Nr. 8 Natrium chloratum	12
	Wenn die Haare unter „Strom" stehen	Nr. 9 Natrium phosphoricum	12
		Nr. 11 Silicea	5–7
Kopfschmerzen	allgemein	Nr. 2 Calcium phosphoricum	7
		Nr. 3 Ferrum phosphoricum	7
		Nr. 5 Kalium phosphoricum	7
		Nr. 6 Kalium sulfuricum	5
		Nr. 7 Magnesium phosphoricum	12
		Nr. 8 Natrium chloratum	7
		Nr. 10 Natrium sulfuricum	7–10
	als Folge geistiger Anstrengung	Nr. 5 Kalium phosphoricum	7–10
		Nr. 14 Kalium bromatum	5–7
	an der Schläfe	Nr. 11 Silicea	12
	Zusätzlich, wenn chronisch	Nr. 19 Cuprum arsenicosum	7
	dumpf	Nr. 8 Natrium chloratum	12
	hinter der Stirn	Nr. 10 Natrium sulfuricum	12
		Nr. 11 Silicea	7
	klopfend, pochend	Nr. 3 Ferrum phosphoricum	12
	Spannungskopfschmerz	Nt. 2 Calcium phosphoricum	12
	heiße Stirn	Nr. 3 Ferrum phosphoricum	12
	Zusätzlich: bei starkem Speichelfluss	Nr. 8 Natrium chloratum	12
	Zusätzlich: bei starkem Tränenfluss – brennend, scharf	Nr. 1 Calcium fluoratum	12
		Nr. 8 Natrium chloratum	12
	Zusätzlich: bei Verspannungen, Koliken, Muskelverkrampfungen	Nr. 7 Magnesium phosphoricum als „Heiße Sieben"	12
	Zusätzlich: wenn beim Vorbeugen des Kopfes ein Druck auf die Augenhöhlen ensteht	Nr. 10 Natrium sulfuricum	12
	Zusätzlich: wenn der Schmerz von den Ohren nach den Zähnen hin ausstrahlt	Nr. 2 Calcium phosphoricum	7
		Nr. 8 Natrium chloratum	7
	wenn die Schmerzen durch eine Bewegung des Kopfes vermehrt werden	Nr. 3 Ferrum phosphoricum	12

Anwendungen	Differenzierung	Mineralstoffe	Tab./Tag
Kopfschmerzen (Fortsetzung)	Zusätzlich: wenn die Schmerzen sich gegen Abend und in der Wärme sich verstärken	Nr. 6 Kalium sulfuricum	7–10
Krampfadern		Nr. 1 Calcium fluoratum	12
		Nr. 4 Kalium chloratum	7
		Nr. 9 Natrium phosphoricum	12–15
		Nr. 11 Silicea	7–10
	Zusätzlich: bei Schmerzen	Nr. 3 Ferrum phosphoricum	12
	Vorbeugung	Nr. 1 Calcium fluoratum	7
		Nr. 4 Kalium chloratum	7
		Nr. 7 Magnesium phosphoricum	7
		Nr. 9 Natrium phosphoricum	12
		Nr. 11 Silicea	5–7
		Nr. 23 Natrium bicarbonicum	3–5
Krämpfe	allgemein	Nr. 2 Calcium phosphoricum	14
		Nr. 7 Magnesium phosphoricum	14
	Hustenkrämpfe	Nr. 2 Calcium phosphoricum	12
		Nr. 3 Ferrum phosphoricum	7
		Nr. 7 Magnesium phosphoricum	14
		Nr. 8 Natrium chloratum	7
	kurz und schmerzhaft, kolikartig	Nr. 7 Magnesium phosphoricum	14
	Magen/Darm	Nr. 7 Magnesium phosphoricum	14
		Nr. 20 Kalium Aluminium sulf.	7–10
	Muskelkrämpfe	Nr. 2 Calcium phosphoricum	12
		Nr. 7 Magnesium phosphoricum	12
		Nr. 9 Natrium phosphoricum	12
	Zwerchfell	Nr. 2 Calcium phosphoricum	12
		Nr. 5 Kalium phosphoricum	12
		Nr. 7 Magnesium phosphoricum	12
Krämpfe bei Kindern	bei allen Krämpfen kann bei Kindern angewendet werden	Nr. 7 Magnesium phosphoricum als „Heiße Sieben"	14
	Krämpfe besonders nachts	Nr. 2 Calcium phosphoricum	12
		Nr. 9 Natrium phosphoricum	7
		Nr. 11 Silicea	5
		Nr. 19 Cuprum arsenicosum	5
Kreislaufschwäche		Nr. 2 Calcium phosphoricum	7–12
		Nr. 3 Ferrum phosphoricum	7
		Nr. 5 Kalium phosphoricum	12–20
		Nr. 7 Magnesium phosphoricum	12
		Nr. 8 Natrium chloratum	7

Anwendungen	Differenzierung	Mineralstoffe	Tab./Tag
Kribbeln	nervös	Nr. 7 Magnesium phosphoricum	12
		Nr. 14 Kalium bromatum	7
	der Gliedmaßen (mit dem Gefühl einschlafender Glieder, Taubheitsgefühl)	Nr. 2 Calcium phosphoricum	12
Kropf - Struma		Nr. 4 Kalium chloratum	7
		Nr. 14 Kalium bromatum	5
		Nr. 15 Kalium jodatum	7
Krupp (Ärztliche Begleitung ist notwendig!)	Begleitung und weitere Vorsorge	Nr. 1 Calcium fluoratum	5
		Nr. 2 Calcium phosphoricum	12
		Nr. 3 Ferrum phosphoricum	7
		Nr. 5 Kalium phosphoricum	5
		Nr. 8 Natrium chloratum	5
Kurzsichtigkeit		Nr. 1 Calcium fluoratum	7–10
		Nr. 2 Calcium phosphoricum	7
		Nr. 9 Natrium phosphoricum	7
		Nr. 11 Silicea	5
Lähmungserscheinungen	Unterstützung zur medizinischen Behandlung	Nr. 5 Kalium phosphoricum	20
Lampenfieber		Nr. 7 Magnesium phosphoricum	14
Launisch		Nr. 4 Kalium chloratum	7
		Nr. 7 Magnesium phosphoricum	12
		Nr. 9 Natrium phosphoricum	7
		Nr. 10 Natrium sulfuricum	7
		Nr. 15 Kalium jodatum	5
Leber	Stärkung	Nr. 4 Kalium chloratum	7
		Nr. 6 Kalium sulfuricum	7
		Nr. 9 Natrium phosphoricum	7
		Nr. 10 Natrium sulfuricum	12
		Nr. 21 Zincum chloratum	5–7
		Nr. 26 Selenium	5
	Leberschrumpfung – Leberzirrhose	Nr. 1 Calcium fluoratum	5–7
		Nr. 5 Kalium phosphoricum	5
		Nr. 6 Kalium sulfuricum	7
		Nr. 8 Natrium chloratum	7
		Nr. 9 Natrium phosphoricum	12
		Nr. 10 Natrium sulfuricum	12
		Nr. 11 Silicea	7–12
	Verfettung	Nr. 9 Natrium phosphoricum	7–10
		Nr. 10 Natrium sulfuricum	7
		Nr. 26 Selenium	5–7
Leistenbruch		Nr. 1 Calcium fluoratum	12–20
		Nr. 11 Silicea	12–20
	Zusätzlich: bei Anwendung länger als 7 Tage	Nr. 9 Natrium phosphoricum	12

Anwendungen	Differenzierung	Mineralstoffe	Tab./Tag
Lernmischung/ Lernschwäche	Lernmischung – allgemein	Nr. 3 Ferrum phosphoricum	7
		Nr. 5 Kalium phosphoricum	12
		Nr. 6 Kalium sulfuricum	7
		Nr. 8 Natrium chloratum	7
	Zusätzlich: bei Einnahme länger als 7 Tage	Nr. 10 Natrium sulfuricum	12
	Prüfungsangst – Prüfungsstress	Nr. 7 Magnesium phosphoricum als „Heiße Sieben"	12
Libido	mangelnde	Nr. 21 Zincum chloratum	7–12
Lichtempfindlichkeit		Nr. 9 Natrium phosphoricum	7
		Nr. 11 Silicea	7
		Nr. 21 Zincum chloratum	5
Lid	Entzündung des Lidrandes	Nr. 3 Ferrum phosphoricum	7
		Nr. 4 Kalium chloratum	7
		Nr. 8 Natrium chloratum	12
		Nr. 9 Natrium phosphoricum	7
		Nr. 11 Silicea	3
	unwillkürliches Zucken der Lider	Nr. 7 Magnesium phosphoricum	7
		Nr. 9 Natrium phosphoricum	7
		Nr. 11 Silicea	12
	verklebt	Nr. 5 Kalium phosphoricum	5
		Nr. 8 Natrium chloratum	7
		Nr. 12 Calcium sulfuricum	3–5
Lipoma	s. Fettgeschwulst		
Lippen	aufgesprungen	Nr. 1 Calcium fluoratum	7–10
	blau	Nr. 1 Calcium fluoratum	7–10
	blass	Nr. 2 Calcium phosphoricum	7–10
	milchig	Nr. 4 Kalium chloratum	7–10
	Rssig, trocken	Nr. 1 Calcium fluoratum	7–10
		Nr. 3 Ferrum phosphoricum	7
		Nr. 8 Natrium chloratum	7
Lufthunger	Ständiges Bedürfnis nach frischer Luft	Nr. 6 Kalium sulfuricum	12
		Nr. 10 Natrium sulfuricum	12
Lunge	Bläschenerweiterung – Emphysem – Lungenblähung	Nr. 1 Calcium fluoratum	7–12
		Nr. 3 Ferrum phosphoricum	7–12
		Nr. 5 Kalium phosphoricum	7–12
		Nr. 8 Natrium chloratum	7–12
	Stärkung	Nr. 5 Kalium phosphoricum	7
		Nr. 8 Natrium chloratum	12
		Nr. 24 Arsenum jodatum	7

Anwendungen	Differenzierung	Mineralstoffe	Tab./Tag
Lunge (Fortsetzung)	Entzündung	Nr. 3 Ferrum phosphoricum	12
		Nr. 4 Kalium chloratum	7
		Nr. 5 Kalium phosphoricum	7
		Nr. 6 Kalium sulfuricum	7
		Nr. 8 Natrium chloratum	12
		Nr. 10 Natrium sulfuricum	12
Lymphknoten	Entzündung	Nr. 2 Calcium phosphoricum	7
		Nr. 3 Ferrum phosphoricum	12
		Nr. 7 Magnesium phosphoricum	12
		Nr. 9 Natrium phosphoricum	12
		Nr. 12 Calcium sulfuricum	5–7
	Schwellung	Nr. 4 Kalium chloratum	7
		Nr. 7 Magnesium phosphoricum	12
		Nr. 9 Natrium phosphoricum	12
		Nr. 10 Natrium sulluricum	7
Magen	Druckgefühl	Nr. 6 Kalium sulfuricum	7
		Nr. 8 Natrium chloratum	7
		Nr. 10 Natrium sulfuricum	7
	Erschlaffung	Nr. 1 Calcium fluoratum	7
		Nr. 3 Ferrum phosphoricum	7
	Erweiterung	Nr. 1 Calcium fluoratum	12
		Nr. 5 Kalium phosphoricum	5–7
		Nr. 9 Natrium phosphoricum	7
		Nr. 11 Silicea	5–7
	Geschwür-Ulcus	Nr. 2 Calcium phosphoricum	7
		Nr. 8 Natrium chloratum	7
		Nr. 9 Natrium phosphoricum	12
		Nr. 11 Silicea	5
		Nr. 12 Calcium sulfuricum	5
	Koliken	Nr. 7 Magnesium phosphoricum	14
		Nr. 20 Kalium Aluminium sulf.	12
	Krämpfe (wegen Übersäuerung)	Nr. 7 Magnesium phosphoricum	14
		Nr. 9 Natrium phosphoricum	12
	Nervöse Beschwerden	Nr. 7 Magnesium phosphoricum	7
		Nr. 8 Natrium chloratum	7
		Nr. 9 Natrium phosphoricum	7
	Reflux	Nr. 1 Calcium fluoratum	12
		Nr. 7 Magnesium phosphoricum	12
		Nr. 8 Natrium chloratum	12
		Nr. 9 Natrium phosphoricum	12
	Schmerzen	Nr. 8 Natrium chloratum	12
		Nr. 9 Natrium phosphoricum	12
	Verlagerung – Senkung	Nr. 1 Calcium fluoratum	7–12
		Nr. 9 Natrium phosphoricum	7
		Nr. 11 Silicea	5

Anwendungen	Differenzierung	Mineralstoffe	Tab./Tag
Magen (Fortsetzung)	vermehrter Magensaft	Nr. 7 Magnesium phosphoricum	12
		Nr. 8 Natrium chloratum	12
Magensäure	Regulierung	Nr. 8 Natrium chloratum	12
		Nr. 9 Natrium phosphoricum	12
		Nr. 23 Natrium bicarbonicum	7
Mandelentzündung		Nr. 2 Calcium phosphoricum	7
		Nr. 3 Ferrum phosphoricum	12
		Nr. 9 Natrium phosphoricum	7
		Nr. 12 Calcium sulfuricum	7
Masern		Nr. 2 Calcium phosphoricum	7
		Nr. 3 Ferrum phosphoricum	12
		Nr. 4 Kalium chloratum	7
		Nr. 6 Kalium sulfuricum	5–7
		Nr. 8 Natrium chloratum	7
		Nr. 10 Natrium sulfuricum	12
Meniskus	Verletzung	Nr. 1 Calcium fluoratum	7
		Nr. 2 Calcium phosphoricum	7
		Nr. 4 Kalium chloratum	7
		Nr. 8 Natrium chloratum	12
		Nr. 11 Silicea	7
Menstruation	Beschwerden bis zu Krämpfen	Nr. 2 Calcium phosphoricum	12
		Nr. 7 Magnesium phosphoricum	14–20
		Nr. 25 Aurum chloratum natronatum	7
	Starke Blutung	Nr. 1 Calcium fluoratum	12
		Nr. 2 Calcium phosphoricum	12–20
		Nr. 3 Ferrum phosphoricum	5–7
		Nr. 5 Kalium phosphoricum	5–7
		Nr. 7 Magnesium phosphoricum	7
		Nr. 8 Natrium chloratum	5–7
		Nr. 10 Natrium sulfuricum	7
	Unregelmäßige Blutung	Nr. 13 Kalium arsenicosum	7
		Nr. 21 Zincum chloratum	7–10
		Nr. 25 Aurum chloratum natronatum	10
Metallgifte	Ausleitung und Ausscheidung metallischer Belastungen und Gifte	Nr. 8 Natrium chloratum	12
		Nr. 19 Cuprum arsenicosum	7
		Nr. 21 Zincum chloratum	7
		Nr. 26 Selenium	7
Migräne	s. Kopfschmerzen	Nr. 2 Calcium phosphoricum	12
		Nr. 7 Magnesium phosphoricum	14
		Nr. 14 Kalium bromatum	7
	Spannungskopfschmerzen	Nr. 2 Calcium phosphoricum	12

Anwendungen	Differenzierung	Mineralstoffe	Tab./Tag
Milchabsonderung	s. Stillen		
Milchschorf	allgemein	Nr. 3 Ferrum phosphoricum	7
		Nr. 4 Kalium chloratum	7
		Nr. 6 Kalium sulfuricum	7
		Nr. 8 Natrium chloratum	7
		Nr. 10 Natrium sulfuricum	12
	bei Neugeborenen	Nr. 2 Calcium phosphoricum	7
		Nr. 8 Natrium chloratum	7
		Nr. 9 Natrium phosphoricum	12
	Zusätzlich: bei starker Abschuppung auf klebrigem Untergrund	Nr. 6 Kalium sulfuricum	7
Milchunverträglichkeit		Nr. 2 Calcium phosphoricum	12
		Nr. 4 Kalium chloratum	7
		Nr. 9 Natrium phosphoricum	7
Milz	ein nagendes Gefühl in der Milzgegend	Nr. 5 Kalium phosphoricum	7
		Nr. 7 Magnesium phosphoricum	14
		Nr. 8 Natrium chloratum	7
	Seitenstechen	Nr. 5 Kalium phosphoricum	10
		Nr. 7 Magnesium phosphoricum	12–14
		Nr. 8 Natrium chloratum	10
Mitesser	allgemein	Nr. 9 Natrium phosphoricum	12
Mittelohr	Druck im Ohr	Nr. 10 Natrium sulfuricum	12–20
		Nr. 12 Calcium sulfuricum	7
	Entzündung	Nr. 3 Ferrum phosphoricum	12
		Nr. 10 Natrium sulfuricum	12
		Nr. 12 Calcium sulfuricum	7
Mückensehen	bewegliche Punkte oder Figuren	Nr. 8 Natrium chloratum	12
		Nr. 9 Natrium phosphoricum	7
		Nr. 10 Natrium sulfuricum	12
		Nr. 11 Silicea	5–7
Mückenstich		Nr. 2 Calcium phosphoricum	12
		Nr. 3 Ferrum phosphoricum	7
		Nr. 4 Kalium chloratum	7
		Nr. 8 Natrium chloratum	12
Müdigkeit	antriebslos	Nr. 14 Kalium bromatum	5–7
	Auffrischung	Nr. 3 Ferrum phosphoricum	7
		Nr. 5 Kalium phosphoricum	7
		Nr. 8 Natrium chloratum	7
	beim Autofahren	Nr. 9 Natrium phosphoricum	12
	Durchhänger	Nr. 9 Natrium phosphoricum	12

Anwendungen	Differenzierung	Mineralstoffe	Tab./Tag
Müdigkeit (Fortsetzung)	Müdigkeit durch Sauerstoffmangel, vorwiegend am späten Nachmittag	Nr. 3 Ferrum phosphoricum	12
		Nr. 6 Kalium sulfuricum	12
		Nr. 10 Natrium sulfuricum	7
	Müdigkeit durch Übersäuerung	Nr. 9 Natrium phosphoricum	12
Mund	Mundfäule	Nr. 3 Ferrum phosphoricum	10
		Nr. 5 Kalium phosphoricum	10
		Nr. 8 Natrium chloratum	10
	Mundpflege	Nr. 3 Ferrum phosphoricum	7
		Nr. 4 Kalium chloratum	7
		Nr. 5 Kalium phosphoricum	7
		Nr. 8 Natrium chloratum	10
		Nr. 9 Natrium phosphoricum	7
		Nr. 10 Natrium sulfuricum	7
Mundbläschen	allgemein	Nr. 8 Natrium chloratum	12
	Bläschen mit hellrotem Rand	Nr. 5 Kalium phosphoricum	12
	gelbe Flecken	Nr. 9 Natrium phosphoricum	12
	Schwämmchen, Soor	Nr. 4 Kalium chloratum	12
	verbunden mit üblem Mundgeruch	Nr. 5 Kalium phosphoricum	12
		Nr. 8 Natrium chloraturn	7
Mundgeruch		Nr. 5 Kalium phosphoricum	12–20
Mundschleimhaut	Entzündung	Nr. 3 Ferrum phosphoricum	12
		Nr. 4 Kalium chloratum	5–7
		Nr. 5 Kalium phosphoricum	5–7
		Nr. 6 Kalium sulfuricum	5–7
		Nr. 8 Natrium chloratum	7–10
		Nr. 10 Natrium sulfuricum	10
		Nr. 12 Calcium sulfuricum	5–7
Mundwinkel	Entzündung – eingerissen	Nr. 1 Calcium fluoratum	7
		Nr. 3 Ferrum phosphoricum	7–12
	rissig	Nr. 1 Calcium fluoratum	
	Zucken der Mundwinkel – unwillkürlich	Nr. 7 Magnesium phosphoricum	7
		Nr. 9 Natrium phosphoricum	7–12
		Nr. 11 Silicea	7
Muskel	Vor Anstrengungen Muskelkater	Nr. 3 Ferrum phosphoricum	12
		Nr. 6 Kalium sulfuricum	12
		Nr. 7 Magnesium phosphoricum	7–10
		Nr. 9 Natrium phosphoricum	12
		Nr. 10 Natrium sulfuricum	12
		Nr. 12 Calcium sulfuricum	5–7

Anwendungen von A–Z

Anwendungen	Differenzierung	Mineralstoffe	Tab./Tag
Muskel (Fortsetzung)	Muskelkrämpfe	Nr. 2 Calcium phosphoricum	12–20
		Nr. 7 Magnesium phosphoricum	12
	Muskelkrämpfe der Schwangeren	Nr. 2 Calcium phosphoricum	12–20
	Muskelriss	Nr. 1 Calcium fluoratum	12
		Nr. 2 Calcium phosphoricum	7
		Nr. 3 Ferrum phosphoricum	7
		Nr. 5 Kalium phosphoricum	7
		Nr. 8 Natrium chloratum	7
		Nr. 9 Natrium phosphoricum	7
		Nr. 11 Silicea	7–10
Muskelrheumatismus	s. Rheumatismus		
Muskelschwäche		Nr. 2 Calcium phosphoricum	12
		Nr. 3 Ferrum phosphoricum	7–10
		Nr. 5 Kalium phosphoricum	12
		Nr. 6 Kalium sulfuricum	5–7
		Nr. 8 Natrium chloratum	7
		Nr. 10 Natrium sulfuricum	10
Muskelzucken		Nr. 9 Natrium phosphoricum	7–10
		Nr. 11 Silicea	12
Mutlosigkeit		Nr. 5 Kalium phosphoricum	12–20
Muttermal		Nr. 5 Kalium phosphoricum	7
		Nr. 6 Kalium sulfuricum	10–12
		Nr. 8 Natrium chloratum	7–10
		Nr. 10 Natrium sulfuricum	10–12
Mykose	s. Pilzerkrankung		
Myom		Nr. 1 Calcium fluoratum	7
		Nr. 2 Calcium phosphoricum	15
		Nr. 4 Kalium chloratum	12
		Nr. 10 Natrium sulfuricum	12
		Nr. 12 Calcium sulfuricum	7
		Nr. 25 Aurum chloratum natronatum	7–10
Nabelbruch	s. Leistenbruch		
Nachtblindheit		Nr. 1 Calcium fluoratum	7
		Nr. 5 Kalium phosphoricum	5–7
		Nr. 8 Natrium chloratum	7–10
		Nr. 10 Natrium sulfuricum	7
		Nr. 21 Zincum chloratum	7–10
Nächtliches Bettnässen		Nr. 10 Natrium sulfuricum	12–20

Anwendungen	Differenzierung	Mineralstoffe	Tab./Tag
Nachtschweiß		Nr. 5 Kalium phosphoricum	7
		Nr. 8 Natrium chloratum	12
		Nr. 9 Natrium phosphoricum	7–10
		Nr. 11 Silicea	5–7
Nackenschmerzen	allgemein	Nr. 2 Calcium phosphoricum	12–20
		Nr. 7 Magnesium phosphoricum	7
		Nr. 9 Natrium phosphoricum	12
		Nr. 11 Silicea	7
	verbunden mit Steifheit	Nr. 2 Calcium phosphoricum	12–20
		Nr. 3 Ferrum phosphoricum	7–10
		Nr. 7 Magnesium phosphoricum	7–14
		Nr. 8 Natrium chloratum	7–10
		Nr. 9 Natrium phosphoricum	7–10
	wenn die Schmerzen über den Hinterkopf hinaufziehen	Nr. 2 Calcium phosphoricum	12–20
		Nr. 3 Ferrum phosphoricum	7
		Nr. 5 Kalium phosphoricum	7
		Nr. 8 Natrium chloratum	7
Nägel	Pflege und Ernährung der Nägel	Nr. 1 Calcium fluoratum	7
		Nr. 5 Kalium phosphoricum	3–5
		Nr. 6 Kalium sulfuricum	3–5
		Nr. 9 Natrium phosphoricum	5–7
		Nr. 10 Natrium sulfuricum	5–7
		Nr. 11 Silicea	5–7
		Nr. 21 Zincum chloratum	5–7
	Brüchig, lösen sich in Schichten auf	Nr. 9 Natrium phosphoricum	7
		Nr. 11 Silicea	7
		Nr. 21 Zincum chloratum	7
	Eingewachsen	Nr. 1 Calcium fluoratum	12
	Zusätzlich: bei Entzündungen	Nr. 3 Ferrum phosphoricum	7
		Nr. 4 Kalium chloratum	7
	Zusätzlich: bei Eiterungen	Nr. 9 Natrium phosphoricum	12
		Nr. 11 Silicea	7
		Nr. 12 Calcium sulfuricum	7
	Nagelbetteiterung	Nr. 9 Natrium phosphoricum	12
		Nr. 11 Silicea	7
		Nr. 12 Calcium sulfuricum	7
	Nagelbettentzündung	Nr. 3 Ferrum phosphoricum	12
		Nr. 9 Natrium phosphoricum	12
		Nr. 11 Silicea	7
	Nagelpilz s. Pilzerkrankung		
	Rillen	Nr. 3 Ferrum phosphoricum	7
		Nr. 9 Natrium phosphoricum	7
		Nr. 11 Silicea	5–7
		Nr. 21 Zincum chloratum	5–7
	splitternd, wie Glas	Nr. 1 Calcium fluoratum	12

Anwendungen	Differenzierung	Mineralstoffe	Tab./Tag
Nägel (Fortsetzung)	weiße Flecken	Nr. 2 Calcium phosphoricum	12
		Nr. 21 Zincum chloratum	12
Nägelkauen		Nr. 7 Magnesium phosphoricum	14
Narben	verhärtet	Nr. 1 Calcium fluoratum	12
Nasenbluten	Bei Blutarmut	Nr. 2 Calcium phosphoricum	12
		Nr. 3 Ferrum phosphoricum	12
		Nr. 4 Kalium chloratum	7
		Nr. 5 Kalium phosphoricum	7
		Nr. 8 Natrium chloratum	7
Nasenpolyp	allgemein	Nr. 2 Calcium phosphoricum	12
		Nr. 9 Natrium phosphoricum	12
Nebenhöhlen	Anschwellung oder Druck in den Nebenhöhlen	Nr. 4 Kalium chloratum	7
		Nr. 6 Kalium sulfuricum	5–7
		Nr. 8 Natrium chloratum	12
		Nr. 10 Natrium sulfuricum	12
		Nr. 12 Calcium sulfuricum	7–10
	Entzündung	Nr. 3 Ferrum phosphoricum	12
		Nr. 4 Kalium chloratum	7
		Nr. 8 Natrium chloratum	7
	Katarrh	Nr. 3 Ferrum phosphoricum	12
		Nr. 4 Kalium chloratum	7
		Nr. 5 Kalium phosphoricum	7
		Nr. 6 Kalium sulfuricum	7
		Nr. 8 Natrium chloratum	12
		Nr. 10 Natrium sulfuricum	12
		Nr. 12 Calcium sulfuricum	7
Nerven	Abstumpfung	Nr. 5 Kalium phosphoricum	12
		Nr. 8 Natrium chloratum	12
	Zusätzlich: bei Nervenkrankheiten	Nr. 7 Magnesium phosphoricum	12
		Nr. 9 Natrium phosphoricum	12
		Nr. 11 Silicea	7
		Nr. 21 Zincum chloratum	7
	angegriffen Anspannung	Nr. 5 Kalium phosphoricum	12
		Nr. 7 Magnesium phosphoricum als „Heiße Sieben"	14
	die Nervenleitfähigkeit wird unterstützt durch	Nr. 11 Silicea	7
	extreme Nervosität	Nr. 3 Ferrum phosphoricum	7
		Nr. 5 Kalium phosphoricum	7
		Nr. 7 Magnesium phosphoricum	12
		Nr. 8 Natrium chloratum	7–10
		Nr. 9 Natrium phosphoricum	12
		Nr. 11 Silicea	5–7
		Nr. 14 Kalium bromatum	5–7
		Nr. 15 Kalium jodadum	5–7

Anwendungen	Differenzierung	Mineralstoffe	Tab./Tag
Nerven (Fortsetzung)	Stärkung	Nr. 2 Calcium phosphoricum	7
		Nr. 5 Kalium phosphoricum	7
		Nr. 7 Magnesium phosphoricum	7
		Nr. 8 Natrium chloratum	7
		Nr. 9 Natrium phosphoricum	12
		Nr. 11 Silicea	5–7
		Nr. 21 Zincum chloratum	7
	teilnahmslos	Nr. 14 Kalium bromatum	7
	Unruhe	Nr. 14 Kalium bromatum	7
	wenn die Nerven „blank" liegen, gereizt und überempfindlich	Nr. 9 Natrium phosphoricum	12
		Nr. 11 Silicea	7
Nesselausschlag, Nesselfieber, Urticaria		Nr. 2 Calcium phosphoricum	7
		Nr. 3 Ferrum phosphoricum	12
		Nr. 4 Kalium chloratum	7
		Nr. 5 Kalium phosphoricum	7
		Nr. 7 Magnesium phosphoricum	12
		Nr. 8 Natrium chloratum	12
		Nr. 10 Natrium sulfuricum	12–20
		Nr. 26 Selenium	5–7
Neugeborenengelbsucht		Nr. 3 Ferrum phosphoricum	5–7
		Nr. 6 Kalium sulfuricum	5
		Nr. 10 Natrium sulfuricum	7
		Nr. 26 Selenium	3–5
Neuralgie		Nr. 7 Magnesium phosphoricum	7–12
		Nr. 9 Natrium phosphoricum	7–12
Neurodermitis	allgemein	Nr. 2 Calcium phosphoricum	7
		Nr. 4 Kalium chloratum	7
		Nr. 6 Kalium sulfuricum	7
		Nr. 8 Natrium chloratum	12
		Nr. 9 Natrium phosphoricum	12–15
		Nr. 10 Natrium sulfuricum	20
		Nr. 12 Calcium sulfuricum	10
		Nr. 24 Arsenum jodatum	7
	Zusätzlich: bei Juckreiz	Nr. 7 Magnesium phosphoricum (auch als „Heiße Sieben")	12
Niedergeschlagenheit		Nr. 5 Kalium phosphoricum	12
		Nr. 6 Kalium sulfuricum	5–7
		Nr. 10 Natrium sulfuricum	12
		Nr. 15 Kalium jodatum	5–7
		Nr. 25 Aurum chloratum natronatum	5–7
Niere	bei Neigung zur Steinbildung Kalzium – Oxalat Steine	Nr. 2 Calcium phosphoricum	12
		Nr. 7 Magnesium phosphoricum	7
		Nr. 8 Natrium chloratum	7
		Nr. 9 Natrium phosphoricum	12
		Nr. 11 Silicea	5
		Nr. 23 Natrium bicarbonicum	5

Anwendungen	Differenzierung	Mineralstoffe	Tab./Tag
Niere (Fortsetzung)	Stärkung	Nr. 2 Calcium phosphoricum	7
		Nr. 3 Ferrum phosphoricum	5–7
		Nr. 5 Kalium phosphoricum	5–7
		Nr. 8 Natrium chloratum	7
		Nr. 10 Natrium sulfuricum	7
		Nr. 16 Litium chloratum	5
Niesen		Nr. 3 Ferrum phosphoricum	7
		Nr. 8 Natrium chloratum	7
Ödem		**Nr. 8 Natrium chloratum**	12–20
		Nr. 9 Natrium phosphoricum	7
		Nr. 10 Natrium sulfuricum	12–20
		Nr. 12 Calcium sulfuricum	7
Offene Beine	s. Ulcus cruris		
Ohrenschmerzen	leicht, stechend	Nr. 3 Ferrum phosphoricum	20
	mit hohem Fieber	Nr. 3 Ferrum phosphoricum	12–20
		Nr. 5 Kalium phosphoricum	12
		Nr. 10 Natrium sulfuricum	12
		Nr. 12 Calcium sulfuricum	5–7
	Stark schmerzend	Nr. 3 Ferrum phosphoricum	20–30
		Nr. 12 Calcium sulfuricum	10
Ohrerkrankungen	s. Absonderungen/ s. Schleimabsonderung		
	bei Druckgefühl im Ohr	Nr. 10 Natrium sulfuricum	20
	Hörsturz, akut	Nr. 3 Ferrum phosphoricum	50–100
	Katarrh der Ohrtrompete, s. Katarrh		
	mit käsig riechendem Ohrenschmalz	Nr. 6 Kalium sulfuricum	7
		Nr. 9 Natrium phosphoricum	20
	mit stechenden, klopfenden Schmerzen verbunden	Nr. 3 Ferrum phosphoricum	20
	Ohrgeräusche durch Erhöhung der Temperatur	Nr. 3 Ferrum phosphoricum	20
	Ohrschmalz: vermehrt	Nr. 6 Kalium sulfuricum	7
		Nr. 9 Natrium phosphoricum	12–20
		Nr. 10 Natrium sulfuricum	12
	Pfeifen im Ohr s. Ohrgeräusche		
	Schleimhautkatarrh der Ohren	Nr. 22 Calcium carbonicum	12
	Schrunden und Risse am Ohransatz	Nr. 1 Calcium fluoratum	12

Anwendungen	Differenzierung	Mineralstoffe	Tab./Tag
Ohrerkrankung (Fortsetzung)	Schwerhörigkeit durch verdicktes Blut	Nr. 4 Kalium chloratum	12
	Schwerhörigkeit, wenn durch Erweiterung des Gehörganges hervorgerufen	Nr. 1 Calcium fluoratum	7–12
		Nr. 9 Natrium phosphoricum	12
		Nr. 11 Silicea	7–12
	Tinnitus, s. Ohrgeräusche		
	wenn der Gehörgang geschwollen ist	Nr. 4 Kalium chloratum	12–20
		Nr. 9 Natrium phosphoricum	12
		Nr. 10 Natrium sulfuricum	12
		Nr. 11 Silicea	7
Ohrgeräusche	Akut	Nr. 3 Ferrum phosphoricum	20–50
	allgemein	Nr. 1 Calcium fluoratum	12
		Nr. 3 Ferrum phosphoricum	12
		Nr. 4 Kalium chloratum	7
		Nr. 9 Natrium phosphoricum	12
		Nr. 10 Natrium sulfuricum	12
		Nr. 11 Silicea	5–7
	Brummend, kurzes Pfeifen	Nr. 3 Ferrum phosphoricum	20
	Pfeifen im Ohr durch Verhärtung und Verengung der Aderwände – gleichbleibender Pfeifton	Nr. 1 Calcium fluoratum	7
		Nr. 4 Kalium chloratum	7
		Nr. 9 Natrium phosphoricum	12
		Nr. 11 Silicea	7
	Pfeifen im Ohr durch Abnützung der Haarzellen – hoher Pfeifton	Nr. 3 Ferrum phosphoricum	12
		Nr. 8 Natrium chloratum	12
		Nr. 9 Natrium phosphoricum	10
		Nr. 11 Silicea	7–10
	verbunden mit beginnender Schwerhörigkeit	Nr. 4 Kalium chloratum	12–20
		Nr. 10 Natrium sulfuricum	12
	wechselnde Töne -verbunden mit Spannung im Nacken, zusätzlich:	Nr. 2 Calcium phosphoricum	12
Orangenhaut	s. Cellulitis		
Organsenkung	allgemein	Nr. 1 Calcium fluoratum	12
		Nr. 9 Natrium phosphoricum	12
		Nr. 11 Silicea	7

Anwendungen	Differenzierung	Mineralstoffe	Tab./Tag
Osteoporose		Nr. 1 Calcium fluoratum	7
		Nr. 2 Calcium phosphoricum	20
		Nr. 3 Ferrum phosphoricum	7
		Nr. 5 Kalium phosphoricum	7
		Nr. 7 Magnesium phosphoricum	12
		Nr. 8 Natrium chloratum	12
		Nr. 9 Natrium phosphoricum	12–15
		Nr. 11 Silicea	5–7
		Nr. 15 Kalium jodatum	5–7
		Nr. 17 Manganum sulfuricum	3–5
		Nr. 19 Cuprum arsenicosum	3–5
		Nr. 21 Zincum chloratum	7
		Nr. 22 Calcium carbonicum	7
Oxidativer Stress	Antioxidantienmischung	Nr. 3 Ferrum phosphoricum	12
		Nr. 6 Kalium sulfuricum	7
		Nr. 10 Natrium sulfuricum	12
		Nr. 17 Manganum sulfuricum	5
		Nr. 19 Cuprum arsenicosum	5
		Nr. 21 Zincum chloratum	7
		Nr. 26 Selenium	5–7
Panikattacken		Nr. 2 Calcium phosphoricum	12
		Nr. 5 Kalium phosphoricum	7
		Nr. 7 Magnesium phosphoricum	12
		Nr. 14 Kalium bromatum	7
		Nr. 15 Kalium jodatum	7
		Nr. 16 Lithium chloratum	7
Pankreas - Bauchspeicheldrüse	Belastungen bzw. Erkrankungen der Bauchspeicheldrüse	Nr. 4 Kalium chloratum	7
		Nr. 6 Kalium sulfuricum	12
		Nr. 7 Magnesium phosphoricum	10
		Nr. 10 Natrium sulfuricum	12
Parodontose	s. Zahnfleischschwund		
Parodontis	s. Zahnfleisch		
PCP	primär-chronische Polyarthritis	Nr. 3 Ferrum phosphoricum	12
		Nr. 8 Natrium chloratum	20
		Nr. 9 Natrium phosphoricum	20
		Nr. 10 Natrium sulfuricum	12
		Nr. 12 Calcium suifuricum	7
		Nr. 25 Aurum chloratum natronatum	7
Penis	Schrunden, Einrisse Vorhaut-Verengung/ -Verhärtung	Nr. 1 Calcium fluoratum	12
		Nr. 1 Calcium fluoratum	12
		Nr. 5 Kalium phosphoricum	7
		Nr. 8 Natrium chloratum	7
		Nr. 9 Natrium phosphoricum	7
		Nr. 11 Silicea	5

Anwendungen	Differenzierung	Mineralstoffe	Tab./Tag
Periode	s. Menstruation		
Phantomschmerz		Nr. 3 Ferrum phosphoricum	12
		Nr. 5 Kalium phosphoricum	7
		Nr. 7 Magnesium phosphoricum	12
		Nr. 8 Natrium chloratum	7
		Nr. 9 Natrium phosphoricum	7
		Nr. 11 Silicea	5–7
		Nr. 22 Calcium carbonicum	5
Pharyngitis	Entzündung der Riechenschleimhaut	Nr. 3 Ferrum phosphoricum	12
		Nr. 4 Kalium chloratum	7
		Nr. 6 Kalium sulfuricum	5
		Nr. 8 Natrium chloratum	7–10
		Nr. 10 Natrium sulfuricum	7–10
		Nr. 12 Calcium sulfuricum	5–7
Phimose	s. Vorhaut		
Pickel	allgemein	Nr. 3 Ferrum phosphoricum	7
		Nr. 4 Kalium chloratum	7
		Nr. 9 Natrium phosphoricum	12
Pigmentierung		Nr. 6 Kalium sulfuricum	7–12
		Nr. 10 Natrium sulfuricum	12
		Nr. 19 Cuprum arsenicosum	7
Pigmentflecken	s. Muttermal		
Pilzerkrankung	allgemein	Nr. 3 Ferrum phosphoricum	7
		Nr. 5 Kalium phosphoricum	7
		Nr. 6 Kalium sulfuricum	7
		Nr. 8 Natrium chloratum	7
		Nr. 9 Natrium phosphoricum	12
		Nr. 10 Natrium sulfuricum	12
		Nr. 23 Natrium bicarbonicum	7
	Fußpilz – zwischen den Zehen, Hautpilz	Nr. 1 Calcium fluoratum	7
		Nr. 5 Kalium phosphoricum	12
		Nr. 8 Natrium chloratum	7
		Nr. 9 Natrium phosphoricum	12
		Nr. 10 Natrium sulfuricum	7
		Nr. 11 Silicea	7
	Nagelpilz	Nr. 1 Calcium fluoratum	7
		Nr. 5 Kalium phosphoricum	7
		Nr. 8 Natrium chloratum	
	Scheidenpilz – Vaginalmykose	Nr. 5 Kalium phosphoricum	12
		Nr. 6 Kalium sulfuricum	7–10
		Nr. 8 Natrium chloratum	7
		Nr. 9 Natrium phosphoricum	7
		Nr. 10 Natrium sulfuricum	12

Anwendungen	Differenzierung	Mineralstoffe	Tab./Tag
Platzangst	Agoraphobie	Nr. 5 Kalium phosphoricum	12
		Nr. 8 Natrium chloratum	7
PMS	prämenstruelles Syndrom	Nr. 2 Calcium phosphoricum	7
		Nr. 3 Ferrum phosphoricum	7
		Nr. 4 Kalium chloratum	7
		Nr. 5 Kalium phosphoricum	7
		Nr. 7 Magnesium phosphoricum	12
		Nr. 9 Natrium phosphoricum	12
		Nr. 11 Silicea	5
		Nr. 13 Kalium arsenicosum	3
		Nr. 21 Zincum chloratum	7
		Nr. 25 Aurum chloratum natronatum	5
Polyarthritis	s. Gelenke		
Polypen, Nasenpolypen		Nr. 2 Calcium phosphoricum	12
		Nr. 9 Natrium phosphoricum	7
			12
Prellung	s. Zerrung		
Prüfungsangst	s. Lernmischung		
Psoriasis	s. Schuppenflechte		
Pulsschlag	beschleunigt	Nr. 2 Calcium phosphoricum	12
	klein und schnell	Nr. 5 Kalium phosphoricum	12
		Nr. 8 Natrium chloratum	7
Quaddeln	nach Stich von Insekten oder durch Brennnesseln, s. Insektenstich	Nr. 2 Calcium phosphoricum	7
		Nr. 8 Natrium chloratum	12
Quecksilbervergiftung	(Amalgam)	Nr. 2 Calcium phosphoricum	5–7
		Nr. 4 Kalium chloratum	7
		Nr. 8 Natrium chloratum	12–20
		Nr. 10 Natrium sulfuricum	12
		Nr. 12 Calcium sulfuricum	5–7
		Nr. 18 Calcium sulfuratum	12
		Nr. 19 Cuprum arsenicosum	5
		Nr. 21 Zincum chloratum	5
		Nr. 26 Selenium	5
Quetschungen		Nr. 1 Calcium fluoratum	7
		Nr. 2 Calcium phosphoricum	12
		Nr. 3 Ferrum phosphoricum	12–20
		Nr. 5 Kalium chloratum	7
		Nr. 8 Natrium chloratum	7
		Nr. 9 Natrium phosphoricum	12
		Nr. 11 Silicea	7

Anwendungen	Differenzierung	Mineralstoffe	Tab./Tag
Rachenkatarrh	s. Halsentzündung		
Rachitis	Knochenschwäche	Nr. 1 Calcium fluoratum	12
		Nr. 2 Calcium phosphoricum	20
		Nr. 7 Magnesium phosphoricum	12
		Nr. 8 Natrium chloratum	12
		Nr. 9 Natrium phosphoricum	12
		Nr. 11 Silicea	7
		Nr. 22 Calcium carbonicum	12
Reflux		Nr. 1 Calcium fluoratum	12
		Nr. 7 Magnesium phosphoricum	12
		Nr. 8 Natrium chloratum	12
		Nr. 9 Natrium phosphoricum	12
Regelblutung	s. Menstruation		
Regeneration	nach einem Schock	Nr. 2 Calcium phosphoricum	12
		Nr. 3 Ferrum phosphoricum	7
		Nr. 5 Kalium phosphoricum	12
		Nr. 8 Natrium chloratum	7
		Nr. 12 Calcium sulfuricum	15
		Nr. 22 Calcium carbonicum	7
	nach einer Krankheit	Nr. 2 Calcium phosphoricum	15–20
		Nr. 3 Ferrum phosphoricum	7
		Nr. 4 Kalium chloratum	7
		Nr. 5 Kalium phosphoricum	7
		Nr. 6 Kalium sulfuricum	5
		Nr. 8 Natrium chloratum	12
		Nr. 10 Natrium sulfuricum	12
Reise	Angst	Nr. 7 Magnesium phosphoricum als „Heiße Sieben"	12
	Krankheit	Nr. 1 Calcium fluoratum	5
		Nr. 2 Calcium phosphoricum	7
		Nr. 3 Ferrum phosphoricum	7
		Nr. 4 Kalium chloratum	5
		Nr. 5 Kalium phosphoricum	7–12
		Nr. 7 Magnesium phosphoricum	10
		Nr. 9 Natrium phosphoricum	12
	Übelkeit	Nr. 5 Kalium phosphoricum	12
		Nr. 8 Natrium chloratum	7
		Nr. 9 Natrium phosphoricum	12
		Nr. 22 Calcium carbonicum	5–7
Reizbarkeit	gereizte Nerven	Nr. 9 Natrium phosphoricum	20
		Nr. 11 Silicea	12
	bei Kindern	Nr. 7 Magnesium phosphoricum	12

Anwendungen	Differenzierung	Mineralstoffe	Tab./Tag
Reizbarkeit (Fortsetzung)	Durch Erschöpfung	Nr. 3 Ferrum phosphoricum	12
		Nr. 5 Kalium phosphoricum	12
		Nr. 8 Natrium chloratum	12
Reizblase	s. Blase		
Reizhusten	s. Husten		
Rekonvaleszenz	s. Regeneration		
Restless Legs		Nr. 2 Calcium phosphoricum	7
		Nr. 7 Magnesium phosphoricum	14
		Nr. 9 Natrium phosphoricum	7–10
		Nr. 11 Silicea	7
		Nr. 21 Zincum chloratum	7
Rhagaden		Nr. 1 Calcium fluoratum	7–10
Rheuma -Rheumatismus		Nr. 3 Ferrum phosphoricum	12
		Nr. 8 Natrium chloratum	12
		Nr. 9 Natrium phosphoricum	20–30
		Nr. 10 Natrium sulfuricum	12
		Nr. 11 Silicea	12
		Nr. 12 Calcium sulfuricum	12
		Nr. 16 Lithium chloratum	7
		Nr. 19 Cuprum arsenicosum	5
Rippenfellentzündung	im akuten Fall zur Unterstützung der medizinischen Behandlung	Nr. 3 Ferrum phosphoricum	12–20
		Nr. 4 Kalium chloratum	7
		Nr. 8 Natrium chloratum	7
		Nr. 11 Silicea	7
Rippenprellung	durch Verletzung	Nr. 3 Ferrum phosphoricum	12
		Nr. 5 Kalium phosphoricum	12
		Nr. 8 Natrium chloratum	12
Röteln		Nr. 2 Calcium phosphoricum	12
		Nr. 3 Ferrum phosphoricum	12–20
		Nr. 4 Kalium chloratum	7
		Nr. 8 Natrium chloratum	7
		Nr. 9 Natrium phosphoricum	7
		Nr. 10 Natrium sulfuricum	7
		Nr. 12 Calcium sulfuricum	7
Rückenschmerzen		Nr. 1 Calcium fluoratum	7
		Nr. 2 Calcium phosphoricum	12
		Nr. 3 Ferrum phosphoricum	12
		Nr. 8 Natrium chloratum	7
		Nr. 9 Natrium phosphoricum	12
		Nr. 11 Silicea	5
		Nr. 22 Calcium carbonicum	7

Anwendungen	Differenzierung	Mineralstoffe	Tab./Tag
Salz	Salzgeschmack	Nr. 7 Magnesium phosporicum	7
		Nr. 8 Natrium chloratum	12
	Salzhunger	Nr. 8 Natrium chloratum	12
sauer		Nr. 9 Natrium phosphoricum	12
Säuren	Aufbau und Abbau von Säuren	Nr. 8 Natrium chloratum	12
		Nr. 9 Natrium phosphoricum	12
	Bei einem Überschuss an Säure	Nr. 9 Natrium phosphoricum	12
		Nr. 21 Zincum chloratum	7
		Nr. 23 Natrium bicarbonicum	7
Säurestarre	(kompaktiertes Bindegewebe)	Nr. 8 Natrium chloratum	12
		Nr. 9 Natrium phosphoricum	12–20
		Nr. 10 Natrium sulfuricum	7
		Nr. 12 Calcium sulfuricum	12
		Nr. 23 Natrium bicarbonicum	7
Schadstoffdickleibigkeit		Nr. 4 Kalium chloratum	7
		Nr. 6 Kalium sulfuricum	5–7
		Nr. 8 Natrium chloratum	7
		Nr. 9 Natrium phosphoricum	12
		Nr. 10 Natrium sulfuricum	12
		Nr. 12 Calcium sulfuricum	7
		Nr. 26 Selenium	5
Schadstoffe	s. Entschlackung		
Scheide	bräunlichgelbe Absonderungen	Nr. 6 Kalium sulfuricum	7
		Nr. 10 Natrium sulfuricum	7
	Brennend, wund, Juckreiz	Nr. 6 Kalium sulfuricum	5
		Nr. 8 Natrium chloratum	12
		Nr. 10 Natrium sulfuricum	12
		Nr. 21 Zincum chloratum	7
	erhöhte Reizbarkeit	Nr. 3 Ferrum phosphoricum	7
		Nr. 7 Magnesium phosphoricum	7
		Nr. 9 Natrium phosphoricum	12
		Nr. 11 Silicea	5–7
		Nr. 21 Zincum chloratum	7
	rahmartige, honiggelbe Absonderungen	Nr. 9 Natrium phosphoricum	12
	Scheidenpilz s. Pilzerkrankungen		
	übelriechende, schmierige Absonderungen	Nr. 5 Kalium phosphoricum	12
		Nr. 8 Natrium chloratum	7
	weiße dicke Absonderungen	Nr. 4 Kalium chloratum	12
	weiße, flockige Absonderungen	Nr. 2 Calcium phosphoricum	12

Anwendungen	Differenzierung	Mineralstoffe	Tab./Tag
Scheide (Fortsetzung)	Weißfluss junger Mädchen	Nr. 4 Kalium chloratum	12
	wenn die Schleimhäute sehr trocken sind	Nr. 5 Kalium phosphoricum	7
		Nr. 8 Natrium chloratum	12
		Nr. 9 Natrium phosphoricum	7
		Nr. 21 Zincum chloratum	5
Scheuermann		Nr. 1 Calcium fluoratum	7
		Nr. 2 Calcium phosphoricum	12
		Nr. 8 Natrium chloratum	7
		Nr. 9 Natrium phosphoricum	10
		Nr. 11 Silicea	7
		Nr. 22 Calcium carbonicum	7
Schiefhals		Nr. 2 Calcium phosphoricum	12
		Nr. 3 Ferrum phosphoricum	7
		Nr. 7 Magnesium phosphoricum	12
		Nr. 8 Natrium chloratum	7
		Nr. 9 Natrium phosphoricum	7
		Nr. 11 Silicea	5
		Nr. 12 Calcium sulfuricum	5
Schielen		Nr. 1 Calcium fluoratum	7
		Nr. 2 Calcium phosphoricum	12
		Nr. 5 Kalium phosphoricum	5–7
		Nr. 7 Magnesium phosphoricum	5–7
		Nr. 8 Natrium chloratum	7
		Nr. 9 Natrium phosphoricum	7
Schilddrüse	Regulierung der Schilddrüsenfunktion	Nr. 4 Kalium chloratum	7
		Nr. 7 Magnesium phosphoricum	7
		Nr. 14 Kalium bromatum	7
		Nr. 15 Kalium jodatum	7
Schlacken	Förderung der Ausscheidung	Nr. 8 Natrium chloratum	7
		Nr. 10 Natrium sulfuricum	12
		Nr. 26 Selenium	7
Schlaflosigkeit		Nr. 2 Calcium phosphoricum	12
		Nr. 7 Magnesium phosphoricum	12
		Nr. 14 Kalium bromatum	7
		Nr. 15 Kalium jodatum	7
Schlafwandeln		Nr. 2 Calcium phosphoricum	12
		Nr. 5 Kalium phosphoricum	5
		Nr. 7 Magnesium phosphoricum	12
		Nr. 25 Aurum chloratum natronatum	7

Anwendungen	Differenzierung	Mineralstoffe	Tab./Tag
Schleim	Auswürgen von Schleim	Nr. 7 Magnesium phosphoricum	7
		Nr. 8 Natrium chloratum	12
	Erbrechen von Schleim	Nr. 8 Natrium chloratum	12
	grünlich	Nr. 10 Natrium sulfuricum	12
	ocker, gelblichbräunlich	Nr. 6 Kalium sulfuricum	12
	wässrig, glasklar	Nr. 8 Natrium chloratum	12
	weißlich	Nr. 4 Kalium chloratum	12
Schleimabsonderung	vermehrt	Nr. 8 Natrium chloratum	12
	vermindert	Nr. 6 Kalium sulfuricum	7
		Nr. 8 Natrium chloratum	7
Schleimbeutelentzündung		Nr. 3 Ferrum phosphoricum	12
		Nr. 4 Kalium chloratum	7
		Nr. 8 Natrium chloratum	12
		Nr. 9 Natrium phosphoricum	7
		Nr. 10 Natrium sulfuricum	7
		Nr. 11 Silicea	5
Schleimhaut	Bildung	Nr. 4 Kalium chloratum	7
		Nr. 5 Kalium phosphoricum	7
		Nr. 6 Kalium sulfuricum	7
		Nr. 8 Natrium chloratum	12
		Nr. 10 Natrium sulfuricum	7
		Nr. 12 Calcium sulfuricum	7
		Nr. 21 Zincum chloratum	7
	Entzündung	Nr. 3 Ferrum phosphoricum	12
		Nr. 4 Kalium chloratum	5–7
		Nr. 6 Kalium sulfuricum	5–7
		Nr. 8 Natrium chloratum	20
		Nr. 12 Calcium sulfuricum	7
	Reizung von Schleimhäuten	Nr. 3 Ferrum phosphoricum	7
		Nr. 8 Natrium chloratum	7
		Nr. 14 Kalium bromatum	5
		Nr. 21 Zincum chloratum	5–7
Schleudertrauma		Nr. 1 Calcium fluoratum	7
		Nr. 2 Calcium phosphoricum	7
		Nr. 3 Ferrum phosphoricum	12
		Nr. 5 Kalium phosphoricum	7
		Nr. 7 Magnesium phosphoricum	7
		Nr. 8 Natrium chloratum	7
		Nr. 12 Calcium sulfuricum	7
Schließmuskel	Lähmung	Nr. 5 Kalium phosphoricum	20–30
		Nr. 8 Natrium chloratum	12

Anwendungen	Differenzierung	Mineralstoffe	Tab./Tag
Schließmuskel (Fortsetzung)	Schwäche	Nr. 1 Calcium fluoratum	12–15
		Nr. 2 Calcium phosphoricum	7
		Nr. 5 Kalium phosphoricum	7
		Nr. 7 Magnesium phosphoricum	7
Schluckauf	allgemein	Nr. 2 Calcium phosphoricum	7
		Nr. 7 Magnesium phosphoricum	12
Schluckbeschwerden		Nr. 2 Calcium phosphoricum	7
		Nr. 7 Magnesium phosphoricum	
Schlundbrennen	Sodbrennen	Nr. 8 Natrium chloratum	12
Schlupflid		Nr. 9 Natrium phosphoricum	10
		Nr. 11 Silicea	7
		Nr. 22 Calcium carbonicum	12
Schmerzen	Erste Hilfe	Nr. 3 Ferrum phosphoricum	12–20
Schnittwunden	Erste Hilfe	Nr. 3 Ferrum phosphoricum	12–20
Schnupfen	bräunlichgelb – schleimig	Nr. 6 Kalium sulfuricum	7
	dicke gelbeitrige Absonderungen	Nr. 9 Natrium phosphoricum	12
		Nr. 11 Silicea	7
		Nr. 12 Calcium sulfuricum	7
	wässrig-durchsichtig, glasig, Tröpfchen an der Nase	Nr. 8 Natrium chloratum	12
	Fließschnupfen	Nr. 8 Natrium chloratum	12
	grünlichgelb – schleimig	Nr. 10 Natrium sulfuricum	12
	Stockschnupfen	Nr. 4 Kalium chloratum	12
		Nr. 12 Calcium sulfuricum	10
	übelriechende, wund machende Absonderungen	Nr. 5 Kalium phosphoricum	12
	verbunden mit dem Verlangen nach frischer Luft	Nr. 6 Kalium sulfuricum	7
	verbunden mit heißer Stirn	Nr. 3 Ferrum phosphoricum	7–12
	Verlust des Geruchs oder Geschmacks	Nr. 8 Natrium chloratum	12–20
Schock		Nr. 2 Calcium phosphoricum	7
		Nr. 3 Ferrum phosphoricum	7
		Nr. 5 Kalium phosphoricum	12
		Nr. 7 Magnesium phosphoricum	7
		Nr. 12 Calcium sulfuricum	12–20

Anwendungen	Differenzierung	Mineralstoffe	Tab./Tag
Schreckhaftigkeit	nervöse	Nr. 5 Kalium phosphoricum	7
		Nr. 7 Magnesium phosphoricum	12
		Nr. 8 Natrium chloratum	7
		Nr. 9 Natrium phosphoricum	12
		Nr. 11 Silicea	7–10
Schrunden		Nr. 1 Calcium fluoratum	12
Schuppen	s. Abschuppung	Nr. 1 Calcium fluoratum	7–12
		Nr. 8 Natrium chloratum	7–12
Schuppenflechte-Psoriasis		Nr. 6 Kalium sulfuricum	7–10
		Nr. 7 Magnesium phosphoricum	12
		Nr. 8 Natrium chloratum	12
		Nr. 9 Natrium phosphoricum	12
		Nr. 10 Natrium sulfuricum	12
		Nr. 12 Calcium sulfuricum	7–10
		Nr. 26 Selenium	5–7
Schürfwunden		Nr. 1 Calcium fluoratum	7
		Nr. 3 Ferrum phosphoricum	12
		Nr. 6 Kalium sulfuricum	5–7
		Nr. 8 Natrium chloratum	10
		Nr. 11 Silicea	5–7
Schüttelfrost		Nr. 2 Calcium phosphoricum	7
		Nr. 3 Ferrum phosphoricum	12–20
		Nr. 5 Kalium phosphoricum	7
		Nr. 10 Natrium sulfuricum	12–20
„Schützenfestmischung*"		Nr. 3 Ferrum phosphoricum	7
		Nr. 4 Kalium chloratum	7
		Nr. 5 Kalium phosphoricum	7
		Nr. 8 Natrium chloratum	12
		Nr. 9 Natrium phosphoricum	12
		Nr. 10 Natrium sulfuricum	12
Schwangerschaftsbegleitung	Erstes Drittel	Nr. 1 Calcium fluoratum	7
		Nr. 2 Calcium phosphoricum	12
		Nr. 3 Ferrum phosphoricum	12
		Nr. 5 Kalium phosphoricum	7
		Nr. 8 Natrium chloratum	7
		Nr. 9 Natrium phosphoricum	7
		Nr. 10 Natrium sulfuricum	7
		Nr. 11 Silicea	5

Anwendungen	Differenzierung	Mineralstoffe	Tab./Tag
	Zweites Drittel	Nr. 1 Calcium fluoratum	7
		Nr. 2 Calcium phosphoricum	12–20
		Nr. 3 Ferrum phosphoricum	7
		Nr. 4 Kalium chloratum	7
		Nr. 5 Kalium phosphoricum	7–12
		Nr. 6 Kalium sulfuricum	3–5
		Nr. 7 Magnesium phosphoricum	7
		Nr. 8 Natrium chloratum	12
		Nr. 9 Natrium phosphoricum	12
		Nr. 10 Natrium sulfuricum	12
		Nr. 11 Silicea	5–7
		Nr. 12 Calcium sulfuricum	5–7
		Nr. 15 Kalium jodatum	5
		Nr. 22 Calcium carbonicum	5
	Geburtsvorbereitung	Nr. 1 Calcium fluoratum	7
		Nr. 2 Calcium phosphoricum	7
		Nr. 3 Ferrum phosphoricum	7
		Nr. 4 Kalium chloratum	7
		Nr. 5 Kalium phosphoricum	7
		Nr. 7 Magnesium phosphoricum	12–20
		Nr. 8 Natrium chloratum	12
		Nr. 9 Natrium phosphoricum	7–10
		Nr. 10 Natrium sulfuricum	12–20
		Nr. 11 Silicea	5
		Nr. 12 Calcium sulfuricum	5
		Nr. 19 Cuprum arsenicosum	5–7
		Nr. 22 Calcium carbonicum	5
Schwangerschaftsflecken	s. Muttermal		
Schweiß	ätzend	Nr. 1 Calcium fluoratum	12
		Nr. 8 Natrium chloratum	7
	fettiger	Nr. 9 Natrium phosphoricum	12
	hauptsächlich im Kopfhaarbereich	Nr. 2 Calcium phosphoricum	12
	rein wässrig	Nr. 8 Natrium chloratum	12
	sauer riechend	Nr. 9 Natrium phosphoricum	12
		Nr. 11 Silicea	7
		Nr. 22 Calcium carbonicum	7
		Nr. 23 Natrium bicarbonicum	7
	Schweißausbruch	Nr. 2 Calcium phosphoricum	12
		Nr. 13 Kalium arsenicosum	7
		Nr. 15 Kalium jodatum	7
	übelriechend	Nr. 5 Kalium phosphoricum	12
	unangenehmer Schweiß an Händen und Füßen – Schweißfuß	Nr. 9 Natrium phosphoricum	12
		Nr. 11 Silicea	7

Anwendungen	Differenzierung	Mineralstoffe	Tab./Tag
Schweiß (Fortsetzung)	Keine oder kaum Schweißbildung	Nr. 8 Natrium chloratum	12
	Nachtschweiß	Nr. 2 Calcium phosphoricum	12
		Nr. 7 Natrium chloratum	12
		Nr. 24 Arsenum jodatum	12
Schweißdrüsen	eitrig – Schweißdrüsenabszeß	Nr. 3 Ferrum phosphoricum	7
		Nr. 4 Kalium chloratum	7
		Nr. 9 Natrium phosphoricum	12
		Nr. 11 Silicea	7
		Nr. 12 Calcium sulfuricum	7
	entzündet	Nr. 3 Ferrum phosphoricum	12
		Nr. 4 Kalium chloratum	7
		Nr. 9 Natrium phosphoricum	12
Schwerhörigkeit	s. Ohrerkrankungen		
Schwermetalle	s. Entgiftung		
Schwindel		Nr. 5 Kalium phosphoricum	12
Sehnen	Überlastung	Nr. 1 Calcium fluoratum	12
		Nr. 5 Kalium phosphoricum	7
		Nr. 8 Natrium chloratum	7
		Nr. 9 Natrium phosphoricum	10
		Nr. 11 Silicea	7
	Verkürzung, Verhärtung, Vernarbung	Nr. 1 Calcium fluoratum	12
		Nr. 5 Kalium phosphoricum	7
		Nr. 8 Natrium chloratum	7
	Verlängerung – Schlottergelenke	Nr. 1 Calcium fluoratum	12
		Nr. 9 Natrium phosphoricum	10
		Nr. 11 Silicea	7
Sehnenscheidenentzündung	allgemein	Nr. 3 Ferrum phosphoricum	12–20
		Nr. 8 Natrium chloratum	7–10
		Nr. 9 Natrium phosphoricum	10
		Nr. 11 Silicea	5–7
Sehschwäche	s. Augen oder Starerkrankung		
Seitenstechen		Nr. 2 Calcium phosphoricum	7
		Nr. 5 Kalium phosphoricum	10
		Nr. 7 Magnesium phosphoricum	12
		Nr. 8 Natrium chloratum	7
Senkfuß		Nr. 1 Calcium fluoratum	12
		Nr. 2 Calcium phosphoricum	7
		Nr. 5 Kalium phosphoricum	7
		Nr. 8 Natrium chloratum	7–12
		Nr. 9 Natrium phosphoricum	12
		Nr. 11 Silicea	7

Anwendungen	Differenzierung	Mineralstoffe	Tab./Tag
Senkung der Gebärorgane		Nr. 1 Calcium fluoratum	12
		Nr. 9 Natrium phosphoricum	12
		Nr. 11 Silicea	7
Sinusitis	Nasennebenhöhlen-entzündung	Nr. 3 Ferrum phosphoricum	12–20
		Nr. 4 Kalium chloratum	7
		Nr. 6 Kalium sulfuricum	7
		Nr. 8 Natrium chloratum	12–20
		Nr. 10 Natrium sulfuricum	12
		Nr. 12 Calcium sulfuricum	5–7
Skoliose	s. Rückenschmerzen		
Sodbrennen	Wenn das Brennen im Magen vermutet wird	Nr. 9 Natrium phosphoricum	12–20
	Wenn das Brennen die Speiseröhre hochzieht	Nr. 8 Natrium chloratum	12–20
Sonnenallergie	Juckende Bläschen	Nr. 3 Ferrum phosphoricum	12
		Nr. 6 Kalium sulfuricum	5
		Nr. 8 Natrium chloratum	12
		Nr. 10 Natrium sulfuricum	20–30
Sonnenbrand	Erste Hilfe	Nr. 3 Ferrum phosphoricum	12–20
		Nr. 8 Natrium chloratum	12–20
Sonnenstich		Nr. 3 Ferrum phosphoricum	12
		Nr. 5 Kalium phosphoricum	12
		Nr. 8 Natrium chloratum	12
Soor	s. Pilzerkrankung		
Speichel	bitterer Geschmack	Nr. 10 Natrium sulfuricum	12
	salziger Geschmack im Mund	Nr. 8 Natrium chloratum	12
	Saurer Geschmack im Mund	Nr. 9 Natrium phosphoricum	12
	fadenziehend	Nr. 4 Kalium chloratum	12
	zu viel	Nr. 8 Natrium chloratum	12
	zu wenig	Nr. 4 Kalium chloratum	12
		Nr. 8 Natrium chloratum	12
Spermien	Anzahl reduziert	Nr. 21 Zincum chloratum	12–20
	Beweglichkeit einge-schränkt	Nr. 9 Natrium phosphoricum	12
		Nr. 21 Zincum chloratum	12

Anwendungen	Differenzierung	Mineralstoffe	Tab./Tag
Starerkrankungen	grauer Star – Katarakt	Nr. 1 Calcium fluoratum	7
		Nr. 4 Kalium chloratum	7
		Nr. 8 Natrium chloratum	12–20
		Nr. 9 Natrium phosphoricum	12
		Nr. 10 Natrium sulfuricum	7
		Nr. 11 Silicea	5–7
		Nr. 19 Cuprum arsenicosum	5
		Nr. 21 Zincum chloratum	10
	grüner Star – Glaukom	Nr. 4 Kalium chloratum	7
		Nr. 5 Kalium phosphoricum	7
		Nr. 8 Natrium chloratum	12
		Nr. 9 Natrium phosphoricum	12
		Nr. 10 Natrium sulfuricum	12–20
		Nr. 11 Silicea	5–7
Steifheit	am Morgen im Bett Gelenke	Nr. 2 Calcium phosphoricum	12
		Nr. 1 Calcium fluoratum	12
		Nr. 9 Natrium phosphoricum	12
		Nr. 11 Silicea	7
Steinbildung		**Nr. 2 Calcium phosphoricum**	12
		Nr. 7 Magnesium phosphoricum	12
		Nr. 9 Natrium phosphoricum	12
		Nr. 11 Silicea	7
		Nr. 23 Natrium bicarbonicum	7
Steißbein	Schmerzen	Nr. 1 Calcium fluoratum	7
		Nr. 2 Calcium phosphoricum	12
		Nr. 3 Ferrum phosphoricum	12
		Nr. 8 Natrium chloratum	12
		Nr. 9 Natrium phosphoricum	12–20
		Nr. 11 Silicea	7–10
Stillen	Regulierung der Milchmenge	Nr. 4 Kalium chloratum	12
		Nr. 8 Natrium chloratum	12
	Milchbildung	Nr. 2 Calcium phosphoricum	7
		Nr. 4 Kalium chloratum	12
		Nr. 8 Natrium chloratum	12
		Nr. 11 Silicea	5
Stimmband	Lähmung	**Nr. 5 Kalium phosphoricum**	12–20
		Nr. 7 Magnesium phosphoricum	12
		Nr. 9 Natrium phosphoricum	12
		Nr. 11 Silicea	7
	Reizung durch Trockenheit	Nr. 8 Natrium chloratum	12
	Verkrampfung	Nr. 2 Calcium phosphoricum	7
		Nr. 7 Magnesium phosphoricum	12
Stirnhöhle	s. Absonderungen		

Anwendungen	Differenzierung	Mineralstoffe	Tab./Tag
Stockschnupfen	s. Schnupfen	Nr. 4 Kalium chloratum	7
		Nr. 8 Natrium chloratum	12
		Nr. 12 Calcium sulfuricum	12
Stoffwechsel	Aktivierung des Stoffwechsels	Nr. 3 Ferrum phosphoricum	7
		Nr. 5 Kalium phosphoricum	7
		Nr. 8 Natrium chloratum	7
		Nr. 9 Natrium phosphoricum	7
		Nr. 10 Natrium sulfuricum	12
		Nr. 21 Zincum chloratum	5
		Nr. 23 Natrium bicarbonicum	5
		Nr. 26 Selenium	5
Stomatitis	s. Mundschleimhaut		
Stottern	allgemein – zur Begleitung und Unterstützung	Nr. 7 Magnesium phosphoricum	14
		Nr. 9 Natrium phosphoricum	12
		Nr. 11 Silicea	7
Stress	Überanstrengung	Nr. 5 Kalium phosphoricum	12
		Nr. 7 Magnesium phosphoricum	12–20
Strom	Belastung durch elektromagnetische Felder	Nr. 4 Kalium chloratum	7
		Nr. 7 Magnesium phosphoricum	12
		Nr. 10 Natrium sulfuricum	12
Struma	s. Schilddrüse		
Stuhl	Blähungskolik	Nr. 7 Magnesium phosphoricum	14
		Nr. 20 Kalium-Aluminium sulfuricum	7
	Durchfälle beim Zahnen	Nr. 2 Calcium phosphoricum	10
		Nr. 5 Kalium phosphoricum	10
		Nr. 8 Natrium chloratum	10
	Durchfälle kleiner Kinder grasgrün	Nr. 10 Natrium sulfuricum	12–20
	gelblich-grüne Durchfälle kleiner Kinder, wie gehackt(geronnen)	Nr. 9 Natrium phosphoricum	12–20
	grünlich-gallig mit schneidenden Schmerzen im Bauch	Nr. 10 Natrium sulfuricum	12–20
	übelriechende, stinkende, wässrige und schleimige Ausscheidungen	Nr. 5 Kalium phosphoricum	12–20
		Nr. 8 Natrium chloratum	12
	wässrige und schleimige Ausscheidungen Mund	Nr. 8 Natrium chloratum	
	In Folge fetter Speisen oder Süßigkeiten	Nr. 9 Natrium phosphoricum	12–20

Anwendungen	Differenzierung	Mineralstoffe	Tab./Tag
Stuhl (Fortsetzung)	Verstopfung	Nr. 3 Ferrum phosphoricum	10–12
		Nr. 8 Natrium chloratum	10–12
	Zusätzlich: bei Blähungen	Nr. 7 Magnesium phosphoricum als „Heiße Sieben"	10
		Nr. 10 Natrium sulfuricum	10
Talgdrüsen	Entzündung	Nr. 3 Ferrum phosphoricum	12
		Nr. 4 Kalium chloratum	7
		Nr. 9 Natrium phosphoricum	7
	Mitesser	Nr. 9 Natrium phosphoricum	12–20
Taubheitsgefühl/ Kribbeln	In den Extremitäten: Arme und Beine	Nr. 2 Calcium phosphoricum	12–20
		Nr. 7 Magnesium phosphoricum	12
	in Folge einer Lähmung	Nr. 2 Calcium phosphoricum	12
	Sofortige medizinische Versorgung ist notwendig!	Nr. 5 Kalium phosphoricum	20–30
		Nr. 8 Natrium chloratum	12
		Nr. 11 Silicea	12
Tennisarm		Nr. 1 Calcium fluoratum	7
		Nr. 2 Calcium phosphoricum	12
		Nr. 8 Natrium chloratum	7
		Nr. 9 Natrium phosphoricum	10
		Nr. 11 Silicea	5–7
Testosteron-Produktion	eingeschränkt	Nr. 21 Zincum chloratum	7–12
Thrombose	bei Neigung zu einer Thrombose	Nr. 3 Ferrum phosphoricum	12
		Nr. 4 Kalium chloratum	12
Thymushormon	Förderung der Produktion	Nr. 21 Zincum chloratum	12
Tick	durch Nervosität	Nr. 2 Calcium phosphoricum	7
		Nr. 5 Kalium phosphoricum	7
		Nr. 7 Magnesium phosphoricum	7
		Nr. 9 Natrium phosphoricum	12
		Nr. 11 Silicea	12
		Nr. 15 Kalium jodatum	7
		Nr. 16 Lithium chloratum	7
Tinnitus aurium	s. Ohr		
Tonsilitis	s. Mandelentzündung		
Tränenflüssigkeit	zu wenig, trocken	Nr. 8 Natrium chloratum	12–20
Tränenkanal	verengt	Nr. 1 Calcium fluoratum	12
		Nr. 2 Calcium phosphoricum	7
		Nr. 5 Kalium phosphoricum	7
		Nr. 8 Natrium chloratum	7

Anwendungen	Differenzierung	Mineralstoffe	Tab./Tag
Tränensack	Schwellung	Nr. 10 Natrium sulfuricum	12–20
Träume	Alpträume	Nr. 3 Ferrum phosphoricum	7
		Nr. 6 Kalium sulfuricum	10
		Nr. 7 Magnesium phosphoricum	7
		Nr. 9 Natrium phosphoricum	7
		Nr. 10 Natrium sulfuricum	7
		Nr. 16 Lithium chloratum	5
Trigeminus	Schmerzen	Nr. 2 Calcium phosphoricum	7
		Nr. 5 Kalium phosphoricum	12–20
		Nr. 7 Magnesium phosphoricum	12
		Nr. 8 Natrium chloratum	12
		Nr. 11 Silicea	7
Übelkeit	allgemein	Nr. 3 Ferrum phosphoricum	7
		Nr. 5 Kalium phosphoricum	10
		Nr. 6 Kalium sulfuricum	5
		Nr. 8 Natrium chloratum	7
		Nr. 10 Natrium sulfuricum	12
	bei Reisekrankheit, s. Reise		
	nach dem Essen	Nr. 5 Kalium phosphoricum	7
		Nr. 6 Kalium sulfuricum	12
	durch Hunger	Nr. 9 Natrium phosphoricum	12
	Vor Aufregung	Nr. 6 Kalium sulfuricum	7
		Nr. 15 Kalium jodatum	7
Überanstrengung	der Augen	Nr. 3 Ferrum phosphoricum	7
		Nr. 5 Kalium phosphoricum	12
		Nr. 8 Natrium chloratum	7
		Nr. 10 Natrium sulfuricum	7
	geistig – „psychisch"	Nr. 3 Ferrum phosphoricum	7
		Nr. 5 Kalium phosphoricum	12
		Nr. 6 Kalium sulfuricum	7
		Nr. 7 Magnesium phosphoricum	12
		Nr. 8 Natrium chloratum	12
		Nr. 14 Kalium bromatum	7
	körperlich – physisch	Nr. 2 Calcium phosphoricum	7
		Nr. 3 Ferrum phosphoricum	12
		Nr. 5 Kalium phosphoricum	12
		Nr. 7 Magnesium phosphoricum	7
		Nr. 8 Natrium chloratum	7
	wie zerschlagen	Nr. 10 Natrium sulfuricum	12–20
Überbein	allgemein	Nr. 1 Calcium fluoratum	12
		Nr. 8 Natrium chloratum	7
		Nr. 9 Natrium phosphoricum	12
		Nr. 11 Silicea	7

Anwendungen	Differenzierung	Mineralstoffe	Tab./Tag
Überempfindlichkeit	Bei Geräuschen oder Lichtreizen	Nr. 9 Natrium phosphoricum Nr. 11 Silicea	12 7
Übersäuerung	des Magens	Nr. 8 Natrium chloratum Nr. 9 Natrium phosphoricum	12 12–20
	vom Gewebe	Nr. 9 Natrium phosphoricum Nr. 10 Natrium sulfuricum Nr. 11 Silicea Nr. 12 Calcium sulfuricum Nr. 23 Natrium bicarbonicum	12–20 12 7 7 7
Ulcus crusis	Offenes Bein	Nr. 4 Kalium chloratum Nr. 5 Kalium phosphoricum Nr. 8 Natrium chloratum Nr. 9 Natrium phosphoricum Nr. 10 Natrium sulfuricum Nr. 12 Calcium sulfuricum	7 12 7 12 12–20 7–10
Umknicken der Knöchel	Bänderschwäche	Nr. 1 Calcium fluoratum Nr. 5 Kalium phosphoricum Nr. 8 Natrium chloratum Nr. 9 Natrium phosphoricum Nr. 11 Silicea	12 7 7 10 5–7
Unterkühlung		Nr. 2 Calcium phosphoricum Nr. 3 Ferrum phosphoricum Nr. 5 Kalium phosphoricum Nr. 8 Natrium chloratum	7 12–20 12 12
Venenprobleme		Nr. 1 Calcium fluoratum Nr. 4 Kalium chloratum Nr. 9 Natrium phosphoricum Nr. 11 Silicea	12 7 12–20 7
Verbrennung	Akut, leichte	Nr. 3 Ferrum phosphoricum Nr. 8 Natrium chloratum	12 12
Verdauungsstörungen	s. Darm, s. Stuhl		
Verhärtungen	allgemein	Nr. 1 Calcium fluoratum Nr. 5 Kalium phosphoricum Nr. 8 Natrium chloratum	12 7 7
Verlangen nach	Alkohol	Nr. 7 Magnesium phosphoricum Nr. 8 Natrium chloratum Nr. 21 Zincum chloratum	12 12–20 12
	Essen – Heißhunger	Nr. 9 Natrium phosphoricum	12–20
	Essig	Nr. 2 Calcium phosphoricum Nr. 8 Natrium chloratum	12 12
	frischer Luft	Nr. 6 Kalium sulfuricum	12
	Geräuchertem – Speck	Nr. 2 Calcium phosphoricum	12

Anwendungen	Differenzierung	Mineralstoffe	Tab./Tag
Verlangen nach (Fortsetzung)	Kaffee	Nr. 7 Magnesium phosphoricum	12
	Kakao, Schokolade	Nr. 3 Ferrum phosphoricum	12
		Nr. 7 Magnesium phosphoricum	12
	Kochsalz	Nr. 8 Natrium chloratum	12
	Mehlspeisen	Nr. 9 Natrium phosphoricum	12
	Milch	Nr. 2 Calcium phosphoricum	12–20
		Nr. 4 Kalium chloratum	7
	Nikotin	Nr. 7 Magnesium phosphoricum	12
	Nüssen	Nr. 5 Kalium phosphoricum	12
	Süßigkeiten	Nr. 9 Natrium phosphoricum	12
Verletzungen	erste Hilfe	Nr. 3 Ferrum phosphoricum	12–30
Verschlimmerung der Beschwerden	durch Aufenthalt am Wasser	Nr. 8 Natrium chloratum	12
	durch feuchtes Wetter	Nr. 6 Kalium sulfuricum	12
	Kaltes, feuchtes Wetter	Nr. 10 Natrium sulfuricum	12
	fette Speisen	Nr. 9 Natrium phosphoricum	12
	gegen den Abend hin	Nr. 6 Kalium sulfuricum	12
	körperliche Bewegung	Nr. 9 Natrium phosphoricum	12
	Sitzen auf dem Boden – kalt	Nr. 10 Natrium sulfuricum	12
	Witterungswechsel, vor allem zum nasskalten Wetter	Nr. 2 Calcium phosphoricum	12
		Nr. 17 Manganum sulfuricum	7
Verstauchung	s. Zerrung		
Verstopfung	s. Stuhlverstopfung		
Vertigo – Schwindel	s. Schwindel		
Vitiligo – Weißfleckenkrankheit		Nr. 4 Kalium chloratum	12
		Nr. 6 Kalium sulfuricum	12
		Nr. 10 Natrium sulfuricum	12
		Nr. 12 Calcium sulfuricum	7
		Nr. 19 Cuprum arsenicosum	7
Völlegefühl		Nr. 4 Kalium chloratum	7
		Nr. 6 Kalium sulfuricum	12
Vorhaut	Verengung	Nr. 1 Calcium fluoratum	12
		Nr. 5 Kalium phosphoricum	5
		Nr. 8 Natrium chloratum	5–7
		Nr. 9 Natrium phosphoricum	7
		Nr. 11 Silicea	5
Wachstum	Förderung des Wachstums	Nr. 2 Calcium phosphoricum	7
		Nr. 21 Zincum chloratum	7

Anwendungen	Differenzierung	Mineralstoffe	Tab./Tag
Wachstum (Fortsetzung)	Probleme im Wachstum	Nr. 1 Calcium fluoratum	7
		Nr. 2 Calcium phosphoricum	12
		Nr. 3 Ferrum phosphoricum	7
		Nr. 5 Kalium phosphoricum	7
		Nr. 8 Natrium chloratum	12
		Nr. 9 Natrium phosphoricum	7
		Nr. 11 Silicea	5
		Nr. 22 Calcium carbonicum	5
	Schmerzen	Nr. 2 Calcium phosphoricum	12–20
		Nr. 3 Ferrum phosphoricum	7
		Nr. 5 Kalium phosphoricum	7
		Nr. 8 Natrium chloratum	7
		Nr. 22 Caicium carbonicum	7
Wadenkrampf	s. Krämpfe		
Warzen		Nr. 4 Kalium chloratum	12
		Nr. 10 Natrium sulfuricum	12–20
	Zusätzlich: bei Verhärtungen	Nr. 1 Calcium fluoratum	7
Wasser	Ansammlung	Nr. 10 Natrium sulfuricum	12–20
Wechseljahre	Stärkung und bei Beschwerden	Nr. 2 Calcium phosphoricum	7
		Nr. 3 Ferrum phosphoricum	7
		Nr. 4 Kalium chloratum	7
		Nr. 5 Kalium phosphoricum	7
		Nr. 7 Magnesium phosphoricum	12
		Nr. 8 Natrium chloratum	12
		Nr. 9 Natrium phosphoricum	12
		Nr. 10 Natrium sulfuricum	12
		Nr. 21 Zincum chloratum	7
		Nr. 25 Aurum chloratum natronatum	7
Weinerlichkeit		Nr. 5 Kalium phosphoricum	12–20
Weißfleckenkrankheit	s. Vitiligo		
Wespenstich	auch bei Bienenstich	Nr. 2 Calcium phosphoricum	12
		Nr. 4 Kalium chloratum	7
		Nr. 8 Natrium chloratum	20
Wetter	Beschwerden bei Föhn	Nr. 2 Calcium phosphoricum	12
		Nr. 3 Ferrum phosphoricum	12
		Nr. 5 Kalium phosphoricum	12
	Beschwerden bei Nässe und Kälte	Nr. 3 Ferrum phosphoricum	7
		Nr. 5 Kalium phosphoricum	7
		Nr. 8 Natrium chloratum	7
		Nr. 10 Natrium sulfuricum	12

Anwendungen	Differenzierung	Mineralstoffe	Tab./Tag
Wetter (Fortsetzung)	Beschwerden bei Nebel	Nr. 5 Kalium phosphoricum	7
		Nr. 8 Natrium chloratum	12
		Nr. 15 Kalium jodatum	7
		Nr. 22 Calcium carbonicum	7
	Beschwerden bei trockener Hitze – Sommer	Nr. 3 Ferrum phosphoricum	12
		Nr. 8 Natrium chloratum	12
	Beschwerden bei Wetterwechsel	Nr. 2 Calcium phosphoricum	12
	Beschwerden in der Schwüle, feuchte Wärme	Nr. 6 Kalium sulfuricum	7
		Nr. 8 Natrium chloratum	7
Wildes Fleisch		Nr. 4 Kalium chloratum	7
Windeldermatitis		Nr. 3 Ferrum phosphoricum	7
		Nr. 9 Natrium phosphoricum	12
Windpocken		Nr. 3 Ferrum phosphoricum	12–20
		Nr. 4 Kalium chloratum	12
		Nr. 5 Kalium phosphoricum	12
		Nr. 6 Kalium sulfuricum	7
		Nr. 10 Natrium sulfuricum	20
Wirbelsäule	s. Rücken		
Wucherungen	Polypen	Nr. 2 Calcium phosphoricum	12–20
		Nr. 9 Natrium phosphoricum	12
		Nr. 11 Silicea	7
Wunden		Nr. 3 Ferrum phosphoricum	12
Wundsein		Nr. 3 Ferrum phosphoricum	12
		Nr. 8 Natrium chloratum	7
		Nr. 9 Natrium phosphoricum	12
		Nr. 11 Silicea	5
Zahnbildung		Nr. 1 Calcium fluoratum	7–10
		Nr. 2 Calcium phosphoricum	7–10
		Nr. 7 Magnesium phosphoricum	5–7
		Nr. 11 Silicea	7
Zähne	Fistel	Nr. 1 Calcium fluoratum	7
		Nr. 9 Natrium phosphoricum	12–20
		Nr. 11 Silicea	12
		Nr. 12 Calcium sulfuricum	12
	Karies	Nr. 1 Calcium fluoratum	7
		Nr. 2 Calcium phosphoricum	7
		Nr. 7 Magnesium phosphoricum	7
		Nr. 8 Natrium chloratum	7
		Nr. 9 Natrium phosphoricum	7
		Nr. 11 Silicea	5
	hohle Zähne, Zahnbeinaufbau	Nr. 2 Calcium phosphoricum	12–20
	Lockere Zähne	Nr. 1 Calcium fluoratum	12–20

Anwendungen	Differenzierung	Mineralstoffe	Tab./Tag
Zähne (Fortsetzung)	Zahnstein	Nr. 2 Calcium phosphoricum	12
		Nr. 7 Magnesium phosphoricum	7
		Nr. 9 Natrium phosphoricum	12–20
		Nr. 11 Silicea	5
	Zahnschmelzstärkung	Nr. 1 Calcium fluoratum	12
Zähneknirschen	im Schlaf	**Nr. 2 Calcium phosphoricum**	12
		Nr. 5 Kalium phosphoricum	7
		Nr. 7 Magnesium phosphoricum	12
Zahnen		Nr. 1 Calcium fluoratum	7
		Nr. 3 Ferrum phosphoricum	12
		Nr. 5 Kalium phosphoricum	7
		Nr. 8 Natrium chloratum	12
	Zusätzlich: bei Schwierigkeiten beim Zahnen	Nr. 22 Calcium carbonicum	7–10
Zahnfleisch	entzündet	**Nr. 3 Ferrum phosphoricum**	12
		Nr. 5 Kalium phosphoricum	7
		Nr. 8 Natrium chloratum	7
		Nr. 12 Calcium sulfuricum	7
	schwammig, leicht blutend	Nr. 3 Ferrum phosphoricum	7
		Nr. 5 Kalium phosphoricum	7–12
		Nr. 8 Natrium chloratum	7
	Schwund – Parodontose	**Nr. 5 Kalium phosphoricum**	12–20
		Nr. 8 Natrium chloratum	7–12
		Nr. 21 Zincum chloratum	7
	wenn das Zahnfleisch blutet	Nr. 5 Kalium phosphoricum	12
	wenn es geschwollen ist	Nr. 4 Kalium chloratum	12–20
		Nr. 12 Calcium sulfuricum	7–12
Zahnprothese	Unverträglichkeit	Nr. 1 Calcium fluoratum	12
		Nr. 3 Ferrum phosphoricum	12
		Nr. 5 Kalium phosphoricum	12
		Nr. 8 Natrium chloratum	12
Zahnschmerzen	allgemein	**Nr. 3 Ferrum phosphoricum**	20–30
		Nr. 5 Kalium phosphoricum	7–12
		Nr. 7 Magnesium phosphoricum	12
		Nr. 8 Natrium chloratum	12
		Nr. 17 Manganum sulfuricum	7
	empfindliche Zähne- bei Kälte oder Hitze, obwohl das Zahnfleisch in Ordnung ist	**Nr. 1 Calcium fluoratum**	12
		Nr. 3 Ferrum phosphoricum	7
		Nr. 5 Kalium phosphoricum	7
		Nr. 7 Magnesium phosphoricum	12
		Nr. 8 Natrium chloratum	7
	Zahnschmerzen in der Zeit der Schwangerschaft	Nr. 1 Calcium fluoratum	7
		Nr. 2 Calcium phosphoricum	12–20
		Nr. 3 Ferrum phosphoricum	12

Anwendungen	Differenzierung	Mineralstoffe	Tab./Tag
Zahnspitzen	durchsichtig, wie Glas	Nr. 2 Calcium phosphoricum	12–20
Zahnstein	s. Zähne		
Zahnziehen		Nr. 3 Ferrum phosphoricum	20–30
		Nr. 5 Kalium phosphoricum	12
		Nr. 8 Natrium chloratum	12
Zeckenbiss		Nr. 2 Calcium phosphoricum	12
		Nr. 8 Natrium chloratum	12
		Nr. 24 Arsenum jodatum	12
Zelle	Neubildung	Nr. 5 Kalium phosphoricum	12
		Nr. 8 Natrium chloratum	12
	Neubildung der Epidermis- und Epithelzellen	Nr. 6 Kalium sulfuricum	12
		Nr. 11 Silicea	5–7
	Stärkung der Zellhaut, Membran	Nr. 1 Calcium fluoratum	12
Zellreinigung	s. Entgiftung		
Zerrung		Nr. 1 Calcium fluoratum	12
		Nr. 2 Calcium phosphoricum	7
		Nr. 3 Ferrum phosphoricum	12
		Nr. 5 Kalium phosphoricum	7
		Nr. 8 Natrium chloratum	7
		Nr. 9 Natrium phosphoricum	7–10
		Nr. 11 Silicea	5–7
Zucken		Nr. 9 Natrium phosphoricum	12
		Nr. 11 Silicea	12
	Zusätzlich: bei starker Anspannung der Muskulatur	Nr. 1 Calcium fluoratum	7
		Nr. 2 Calcium phosphoricum	12
		Nr. 7 Magnesium phosphoricum	12
Zunge	bei bitterem Geschmack	Nr. 10 Natrium sulfuricum	12
	bei salzigem Geschmack oder wässrigem Geschmack	Nr. 8 Natrium chloratum	12
	bei trockener Zunge	Nr. 8 Natrium chloratum	12
	Brennen an der Zungenspitze	Nr. 8 Natrium chloratum	12
		Nr. 10 Natrium sulfuricum	7
	brennende, schmerzende Bläschen auf der Zunge, Geschmacksverlust	Nr. 3 Ferrum phosphoricum	12
		Nr. 8 Natrium chloralum	12
	rauher, pustelartiger Ausschlag (vor allem nach Scharlach)	Nr. 10 Natrium sulfuricum	12

Auswahl der Mineralstoffe – Anwendungen

Anwendungen	Differenzierung	Mineralstoffe	Tab./Tag
Zunge (Fortsetzung)	wasserhelle Bläschen auf der Zunge	Nr. 8 Natrium chloratum	12
	wunde Zunge	Nr. 2 Calcium phosphoricum	12
		Nr. 3 Ferrum phosphoricum	12
		Nr. 8 Natrium chloratum	12
		Nr. 9 Natrium phosphoricum	12
		Nr. 11 Silicea	7
	zerklüftete, rissige, borkige Zunge, Landkartenzunge	Nr. 1 Calcium fluoratum	12
		Nr. 4 Kalium chloratum	7
		Nr. 8 Natrium chloratum	7
Zungenbelag	goldgelber Belag	Nr. 9 Natrium phosphoricum	12
	bräunlichgelb-schleimig	Nr. 6 Kalium sulfuricum	12
	dick-schleimig, weißlich	Nr. 8 Natrium chloratum	12
	grünlichgelb – schmutzig	Nr. 10 Natrium sulfuricum	12
	weiß/weißgrau, nicht schleimig	Nr. 4 Kalium chloratum	12
	an den Rändern der Zunge Speichelbläschen	Nr. 8 Natrium chloratum	12
	wie mit flüssigem Senf bestrichen, übelriechender Mundgeruch	Nr. 5 Kalium phosphoricum	12
Zysten	Beschwerden	Nr. 1 Calcium fluoratum	5
		Nr. 4 Natrium chloratum	7
		Nr. 8 Natrium chloratum	12
		Nr. 9 Natrium phosphoricum	12
		Nr. 10 Natrium sulfuricum	12–20
		Nr. 11 Silicea	5–7
		Nr. 12 Calcium sulfuricum	7
	Zusätzlich: im Bereich der Gebärmutter	Nr. 25 Aurum chloratum natronatum	12

Anhang

Tab. 4:
Die Bedeutung physiologischer Kationen und Anionen im menschlichen Körper

Kation	Funktion
Calcium	– als Baustoff für das Skelett und die Zähne verantwortlich für die Stabilität des Skelettsystems – Steuerung der Herzfunktion – Beeinflusst die Nerven- und Muskelerregbarkeit – Steuert die Sekretion von Hormonen und Neurotransmittern – Gehört zu den Gerinnungsfaktoren – Steuerung der Gefäßpermeabilität – Beeinflusst die Apoptose
Eisen	– als Bestandteil des Hämoglobins beteiligt an der Sauerstoffaufnahme und dem Sauerstofftransport von der Lunge ins Gewebe – als Bestandteil des Muskeleiweißes Myoglobin zuständig für die Sauerstoffversorgung der Muskeln – Thermoregulation – Als Bestandteil eisenhaltiger Enzyme beteiligt an Oxidations- und Reduktionsprozessen und damit bedeutend für wichtige Stoffwechselprozesse (Fettstoffwechsel, Aminosäurestoffwechsel, Fremdstoffmetabolismus, als Bestandteil des Cytochrom P450)
Kalium	– beteiligt an den elektrischen Vorgängen in den erregbaren Zellen (Nerven- und Muskelzellen) – als Hauptkation im Intrazellulärraum verantwortlich für die Aufrechterhaltung des osmotischen Drucks in der Zelle – notwendig für den über die Natrium-Kalium-Pumpe stattfindenden Aufbau von Membranpotentialen – beteiligt am Eiweißaufbau und der Kohlenhydratverwertung
Magnesium	– Co-Faktor für über 300 Enzymreaktionen – Beeinflusst die neuromuskuläre Erregbarkeit – „physiologischer Calcium-Antagonist" – beteiligt am Skelettaufbau
Natrium	– als Hauptkation im extrazellulären Raum dort verantwortlich für die Aufrechterhaltung des osmotischen Drucks (98 % extrazellulär, 2 % intrazellulär) – hemmende Wirkung auf einige Enzyme – notwendig für den über die Natrium-Kalium-Pumpe sattfindenden Aufbau von Membranpotentialen
Silicium	– notwendiger Bestandteil der Mucopolysaccharide in Epithelien und Bindegewebe – beeinflusst die Dicke und den Turgor der Haut sowie Beschaffenheit von Haaren und Nägeln – notwendig für die Knochenbildung und -reifung – fördert die Elastizität der Arterienwände und ihre Stabilität

Tab. 4:
Die Bedeutung physiologischer Kationen und Anionen im menschlichen Körper (Fortsetzung)

Kation	Funktion
Zink	– bedeutend für annähernd 100 Enzyme – unentbehrlich für den Nukleinsäuren- und Proteinmetabolismus, damit für die normale Zellpoliferation und allgemein für Wachtums- und Regenerationsprozesse – beteiligt an der Wundheilung und der Leberregeneration – antioxidative Eigenschaften – wichtig für eine optimale Funktion des Immunsystems, für die Aktivität von T-Helferzellen und T- Killerzellen – essentiell für den Vitamin-A-Stoffwechsel und damit für den Sehvorgang – essentiell für Haut, Haare und Nägel
Mangan	– Bestandteil und Aktivator von mehr als 60 Enzymen, wie Hydrolasen, Kinasen, Decarboxylasen, – daher an zahlreichen Stoffwechselprozessen beteiligt, – an der Glucosebildung aus Lactat, Blutgerinnung, Osteosynthese, Entwicklung des ZNS und der Spermatogenese – Verbesserung des Lipoproteinstoffwechsels – Reduktion der Plaquebildung in den Gefäßwänden und damit bestehen Zusammenhänge zwischen Mangan und Herzkreislaufkrankheiten, einschließlich der Arteriosklerose – Involviert mit Calcium in die Apoptose
Kupfer	– Beteiligt an der Melaninsynthese, Ausbildung des Bindegewebes, am Eisenstoffwechsel und der zellulären Sauerstoffverwertung – Entgiftung freier Radikale

Anion	Funktion
Chlorid	mengenmäßig wichtigstes Anion der Flüssigkeit im Extrazellulärraum Gegengewicht zu Natrium und dadurch bedeutend für die Regulation des Wasserhaushalts, das elektrische Potential der Zelle und damit für die Nervenleitung Notwendig für die Bildung der Magensäure
Fluorid	eingelagert in Zahnschmelz und Knochen (Bildung von Fluorapatit)
Iodid	Zentraler Bestandteil der Schilddrüsenhormone T3 und T4, diese steuern Wachstum, Grundumsatz, Thermoregulation und viele Stoffwechselreaktionen
Phosphat	wesentlich für die Transformation, Speicherung und Verwertung der Energie ATP (Adenosintriphosphat) entsteht als energiereiches Phosphat bei der Atmungskette Im Plasma dienen Phosphate als Puffer und machen dort 5% der Pufferkapazität aus
Sulfat	entgiftende Wirkung im Fettstoffwechsel der Leber Stimulation des Gallenflusses Bestandteil einiger Enzyme

Tab. 5:
Grunddaten der Mineralstoffe nach Dr. Schüßler und der Erweiterungsstoffe

Nr.	Mineralstoff	Offizieller Stoffname	Chem. Formel Atom-/Molmasse	Arzneibuchzitat	Löslichkeit in Wasser
1	Calcium fluoratum	Calciumfluorid (Trivial: Flussspat)	CaF_2 M_r 78,1	DAB	Praktisch unlöslich
2	Calcium phosphoricum	Calciumhydrogenphosphat-Dihydrat	$CaHPO_4 \cdot 2\ H_2O$ M_r 172,1	Ph.Eur.	Praktisch unlöslich i. kaltem Wasser
3	Ferrum phosphoricum	Eisen(III)-phosphat, wasserhaltiges	$FePO_4 \cdot x\ H_2O$ Cu (A_r 55,85) PO_4 (M_r 94,97)	HAB	Unlöslich
4	Kalium chloratum	Kaliumchlorid	KCl M_r 74,6	Ph.Eur.	Leicht löslich
5	Kalium phosphoricum	Kaliumdihydrogenphosphat	KH_2PO_4 M_r 136,1	Ph.Eur.	Leicht löslich
6	Kalium sulfuricum	Kaliumsulfat	K_2SO_4 M_r 174,3	Ph.Eur.	Löslich
7	Magnesium phosphoricum	Magnesiumhydrogenphosphat-Trihydrat	$MgHPO_4 \cdot 3\ H_2O$ M_r 174,3	DAB	Sehr schwer löslich
8	Natrium chloratum	Natriumchlorid (Trivial: Kochsalz)	$NaCl$ M_r 58,44	Ph.Eur.	Leicht löslich
9	Natrium phosphoricum	Natriummonohydrogenphosphat-Dodecahydrat	$Na_2HPO_4 \cdot 12\ H_2O$ M_r 358,1	Ph.Eur.	Sehr leicht löslich

Tab. 5:
Grunddaten der Mineralstoffe nach Dr. Schüßler und der Erweiterungsstoffe (Fortsetzung)

Nr.	Mineralstoff	Offizieller Stoffname	Chem. Formel Atom-/Molmasse	Arzneibuchzitat	Löslichkeit in Wasser
10	Natrium sulfuricum	Natriumsulfat	Na_2SO_4 M_r 142,0	Ph.Eur.	Leicht löslich
11	Silicea	Siliciumdioxid	SiO_2 M_r 60,1	Ph.Eur.	Praktisch unlöslich
12	Calcium sulfuricum	Calciumsulfat-Dihydrat	$CaSO_4 \cdot 2\ H_2O$ M_r 172,2	Ph.Eur.	Sehr schwer löslich
13	Kalium arsenicosum	Kaliummetarsenit	$KAsO_2$ M_r 146,0	Keine	Monographie
14	Kalium bromatum	Kaliumbromid	KBr M_r 119,0	Ph.Eur.	Leicht löslich
15	Kalium jodatum	Kalii iodidum Kaliumiodid	KI M_r 166,0	Ph.Eur.	Sehr leicht löslich
16	Lithium chloratum	Lithiumchlorid	$LiCl$ M_r 42,4	Erg.-B 6 S. 325	löslich
17	Manganum sulfuricum	Mangansulfat-Monohydrat	$MnSO_4 \cdot H_2O$ M_r 169,0	Ph.Eur.	Leicht löslich
18	Calcium sulfuratum	Calciumsulfid	CaS M_r 72,1	Erg.-B 6 S. 66	Wenig löslich
19	Cuprum arsenicosum	Kupferarsenit	$Cu_3(AsO_3)_2$ basisch Cu (A_r 63,54) As (A_r 74,92)	HAB	Praktisch unlöslich
20	Kalium-Aluminium sulfuricum	Aluminiumkaliumsulfat (Alumen)	$AlK(SO_4)_2 \cdot 12\ H_2O$ M_r 474,4	Ph.Eur.	Leicht löslich

Tab. 5:
Grunddaten der Mineralstoffe nach Dr. Schüßler und der Erweiterungsstoffe (Fortsetzung)

Nr.	Mineralstoff	Offizieller Stoffname	Chem. Formel Atom-/Molmasse	Arzneibuchzitat	Löslichkeit in Wasser
21	Zincum chloratum	Zinkchlorid	$ZnCl_2$ M_r 136,3	Ph.Eur.	Sehr leicht löslich
22	Calcium carbonicum	Calciumcarbonat	$CaCO_3$ M_r 100,1	Ph.Eur.	Praktisch unlöslich
23	Natrium bicarbonicum	Natriumhydrogencarbonat	$NaHCO_3$ M_r 84,0	Ph.Eur.	Löslich
24	Arsenum jodatum	Arsen(III)-iodid	AsI_3 M_r 455,6	HAB	Löslich
25	Aurum chloratum natronatum	Natriumtetrachloroaurat(III)	$Na(AuCl_4) \cdot 2\, H_2O$ M_r 397,8	HAB	Leicht löslich
26	Selenium	Selen	Se M_r 79	HAB	Praktisch unlöslich
27	Kalium bichromicum	Kaliumdichromat	$K_2Cr_2O_7$ M_r 294,2	HAB	Löslich

Abkürzungen:
Ph.Eur. Europäisches Arzneibuch amtliche deutsche Ausgabe
DAB Deutsches Arzneibuch
HAB Homöopathisches Arzneibuch
Erg.-B Ergänzungsband zum Deutschen Arzneibuch sechste Ausgabe
M_r relative Molekülmasse
A_r relative Atommasse

Löslichkeitsangaben nach Ph.Eur. aus Kapitel 1.4 Monographien
Sehr leicht löslich 1 g Substanz in < 1 ml Lösungsmittel
Leicht löslich 1 g Substanz in 1–10 ml Lösungsmittel
Löslich 1 g Substanz in 10–30 ml Lösungsmittel
Wenig löslich 1 g Substanz in 30–100 ml Lösungsmittel
Schwer löslich 1 g Substanz in 100–1000 ml Lösungsmittel
Sehr schwer löslich 1 g Substanz in 1000–10000 ml Lösungsmittel
Praktisch unlöslich 1 g Substanz in > 10000 ml Lösungsmittel

Tab. 6:
Die Mineralstoffe nach Dr. Schüßler und ihre Wirkungsweise

Nr.	Mineralstoff	Wirkungsbereich/Funktion	Zugeordnetes Organ	Körperliche Zeichen
1	Calcium fluoratum	Elastizität der Gewebe, Aufbau der schützenden Körperhüllen	Haut, elastische Fasern und Gewebe (Sehnen, Bänder, Gefäßwände), Knochenhaut, Zahnschmelz	Karies, Bänderschwäche, Krampfadern, Hornhaut, Hautrisse, Schrunden, Schulkopfschmerz
2	Calcium phosphoricum	Regeneration und Aufbau (Blut, Zelle), Knochenbildung, Eiweißverarbeitung, Entspannung der Muskulatur, Beruhigung des Herzens	Knochen, Zahnbein, Blut, willkürliche Muskulatur	Nasenbluten, Blutarmut, Muskelkrämpfe, Taubheitskribbeln, Nasenpolypen
3	Ferrum phosphoricum	„Erste-Hilfe-Mittel", Transport von Sauerstoff, Energiegewinnung	Blut, Darm	Entzündungen, im ersten Stadium einer Krankheit, pulsierende, klopfende Schmerzen, leichtes Fieber (bis 38,5 Grad), Ohrenschmerzen, Konzentrationsschwäche, Durchfall, Verstopfung
4	Kalium chloratum	Drüsenbetriebsstoff, Entgiftung, steht in Beziehung zum Aufbau der Fasern	Drüsen, Bronchien	Weißlich-schleimige Ausscheidungen, Husten, Hautgrieß, weiße Warzen, Blutverdickung
5	Kalium phosphoricum	Nerven- und Gehirnmittel, Energie, Gewebeaufbau, Muskelanregung, biochemisches Antiseptikum	ZNS, Muskeln, Milz	Mundgeruch, Zahnfleischbluten, angegriffene Nerven: Ängstlichkeit, Weinerlichkeit, permanente Müdigkeit
6	Kalium sulfuricum	Sauerstoffübertragung in die Zelle, Pigmentierung der Oberhaut, Entgiftung	Haut, Schleimhäute, Bauchspeicheldrüse, Leber	Hautkrankheiten, Pigmentflecken, Völlegefühl nach dem Essen, „Lufthunger", chronische Krankheiten

Tab. 6:
Die Mineralstoffe nach Dr. Schüßler und ihre Wirkungsweise (Fortsetzung)

Nr.	Mineralstoff	Wirkungsbereich/Funktion	Zugeordnetes Organ	Körperliche Zeichen
7	Magnesium phosphoricum	Steuerung des vegetativen Nervensystems	unwillkürliche Muskulatur, Herz, Darm, Drüsen, Knochen	Blitzartig einschießende Schmerzen, Krämpfe, Periodenschmerzen, Schlafstörungen, Verlegenheitsröte
8	Natrium chloratum	Entgiftung, Gewebeaufbau, Regulierung des Flüssigkeits- und Wärmehaushaltes	Schleimhäute, Knorpel, Niere, Blut	Wässriger Schnupfen, Gelenkgeräusche, Arthrose, trockene Schleimhäute, trockene Augen, trockene Haut, Geruchsverlust, Geschmacksverlust, kein Durstgefühl, starker Durst
9	Natrium phosphoricum	Regulierung des Säurehaushaltes und des Fettstoffwechsels, Zuckerabbau	Lymphe, Nerven, Magen	Sodbrennen, Pickel, Mitesser, fette oder fettarme Haut, Rheuma, Windeldermatitis
10	Natrium sulfuricum	Entgiftung, Entschlackung	Galle, Dickdarm, Leber	Geschwollene Beine/Hände/Augenlider, Tränensäcke, stinkende Blähungen, Katergefühl, Herpes
11	Silicea	Festigkeit des Bindegewebes, Lösung von Säuren	Bindegewebe, Haut, Haare, Nägel	Schlechtes Bindegewebe, Schwangerschaftsstreifen, Zuckungen der Muskeln/Lider, Kahlköpfigkeit, Falten, Hand-/Fußschweiß
12	Calcium sulfuricum	Durchlässigkeit des Bindegewebes, Eiweißabbau	Muskeln, Leber, Galle, Bindegewebe	Chronische Eiterungen, eitrige Mandelentzündung, Abszess, Rheuma, Gicht, wenn ein Prozess ins Stocken gekommen ist

Tab. 7:
Antlitzanalytische Kennzeichen der Mineralstoffe nach Dr. Schüßler

Nr.	Mineralstoff	Zeichen im Antlitz
1	Calcium fluoratum	Karofalten, bräunlich-schwärzliche Verfärbung rund um die Augen, Firnisglanz, blaue Lippen, Einfurchung unter dem unteren Augenlid, rissige Lippen, welke Haut
2	Calcium phosphoricum	Wächsern (Ohren, Nasenunterkante, Stirn, Augenbrauen), durchsichtige Zahnspitzen, schmallippiger Mund, weiße Flecken auf Zähnen und Nägeln
3	Ferrum phosphoricum	Bläulich-Schwärzlicher Schatten an der inneren Nasenwurzel, warme rote Ohren, Ferrum-Röte (warme Röte im Gesicht)
4	Kalium chloratum	Milchig-rötliche bis milchig-bläuliche Verfärbung des Oberlids, des Unterlids und über der Oberlippe, Milchbrille, Milchbart, Couperose, Hautgrieß
5	Kalium phosphoricum	Aschgraue Färbung um das Kinn herum, kann sich auch über das ganze Gesicht ausbreiten, eingefallene Schläfen
6	Kalium sulfuricum	Bräunlich-gelbliche Färbung oder Ockerfärbung um Kinn, um die Augen oder verbreitet über das ganze Gesicht, Pigmentflecken, Altersflecken
7	Magnesium phosphoricum	Magnesia-Röte (talergroße, karmesinrote Flecken auf den Wangen), Verlegenheits-Röte, hektische Flecken
8	Natrium chloratum	Große Poren, feuchtigkeitsarme Haut, Gelatine-Glanz auf dem Oberlid, Platzbacken, schwammiges Kinn
9	Natrium phosphoricum	Fettglanz, Mitesser, Pickel, gerötete Kinnspitze, Säurefalten oberhalb der Oberlippe, Fettbacken, Doppelkinn
10	Natrium sulfuricum	Grünlich-gelbliche Verfärbung vor allem rund um das Kinn, bläulich-rötliche Nase, Tränensäcke, gelbliche Augäpfel, Herpes
11	Silicea	Falten, Lidhöhlen, Politurglanz (auf der Stirn, der Nasenspitze, dem Nasenrücken), Bluterguss (im Auge)
12	Calcium sulfuricum	Alabasterweiße Verfärbung des Gesichts (weiß wie Gips), kompaktierte Falten

Tab. 8:
Die Mineralstoffe nach Dr. Schüßler und ihre Bezüge zu charakterlichen Strukturen

Nr.	Mineralstoff	Themen	Belastende Erscheinungsform auf der Verhaltensebene
1	Calcium fluoratum	– Schutz und Abgrenzung – Haltung und Flexibilität	– Darstellung von Äußerlichkeiten – ist für alles „offen", kann sich nicht abgrenzen – kann nicht „nein" sagen – verhärtete Einstellungen
2	Calcium phosphoricum	– Aufbau der Persönlichkeit – Innere Substanz und Stärke	– muss immer auf sich aufmerksam machen – Unsicherheit und Angst – kann sein Leben nicht annehmen – Misstrauen
3	Ferrum phosphoricum	– Auseinandersetzung mit der Umwelt – Auseinandersetzung mit der eigenen Person	– reibt sich an Kleinigkeiten – findet keine Antwort auf seine Lebensfragen
4	Kalium chloratum	– Gefühle wahrnehmen – Gefühle leben	– verdrängt seine Gefühle – kein Gespür für Situationen und Menschen – inszeniert Gefühle im Überschwang
5	Kalium phosphoricum	– Erreichbarkeit der formulierten Ziele – Angemessener Einsatz der Kräfte	– Ziele werden unerreichbar gesteckt – will allen Ansprüchen perfekt gerecht werden – muss immer Höchstleistungen bringen
6	Kalium sulfuricum	– Ausdruck der eigenen Bedürfnisse – Auseinandersetzung mit den Erwartungen anderer	– schaut immer auf die vermeintlichen Erwartungen der anderen – ärgert sich darüber, die eigenen Bedürfnisse nicht zu leben
7	Magnesium phosphoricum	– Anerkennung und Würde – Geltung verschaffen	– schämt sich (z. B. für die eigenen Leistungen) – hat extreme Prüfungsangst – kann seine Stärken und Schwächen nicht mehr realistisch einschätzen – steht immer unter „Strom"

Tab. 8:
Die Mineralstoffe nach Dr. Schüßler und ihre Bezüge zu charakterlichen Strukturen (Fortsetzung)

Nr.	Mineralstoff	Themen	Belastende Erscheinungsform auf der Verhaltensebene
8	Natrium chloratum	– Ausdruck der eigenen Bedürfnisse – Flexibilität der Lebenshaltung	– lebt in Idealen und Modellvorstellungen – ist schnell beleidigt und „schmollt" – enttäuscht von anderen Menschen, vom Leben – formuliert häufig „man muss" – wirkt starr und unflexibel
9	Natrium phosphoricum	– Bewertung des Verhaltens anderer Menschen – Nachdruck im Verhalten anderen Menschen gegenüber	– ist häufig „sauer" auf andere – zwingt sich selbst mit aller Gewalt zum „richtigen Verhalten" und erwartet das auch von anderen – versucht mit Vehemenz und Nachdruck die eigenen Ideen und Anliegen durchzusetzen
10	Natrium sulfuricum	– Aggressive Gefühle spüren und annehmen – Aggressive Gefühle im Umgang mit anderen Menschen	– negative Gefühle werden unterdrückt, sind verboten – zeigt unkontrollierte Wut – und Gefühlsausbrüche
11	Silicea	– Verantwortung für das eigene Glück – Auseinandersetzung oder Harmonie	– fühlt sich für das Glück anderer Menschen verantwortlich – will auf keinen Fall Streit – opfert das eigene Glück für den Bestand einer Beziehung
12	Calcium sulfuricum	– Wahrnehmung der Umgebung – Wahrnehmung des Eigenen	– kapselt sich von anderen Menschen und seiner sozialen Umgebung ab – klammert sich an andere

Tab. 9:
Lebensmittelempfehlungen in Bezug auf die Mineralstoffe nach Dr. Schüßler

Nr.	Mineralstoff	Lebensmittel (allgemein)	Tee	Gewürze
1	Calcium fluoratum	Birne, dicke Bohnen, Endiviensalat, Leinsamen, Rote Beete, Sesamsamen, Weichkäse, Brokkoli, Brombeeren, Blattspinat, Mangold, Grünkohl, Zuckererbsen, Kichererbsen, Mandeln, Steinpilze, Hefeflocken, Buttermilch, Parmesan, Mozarella, Matjeshering, Roggenvollkornbrot	(Tee unter I mit einem Tee unter II mischen) I (Calcium), Brennnessel, Eisenkraut, Frauenmantel, Goldrute, Holunderblüte, Liebstöckel, Löwenzahnblätter, Malve, Ringelblume, Sonnentau, Schafgarbe, Tausendgüldenkraut, Zinnkraut/II (Chlor): Angelikawurzel, Frauendistel, Hanf, Hauhechelwurzel, Meisterwurz, Raute, Spitzwegerich, Walnussblätter, Wermut, Wollkraut	Basilikum, Petersilie, Bohnenkraut, Knoblauch, Kümmel, Liebstöckel, Pfefferkörner, Rosmarin, Schnittlauch, Senfkörner
2	Calcium phosphoricum	Bananen, Brokkoli, Kartoffeln, Naturreis, Buttermilch, Joghurt, Parmesan, frische Sojabohnen, Krabben, Leinsamen, Spinat, Weizenkeime, -kleie, Linsen, Kichererbsen, Kürbiskerne, Sprossen	Eisenkraut, Frauenmantel, Malve, Sonnentau, Tausendgüldenkraut	Anis, Basilikum, Petersilie, Bohnenkraut, Knoblauch, Kümmel, Liebstöckel, Majoran, Rosmarin, Schnittlauch, Senfkörner, Thymian, Zwiebel
3	Ferrum phosphoricum	Rote Beete, Bierhefe, Gartenkresse, Hirse, Kürbiskerne, Muscheln, Roggen, Soja, Wildfleisch, dicke Bohnen, Weizenkeime, Pilze, Leber, Leinsamen, Pistazienkerne, Paprikaschoten, Rotkohl, Pflaumen, Zucchini	Bibernellwurzel, Frauenmantel, Hagebutte, Raute, Spitzwegerich, Tausendgüldenkraut, Wacholderbeeren	
4	Kalium chloratum	Banane, Melone, Gartenkresse, Hafer, Kohlrabi, Kartoffeln, Spinat, Sellerie, Kokosnuss, Datteln, Lauch, Möhren, weißer Rettich, Gurke, Linsen, Weizenkleie	Walnussblätter, Wermut	Borretsch, Majoran, Petersilie, Zwiebel

Anhang

Tab. 9:
Lebensmittelempfehlungen in Bezug auf die Mineralstoffe nach Dr. Schüßler (Fortsetzung)

Nr.	Mineralstoff	Lebensmittel (allgemein)	Tee	Gewürze
5	Kalium phosphoricum	Nüsse, Studentenfutter, frisches Getreide, Artischocke, Sonnenblumenkerne, Sesamsamen, Zuckermais, Meeresfische	Augentrost, Birkenblätter, Bockshornklee, Frauenmantel, Gundelrebe, Isländ. Moos, Löwenzahn, Malve, Pfingstrose, Tausendgüldenkraut, Wermut	Anis, Bohnenkraut, Borretsch, Majoran, Muskatnuss, Petersilie, Pfefferkörner, Rosmarin, Schnittlauch, Thymian, Zwiebel
6	Kalium sulfuricum	Pflanzliche Eiweiße (Bohnen, Linsen, Erbsen), Roggen, Hafer, Gerste, Dinkel, Weizen, Brokkoli, Äpfel, Sesamsamen, Weichkäse, Leinsamen	Borretsch, Eibischwurzel, Enzian, Fenchel, Gundelrebe, Huflattich, Isländ. Moos, Löwenzahn, Mistel, Pfefferminz, Walnussblätter, Wermut	Bohnenkraut, Borretsch, Fenchel, Knoblauch, Kümmel, Majoran, Petersilie, Rosmarin, Zwiebel
7	Magnesium phosphoricum	Amaranth, Haferflocken, Sojabohnen, grüne Bohnen, dicke Bohnen, Leinsamen, Sellerie, Grünkern, Weizenkleie, Nüsse, Mais, Knoblauch, ungeschälter Reis, Datteln, Kohlrabi, Lauch, Möhren, Rote Beete, Kürbiskerne	Buchkraut, Eisenkraut, Fetthenne, Frauenmantel, Hagebutte, Heidelbeerblätter, Lavendel, Lungenkraut, Malve, Pfingstrose, Raute, Sonnentau, Spitzwegerich, Tausendgüldenkraut, Waldmeister, Wermut	Majoran, Senfkörner, Thymian, Zwiebel
8	Natrium chloratum	Leinsamen, Mangold, Mineralwasser, Brennnessel, Kürbiskerne, grüne Oliven, Fenchel, Staudensellerie, dicke Bohnen, Radieschen, Mangold, Löwenzahnblätter, Zuckermais, Pfifferling, Kopfsalat, Feldsalat, Gurke	Frauendistel, Rainfarn, Raute, Spitzwegerich, Walnussblätter, Wermut, Wollkraut	Anis, Basilikum, Bohnenkraut, Borretsch, Knoblauch, Liebstöckel, Majoran, Petersilie, Pfefferkörner, Schnittlauch, Senfkörner, Thymian
9	Natrium phosphoricum	Rote Beete, Sellerie, Brennnessel, dicke Bohnen, grüne Bohnen, Möhren, Lauch, Kartoffeln, Rosenkohl, Rotkohl, Endiviensalat, schwarze Johannisbeere	Anis, Birkenblätter, Bitterklee, Bockshornklee, Fetthenne, Frauendistel, Hagebutte, Heidelbeerblätter, Löwenzahn, Lungenkraut, Pfingstrose, Raute, Schlüsselblume, Sonnentau, Spitzwegerich, Wermut	Anis, Bohnenkraut, Borretsch, Majoran, Muskatnuss, Petersilie, Pfefferkörner, Rosmarin, Schnittlauch, Thymian, Zwiebel

Tab. 9:
Lebensmittelempfehlungen in Bezug auf die Mineralstoffe nach Dr. Schüßler (Fortsetzung)

Nr.	Mineralstoff	Lebensmittel (allgemein)	Tee	Gewürze
10	Natrium sulfuricum	Leinsamen, Weichkäse, Fenchel, Spinat, Petersilie, Muscheln, Sellerie, Gans, Bohnen, Sesamsamen, Äpfel	Benediktenkraut, Bitterklee, Borretsch, Enzian, Frauendistel, Huflattich, Löwenzahn, Mistel, Stiefmütterchen, Walnussblätter, Wermut, Wollkraut	Bohnenkraut, Borretsch, Fenchel, Knoblauch, Kümmel, Majoran, Petersilie, Rosmarin, Zwiebel
11	Silicea	Zinnkraut, Hirse, Vollkorngetreide (besonders Hafer, Weizen, Roggen), Zwiebel, Gerste, Leinsamen	Angelikawurzel, Anis, Augentrost, Birkenblätter, Bitterklee, Blasentang, Bockshornklee, Borretsch, Buchkraut, Diptam, Enzian, Faulbaumrinde, Fenchel, Fetthenne, Gnadenkraut, Goldrute, Hirtentäschel, Hopfenblüte, Huflattich, Isländ. Moos, Liebstöckel, Löwenzahn, Lungenkraut, Malve, Raute, Salbei, Schlüsselblume, Sonnentau, Spitzwegerich, Stiefmütterchen, Taubnessel, Walnussblätter, Wegwarte	Anis, Basilikum, Borretsch, Fenchel, Knoblauch, Liebstöckel, Muskatnuss, Petersilie, Pfefferkörner, Rosmarin
12	Calcium sulfuricum	Käse, auch Schafskäse, Leinsamen, Grünkohl, Petersilie, Kresse, Blattspinat, Erbsen, Sojabohnen, Brokkoli	Löwenzahn	

Tab. 10:
Die Erweiterungsstoffe und ihre Anwendungsbereiche

Nr.	Mineralstoff	Wirkungsbereich	Zeichen eines Defizits
13	Kalium arsenicosum	Haut, Reinigung und Stärkung	Schwächezustände, Abmagerung
14	Kalium bromatum	Haut, Nervensystem, Schilddrüse, Beruhigung	innere Unruhe
15	Kalium jodatum	Schilddrüse, Calcitoninregulierung, Regulierung des Grundumsatzes,	Niedergedrücktheit
16	Lithium chloratum	Niere, Ausleitung	Harnstau im Körper, gichtisch-rheumatische Erkrankungen, niedergedrückte Stimmung
17	Manganum sulfuricum	Knorpel (Knochen), Enzyme, Eisenaufnahme	
18	Calcium sulfuratum	Tiefenreinigung	Erschöpfungszustände mit Gewichtsverlust, Abmagerung trotz Heißhunger
19	Cuprum arsenicosum	Melaninbildung, Eisenaufnahme	Gehirnkrämpfe, Belastung mit Schwermetallen
20	Kalium-Aluminium sulfuricum	Glatte Muskulatur, Nervensystem	Vergesslichkeit, Aluminiumbelastungen, Blähkoliken
21	Zincum chloratum	Immunsystem, Fortpflanzungsorgane	
22	Calcium carbonicum	Härteste Schicht der Knochen, Stabilität, Festigkeit, innerster Halt	schwere Erschöpfung, frühzeitiges Altern, Entwicklungsrückstände (der Kinder)
23	Natrium bicarbonicum	Belegzellen des Magens	Säure im Gewebe, träger Stoffwechsel
24	Arsenum jodatum	Haut	Allergie, Heuschnupfen, Lungenerkrankungen, jugendliche Akne
25	Aurum chloratum natronatum	Herz	Schlafstörungen älterer Menschen, Herzschwäche
26	Selenium	Leber, antioxidativer Schutz	
27	Kalium bichromicum		Diabetes

Tab. 11:
Lebensmittelempfehlungen in Bezug auf die Erweiterungsstoffe

Element	Lebensmittel (allgemeine)	Tee	Gewürze
Iod	Apfel, Erdbeere, grüne Bohnen, Himbeere, Karotte, Rote Beete, schwarze Johannisbeere, Sauerkirsche, Tomate, Zitrone	Bohnenhülsen, Dornschlehe, Eisenkraut, Enzian, Frauenmantel, Ginster, Gnadenkraut, Hauswurz, Isländisches Moos, Leinsamen, Lungenkraut, Raute, Ringelblume, Salbei, Schafgarbe, Spitzwegerich	Knoblauch, Thymian
Mangan	Erdbeere, Pfirsich, Sojabohne, Spinat, Tomate, Trauben	Borretsch, Johanniskraut, Stiefmütterchen	Borretsch
Kupfer	Austern, Bierhefe, weiße Bohnen, Cashewnüsse, Champignons, Edamer Käse, Emmentaler Käse, Erbsen, Geflügel, Getreide, Hering, Hummer, Kalbsleber, Kalbfleisch, Kokosnüsse, Lachs, Limabohnen, Linsen, Paprika, Pflaume, Pfifferlinge, Rindsleber, Roggenbrot, Scholle, Steinpilze, Weizenvollkornbrot	Anis, Frauendistel, Frauenmantel, Gundelrebe, Hagebutte, Holunderblüten, Liebstöckel, Lungenkraut, Malve, Raute, Ringelblume, Schafgarbe, Spitzwegerich, Stiefmütterchen, Tausendgüldenkraut, Weißdorn	Anis, Basilikum, Bohnenkraut, Knoblauch, Kümmel, Zwiebel
Arsen	Bohnen, Himbeere, Kartoffeln, Kohlrabi, Kopfsalat, Rettich, Rote Beete	Akelei, Ehrenpreis, Gundelrebe, Johanniskraut, Liebstöckel, Rosmarin, Stiefmütterchen, Weidenrinde, Wollkraut	Bohnenkraut, Liebstöckel, Petersilie, Senfkörner
Zink	Amaranth, Apfel, Bierhefe, Birne, Blumenkohl, Erbsen, Erdbeere, Haferflocken, Himbeere, Hühnereigelb, Kalbsleber, Kalbfleisch, Kohlrabi, Kopfsalat, Linsen, Mohn, Paprika, Paranüsse, Parmesan, Pfirsich, Rettich, Rosenkohl, Rote Bete, Rindfleisch, Roggenkeime, Roggenvollkornmehl, Sauerkirsche, Spinat, Sojamehl, Sonnenblumenkerne, schwarzer Tee, Weißkohl, Weizenkeime, Zitrone	Pfefferminze, Ringelblume, Salbei, Schafgarbe, Spitzwegerich, Wacholderbeeren, Weißdorn, Wermut, Zinnkraut	Anis, Basilikum, Borretsch, Fenchel, Knoblauch, Kümmel, Liebstöckel, Muskatnuss, Schnittlauch, Zwiebel
Selen	Aal, Birne, Bückling, Eier, Forelle, Garnelen, grüne Bohnen, Hecht, Hering, Hummer, Kokosnüsse, Leinsamen, Lauch, Makrelen, Paranüsse, Paprika, Rotkohl, Sardinen, Scholle, Sojabohne, Steinpilze, Thunfisch, Tintenfisch, Zander	Bockshornklee, Bohnenhülsen, Frauenmantel, Goldrute, Holunderblüten, Johanniskraut, Kamille, Melisse, Schafgarbe, Schlüsselblume, Spitzwegerich, Taubnesseln	Knoblauch, Kümmel
Chrom	Aal, Blumenkohl, Bohnen, Champignons, getrocknete Datteln, Edamer Käse, Gouda, Haselnüsse, Honig, Hühnereigelb, Mais, Paranüsse, Rettich, schwarze Johannisbeeren, Pflaume, Sauerkirsche, schwarzer Tee, Vollkornmehl, Zitrone, Zwiebeln	Fenchel, Goldrute, Heidelbeerblätter, Hirtentäschel, Holunderblüten, Johanniskraut, Lavendel, Mistel, Odermennig, Walnussblätter	Majoran, Zwiebel

Literaturverzeichnis

Primärliteratur Schüßler

Schüßler, W. H. (1874): Eine Abgekürzte Therapie, gegründet auf Histologie und Cellular-Pathologie, Druck und Verlag der Schulzeschen Buchhandlung C. Berndt und A. Schwartz, Oldenburg

Schüßler, W. H. (1895): Allopathie, Biochemie und Homöopathie, Besprochen von Dr. med. Schüßler, Zweite theilweise umgearbeitete Auflage, Schulzesche Hof-Buchhandlung und Hof-Druckerei R. Schwartz, Oldenburg

Schüßler, W. H. (1903): Eine Abgekürzte Therapie – Anleitung zur biochemischen Behandlung der Krankheiten, 30. Auflage, Schulzesche Hof-Buchhandlung und Hof-Buchdruckerei R. Schwartz, Oldenburg und Leipzig

Schüßler, W. H. (1904): Eine Abgekürzte Therapie – Anleitung zur biochemischen Behandlung der Krankheiten, 31. Auflage, mit dem Vorwort von März 1898, Schulzesche Hof-Buchhandlung und Hof-Druckerei R. Schwartz, Oldenburg und Leipzig

Schüßler, W. H. (o.J.*-A): Hensel's Kritik der Biochemie, Richtigstellung derselben, Dritte Auflage, Schulzesche Hof-Buchdruckerei und Verlagsbuchhandlung Rudolf Schwartz, Oldenburg

Schüßler, W. H. (o.J.*-B): Der Einfluß der Umgebung auf die Entwickelung der Menschen und Thiere, Betrachtungen darüber von Dr. med. Schüßler, Schulzesche Hof-Buchhandlung und Hof-Buchdruckerei R. Schwartz, Oldenburg und Leipzig

Schüßler, W. H. (o.J.*-C): Hensel's „physiologisches Backpulver" vor dem Forum der physiologischen Chemie. Von Dr. med. Schüßler, Zweite Auflage, Schulzesche Hof-Buchdruckerei und Verlagsbuchhandlung Rudolf Schwartz, Oldenburg

Schüßler, W. H. (o.J.*-D): Dr. med. Quesse's Kritik der Biochemie. Beleuchtet von Dr. med. Schüßler, Zweite Auflage, Buchdruckerei und Verlagsbuchhandlung R. Schwartz, Oldenburg und Leipzig

Schüßler, W. H. (o.J.*-E): Das Heilserum und die Diphteritis-Behandlung. Besprochen von Dr. med. Schüßler. Dritte Auflage, Schulzesche Hof-Buchdruckerei und Verlagsbuchhandlung Rudolf Schwartz, Oldenburg

Schüßler, W. H. (o.J.*-F): Kneipp's Wasserkur. Gedanken darüber von Dr. med. Schüßler. Dritte Auflage, Schulzesche Hofbuchdruckerei und Verlagsbuchhandlung Rud. Schwartz, Oldenburg

Schüßler, W. H. (o.J.*-G): Die Cholera vom biochemischen Standpunkte aus betrachtet von Dr. med. Schüßler, Schulzesche Hof-Buchhandlung und Hof-Buchdruckerei R. Schwartz, Oldenburg und Leipzig

Schüßler, W. H. (1924): Dr. med. v. Villers Beleuchtung der biochemischen Therapie. Besprochen von Dr. med. Schüßler. Motto: Si tacuisses – – . Hofbuchdruckerei und Verlagsbuchhandlung Rudolf Schwartz, Oldenburg und Leipzig

Schüßler, W. H. (1926): Irrige Auffassungen bezüglich der Biochemie. Richtigstellung derselben von Dr. med. Schüßler. Dritte Auflage, Schulzesche Hof-Buchdruckerei und Verlagsbuchhandlung Rudolf Schwartz, Oldenburg und Leipzig

* o. J. = Literaturstellen ohne Jahresangabe

Biochemie

Apothekenverlag Verunda (1948): Homöopathie und Biochemie, Ründeroth

Biochemischer Verein Oldenburg (1913): Die Biochemie Dr. med. Schüßlers und ihre Anwendung in Krankheitsfällen. Ein Haus- und Familienarzt. Herausgegeben vom Biochemischen Verein Oldenburg, 2. Auflage, Verlag des Biochemischen Vereins, Oldenburg

Biochemische Monatsblätter. Publikationsorgan der Gesellschaft für Biochemie u. Gesundheitspflege, Sitz Berlin, Jahrgang 1927, Verlag Dr. Willmar Schwabe, Leipzig

Biochemische Monatsblätter. Publikationsorgan der Gesellschaft für Biochemie u. Gesundheitspflege, Sitz Berlin und des Neuen Vereins für Biochemie Hamburg, e. V., Jahrgang 1933, Verlag Dr. Willmar Schwabe, Leipzig

Biochemische Monatsblätter. Jahrgang 1934, Verlag Dr. Willmar Schwabe, Leipzig

Broy, J. (1993): Die Biochemie nach Schüßler, Foitzick Verlag, München

Broy, J. (2000): Ergänzungsmittel zur Mineralstofftherapie nach Schüßler, Foitzick Verlag, München
Cimbal, W. (1931): Die Neurosen des Lebenskampfes, Urban und Schwarzenberg, Berlin und Wien
Cimbal, W. (1940): Heilwege der Biochemie und Naturheilkunde, Verlag für Biologie Dr. Franz Duberow, Potsdam-Babelsberg
Cimbal, W. (1941): Naturgemäße Wege zum seelischen Gleichgewicht, Verlag für Biologie Dr. Franz Duberow, Berlin
Emmerich, P. (2001): Antlitzdiagnose – Eine Einführung in die biochemische Heilweise nach Schüßler, Jungjohann Verlag, Neckarsulm
Emmerich, P. (1998): 125 Jahre biochemische Heilweise nach Schüßler, Fachartikel
Feichtinger, P. sen. (1929): Handbuch und Leitfaden der Biochemie. Anleitung zur biochemischen Behandlung. Zweite vollständig umgearbeitete Auflage des „Biochemischen Leitfadens", Verlag Dr. Willmar Schwabe, Leipzig
Feichtinger, T., Niedan-Feichtinger, S. (2002): Antlitzanalyse in der Biochemie nach Schüßler. 2. Auflage, Karl F. Haug Verlag, Stuttgart
Feichtinger, T. (2003): Psychosomatik und Biochemie nach Schüßler, Karl F. Haug Verlag, Stuttgart
Feichtinger, T., Mandl, E., Niedan-Feichtinger, S. (2006): Handbuch der Biochemie nach Schüßler, Stuttgart
Heepen, G. H. (2004): Schüßler-Salze. 12 Mineralstoffe für die Gesundheit. Erweiterte und aktualisierte Neuausgabe von „Schüßler-Salze". Gräfe und Unzer Verlag, München
Hausen, M. H. (2003): Lebensquell Schüßlersalze – Die 12 bewährten Selbstheilungsmittel, Wilhelm Goldmann Verlag, München
Hickethier, K. (1982): Heilwissen alter und neuester Schule, Verlag Charlotte Depke, Kemmenau
Hickethier, K. (1993): Sonnerschau – Lehrbuch der Antlitzdiagnostik, Verlag Charlotte Depke, Kemmenau
Hickethier, K. (2000): Volle Sehkraft. 13. Auflage, Verlag Friedrich Depke, Kemmenau
Hickethier, K. (2000): Woran erkennt man? Einführung in die Antlitzanalyse. 3. überarbeitete Auflage, Verlag Friedrich Depke, Kemmenau
Hickethier, K. (2001): Lehrbuch der Biochemie. 12. Auflage, Verlag Friedrich Depke, Kemmenau
Jaedicke, H. G. (o.J.): Schüßlers Biochemie – Eine Volksheilweise, Verlag Alwin Fröhlich, Hamburg
Jörgensen, H.-H. (1994): 120 Jahre Biochemie – Festvortrag zum Bundeskongress des BBD in Hahnenklee
Keller, G., Novotny, U., Wiesenauer, M. (2002): 12 Salze, 12 Typen, Knaur Verlag, München
Kellenberger, R., Kopsche, F. (1999): Mineralstoffe nach Schüßler, AT Verlag, Aarau
Kirchmann, K. (1956): Das neue Verordnungsbuch. Biochemie nach Schüßler, 2. Auflage, Eigenverlag, Hamburg
Kirchmann, K. (1976): Biochemie Lexikon nach Dr. Schüßler. Ein Lehr- und Verordnungsbuch der biochemischen Heilmethode – Dr. K. Kirchmann. Eva Kirchmann Verlag, Hamburg
Lindemann, G. (1992): Dr. med. Wilhelm Heinrich Schüßler. Sein Leben und Werk. Isensee Verlag, Oldenburg
Meyer, A. (1930): Die Biochemie med. Schüßlers und ihre Anwendung in Krankheitsfällen. Ein Haus- und Familienarzt. 17. Auflage, Druck und Kommissionsverlag von Gerhard Stalling, Oldenburg
Müller, K. (o.J.): Die Biochemische Heilmethode von Dr. med. Schüßler. Eine kleine populäre Abhandlung für Freunde und Anhänger der Biochemie sowie der Lehre Hahnemanns, von Karl Müller, Apotheker und Geschäftsführer der Homöopathischen Zentralapotheke von Prof. Dr. Mauch in Göppingen, Selbstverlag
Müller, U., Schlecht, R.W., Früh, A. (1929): Der Weg zur Gesundheit. Verlag C.A. Weller, Berlin
Müller-Frahling, M. (2004): Stoffwechsel, Rheuma, Gicht – Aufgaben und Chancen der Biochemie nach Schüßler, Vortrag auf der Jahrestagung der GBA (Gesellschaft für Biochemie nach Dr. Schüßler und Antlitzanalyse), Zell a. S.
Müller-Frahling, M. (2005): Biochemische Erweiterungsmittel: Nr. 21 Zincum chloratum, Nr. 24 Arsenum jodatum, Nr. 25 Aurum chloratum natronatum, Vortrag auf der Jahrestagung der GBA (Gesellschaft für Biochemie nach Dr. Schüßler und Antlitzanalyse), Zell a. S.
Müller-Frahling, M. (2006): Im-Puls des Lebens. Mineralstoffe nach Schüßler. Zweite überarbeitete Auflage, Lingen Verlag, Köln
Platen, M. (1928): Die neue Heilmethode. Lehr- und Nachschlagebuch der naturgemäßen Lebensweise, der Gesundheitspflege und der naturgemäßen Heilweise mit Einschluß der Homöopathie, Biochemie, Pflanzenheilkunde und seelischen Behandlung. Herausgegeben von praktischen Ärzten, Hygienikern und Pädagogen. Band I, Deutsches Verlagshaus Bong & Co., Berlin und Leipzig

Platen, M. (1934): Die neue Heilmethode. Lehr- und Nachschlagebuch der naturgemäßen Lebensweise, der Gesundheitspflege und der naturgemäßen Heilweise mit Einschluß der Homöopathie, Biochemie, Pflanzenheilkunde und seelischen Behandlung. Herausgegeben von praktischen Ärzten, Hygienikern und Pädagogen. Band II und Band III, Deutsches Verlagshaus Bong & Co., Berlin und Leipzig

Platz, H. (1921): Dr. Schüßler und seine biochemische Heilmethode, Ein Gedenkbuch zu seinem 100. Geburtstag, Verlag Dr. Willmar Schwabe, Leipzig

Quast, C. (2005): Symptomenverzeichnis zur Schüßlersalztherapie für Tiere, Natura Med, Neckarsulm

Reiff, Dr. med. (1924): Gesammelte Beweise aus der Literatur für die Richtigkeit der Mineralsalztherapie, Selbstverlag, Oldenburg

Scharff, W. (1899): Alphabetisches Repertorium zu Dr. Schüßler's „Abgekürzte Therapie", Ein unentbehrlicher Handleiter, 9. vermehrte und verbesserte Auflage 1920, Schulzesche Hof-Buchdruckerei und Verlagsbuchhandlung, Rudolf Schwarz, Oldenburg und Leipzig

Schaub, R. (2003): Tabellarische Gegenüberstellung Homöopathie – Biochemie, unveröffentlicht, Kassel

Schaub, R. (2006): Homöopathie und Biochemie. Eine Gegenüberstellung. FST Verlag, Zell a. S.

Schneider, J., bearbeitet von P. Klien. (1927): Biochemischer Hausarzt. Siebente revidierte Auflage, Verlag Dr. Willmar Schwabe, Leipzig

Schöpwinkel, D. (1929): Die Polar-Biochemie als Weltgesetz, Verlag: Laboratorium für Polar-Biochemie, Düsseldorf und Mülheim (Ruhr)

Schöpwinkel, D. (1936): Aufklärung „Vom Erbe aus der Systemzeit", Sonderdruck aus „Der Mensch und sein Leben", Nr. 5/6 1936, S. 47–55

Schöpwinkel, D. (1937): Fachvorlesungen über die Forschungs-Fortschritte der polar-biochemischen Natur-Heilwissenschaft, Verlag Theine & Peitsch, Bad Oeynhausen

Schulz, H. (1903): Vorlesungen über Wirkung und Anwendung der unorganischen Arzneistoffe, Karl F. Haug Verlag, Berlin

Ulpts, J. W. (1998): Die Geschichte der Naturheilweise Biochemie, Expressdruck Horst Ringel GmbH, Oldenburg

Unglehrt, H. (o.J.): Leitfaden der biologischen Heilmethode, Verlag Laboratorium „Bika", Stuttgart

Wacker, S. (2004): Basenfasten plus. Karl F. Haug Verlag, Stuttgart

Wolffskeel, A. Gräfin Wolffskeel von Reichenberg (2005): Die 12 Salze des Lebens, R. Mankau Verlag, Murnau

Allgemeine Literatur

Anke, M., Müller, R., Schäfer, U. (Hrsg.) (2001): Mineralstoffe. Mengen-, Spuren- und Ultraspurenelemente in der Prävention. Schriftenreihe der Gesellschaft für Mineralstoffe und Spurenelemente e. V. Wissenschaftliche Verlagsgesellschaft mbH, Stuttgart

Arbeitskreis für Mikrobiologische Therapie (2006): Säure-Basen-Haushalt, Verdauung und physiologische Flora. Eigenverlag, Herborn

Augustin, M., Schmiedel, V. (2003): Leitfaden Naturheilkunde, Urban und Fischer Verlag, München

Bachmann, R. (2006): Säure-Basen-Kursbuch, Knaur Ratgeber Verlage, München

Bierbach, E. (Hrsg.) (2002): Naturheilpraxis Heute. 2. Auflage, Urban und Fischer Verlag, München und Jena

Biesalski, H. K., Köhrle, K., Schümann, K. (2002) : Vitamine, Spurenelemente und Mineralstoffe. Thieme Verlag, Stuttgart

Brockhaus, Lexikonredaktion (Hrsg.) (2001): Kursbuch Mensch. F.A. Brockhaus, Mannheim

Ehrenberg, A. (2004): Das erschöpfte Selbst. Depression in Gesellschaft und Gegenwart. Campus Verlag, Frankfurt/M.

Focus (2005): Der Markt der Gesundheit. Daten, Fakten, Trends

Frankl, V. E. (2002): Logotherapie und Existenzanalyse, Texte aus sechs Jahrzehnten, Beltz Verlag, Weinheim und Basel

Hagel, C. (2005): Funktionelle Anatomie und Erkrankungen des Zentralnervensystems, Script zur Vorlesungsreihe, Hamburg

Hülsmann, M. (1992): Der Speichel. Göttinger zahnärztliche Studienschriften ausschließlich für den studentischen Unterricht und für die zahnärztliche Fortbildung der Universitäts-Zahnklinik Göttingen.

Karlson, P., Doenecke, D., Koolmann, J., Fuchs, G., Gerok, W. (2005): Karlsons Biochemie und Pathobiochemie. Thieme Verlag, Stuttgart

Karrasch, B. (1998): Volksheilkundliche Laienverbände im Dritten Reich, Hippokrates Verlag, Stuttgart
Koerber, K. v., Männle, T., Leitzmann, C. (2006): Vollwert-Ernährung, Karl F. Haug Verlag, Stuttgart
Längle, A. (2002): Sinnvoll leben, Logotherapie als Lebenshilfe, Verlag Herder, Freiburg im Breisgau
Madaus Jahresbericht (1937): Forschungsergebnisse auf dem Gebiete Biologischer Heilmittel, Jahresbericht Dr. Madaus & Co August 1938, Radebeul
Nuber, U. (2006). Die erschöpfte Seele, In: Psychologie Heute, 33. Jahrgang, Heft 8
Pischinger, A. (2004): Das System der Grundregulation, 10., durchgesehene Auflage, Karl F. Haug Verlag, Stuttgart
Pschyrembel (2004): Klinisches Wörterbuch, Walter de Gruyter, Berlin und New York
Richter, I. (2000): Atlas für Heilpraktiker, Urban und Fischer Verlag, München und Jena
Richter, I. (2000): Lehrbuch für Heilpraktiker, Urban und Fischer Verlag, München und Jena
Scharrer, K. (1955): Biochemie der Spurenelemente, Verlag Paul Parey, Berlin und Hamburg
Thews, G., Mutschler, E., Vaupel, P. (1999): Anatomie, Physiologie, Pathophysiologie des Menschen. 5., völlig neu bearbeitete und erweiterte Auflage, Wissenschaftliche Verlagsgesellschaft mbH, Stuttgart
Ternes, W., Täufel, A., Tunger, L., Zobel, M. (Hrsg.) (2005): Lexikon der Lebensmittel und der Lebensmittelchemie. Wissenschaftliche Verlagsgesellschaft mbH, Stuttgart
Vanselow-Leisen, K., Feist, L. (2001): Die Leisenkur, 5. Auflage, Turm Verlag, Bietigheim
Wittinghofer, A. (2002): Verkehrsregeln für den Kerntransport, veröffentlicht in: Max-Planck-Gesellschaft, Presseinformation PRI B 7/ 2002 (11)
Worlitschek, M. (2002): Original Säure-Basen-Haushalt. 3., verbesserte Auflage, Karl F. Haug Verlag, Stuttgart

Internetseiten

www.imshealth.de	Intercontinental Marketing Services Health (= IMS HEALTH)
www.tdwi.com	Marktanalyseservice TdW
www.medizinfo.de	MedizInfo® Jürgen Wehner
www.gesundheit.de	Informationsseite der Andreae-Noris Zahn AG (ANZAG)
www2.biologie.uni-halle.de	Martin-Luther-Universität Halle-Wittenberg, Fachbereich Biologie
www.bio-net.de	Biologische Medizin und weitere Infos im Internet
www.naturheilkundelexikon.de	Naturheilkundelexikon des MZ-Verlags Ltd. Birmingham/Deutschland
www.pharmazie.de	Arzneimittelinformation für Fachkreise
www.zahnwissen.de	Zahnärztliche Internet Informationsservices, Rickenbach-Altenschwand
www.sportunterricht.de	Sportpädagogik im Internet, Wiesbaden

Autorinnen

Margit Müller-Frahling

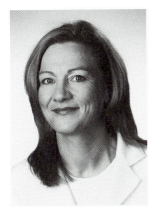

Die Autorin wurde 1962 im Sauerland geboren. Nach ihrem Magister-Studium war sie zunächst in Betrieben und als Lehrkraft an einer Fachhochschule tätig. Mit Hilfe der Mineralstoffe nach Dr. Schüßler konnte sie krampfartige Zustände vollständig überwinden, die ihre Lebensqualität über Jahre maßgeblich eingeschränkt hatten. Seit diesem Zeitpunkt beschäftigt sie sich mit den Mineralstoffen nach Dr. Schüßler. Sie hat umfangreiche Ausbildungen in der Biochemie nach Dr. Schüßler absolviert und gibt Ausbildungskurse zur „Mineralstoffberatung nach Dr. Schüßler", hält Vorträge und Seminare im In- und Ausland. Sie interessiert sich darüber hinaus seit Jahren für ganzheitliche, natürliche Heilweisen und Gesundheitspflege und hat in den Bereichen Ernährungsberatung und Psychologie/Psychotherapie weitere Ausbildungen abgeschlossen. Sie ist Vorsitzende des „Frauennetzwerk *Gesundheit* Hochsauerland".

Birte Kasperzik

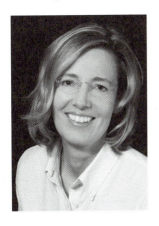

Geboren 1966, studierte sie in Kiel Pharmazie. Seit 1990 arbeitet sie als Apothekerin in einer öffentlichen Apotheke und unterrichtet seit 1998 an einer Fachhochschule für Altenpflege und einer Krankenpflegeschule im Fach Pharmakologie. Wegen ihres Interesses an naturheilkundlichen Heilweisen absolvierte sie Ausbildungen in der Biochemie nach Dr. Schüßler und hält seitdem Vorträge und Seminare.

Die zertifizierte Fortbildung Naturheilkunde und Homöopathie für Apotheker durch die Niedersächsische Akademie für Homöopathie und Naturheilverfahren hat sie Anfang 2007 abgeschlossen.

Adressen/Kurse

Margit Müller-Frahling
Institut für Biochemie nach Dr. Schüßler und Gesundheitspflege
Vorträge, Schulungen, Seminare, Ausbildungskurse

Untere Kampstr. 23
D-59846 Sundern

Tel.: 00 49/29 33/7 97 10
Fax.: 00 49/29 33/7 97 11

Web: www.institut-für-biochemie.de
Email: info@institut-für-biochemie.de

Birte Kasperzik
Email: bKasperzik@web.de

Sachregister

Die nachfolgenden Sachregistereinträge verweisen nur auf Fundstellen, die sich in den Buchteilen I (Grundlagen), II (Die Mineralstoffe) und III (Praktische Aspekte und Informationen) befinden. Nicht enthalten sind Verweise auf Fundstellen des Teils IV (Auswahl der Mineralstoffe – Anwendungen) und des Anhangs, denn insbesondere der in Teil IV enthaltene Arbeitsbogen und das umfangreiche Kapitel „Anwendungen von A–Z" stellen aufgrund ihrer lexikalischen Gestaltung Register in sich selbst dar. Das Gleiche gilt für die Tabellen des Anhangs.

A

abgehende stinkende Gase (Fall) 163
Abgrenzung 57
Abmagerung 187
Abkapselung von der Umwelt 184
Abschuppungen 108
Abszesse 185
Abwehrschwäche 78
Adensosintriphosphat 118
Aggressionen 161
Akkommodationsstörungen 55
Akne 151, 175
–, (Fall) 154
Aktionspotential 14, 131
aktiver Transport 14
akute
–, Übersäuerung 149
–, Verletzungen 75, 77
Akutsituation, Mineralstoffbedarf 16
Alkohol, Entgiftung 138
Allergien 66
allergische
– Erkrankungen 190
– Reaktionen (Fall) 73
ältere Menschen, Dosierung 195
Altersweitsichtigkeit 55
Amalgam 45
Amalgamausleitung 128, 138, 188
Ammoniak 37 f., 158
Anämie 78
Angenommenwerden 69
Angst 58
Ansatzpunkt der Behandlung (Homöopathie – Biochemie) 28
Anspannung 47, 120
Antikörper 88

Antioxidanzien 78
–, Mischung 81
Antiseptikum 101
Anwendung, Konsequenzen 15
Anwendungs-/Darreichungsformen
–, Bäder 210
–, Basenbad 204, 209 f.
–, Breiauflagen 211
–, Creme 211
–, Einläufe 211
–, Haarwasser 211
–, Kompressen 210
–, Spüllotionen 211
–, Tropfen 211
–, Waschungen 210
–, Zäpfchen 211
Apoptose 64, 68
Aquaporine 131
Apothekenpflicht 195
Arbeitskreis für praktische Biochemie im Fachverband Deutscher Heilpraktiker e. V. 23
Arthrosebeschwerden (Fall) 142
Asche Toter 18
Asthma 110
– (Fall) 115
Atmung 36
ATP 118
Auditives System 172
Aufnahme der Mineralstoffe 10
äußere Anwendung
–, bewährte Kombinationen 214 f.
Aufbau
–, des Zahnbeins 63
–, schützender Körperhüllen 56
Aufmerksamkeitsdefizit 104
Augen 55
–, tränende (Fall) 141
–, trockene (Fall) 141

B

Auseinandersetzung 80 f., 174
Ausfluss, wässrig-schleimiger 136
Ausgaben, steigende IX
Ausleitung 161
Ausscheidung 39, 110, 156
– über die Haut, unterstützende Maßnahmen, Basenbad 209
– – –, Sauna 209
– – –, Sport 209
ausscheidungsfördernde Mineralstoffe 204
ausscheidungspflichtige Substanzen 155
Ausscheidungsreaktionen 54
Auswahl der Potenzen 16

B

Baby-Blues 100
Bäder 204, 209
Badetemperatur 209
Bänder 54
Bänderprobleme 140
Bandscheiben 56, 167
Bartwuchs der Frau 189
Basenbad 204
–, Auflagen 210
–, Basenbadmaske 210
–, Fußbad 210
–, Handbad 210
–, Sitzbad 209
Basenpulver 40
basische Mineralstoffverbindung 147
Bauchspeicheldrüse 112, 160
Baustoff 8
Bechterew'sche Krankheit 23
Bedarf
–, hoher 16
–, permanenter 32
Bedenken bei Kindern, Mineralstofftabletten 199
Bedeutung der Mineralstöffe, Körper 4
Bein, offenes 105, 157, 162
Beratung, kompetente/zeitgemäße X
Beruhigungsmittel, biochemisches 188
BE s. Broteinheit
Beschwerden
–, dyspeptische 155
–, rheumatische (Fall) 152
Bettnässen (Fall) 164
bewährte Kombinationen in der äußeren Anwendung, Übersichtstabelle 214 f.

Bewegung – Licht – Luft 46
Bindegewebe 56, 86, 166, 181
–, Ablagerungen 182
–, Durchlässigkeit 182
Bindegewebsschwäche 167, 174
Bindegewebsstarre 67
Bindegewebszellen 165
Biochemie
–, Besonderheiten XI
–, Grundsätze XI
– Homöopathie, Zusammenhänge/Unterschiede 28
–, internationale Verbreitung 20
–, Unterschiede XI
Biochemische Monatsblätter 21
Biochemischer Bund Deutschland 20, 23
– Grundsatz 26
– Verein Oldenburg 20
Biochemisches Haarwasser 140, 175
Blähungen 161 f.
Blähungskoliken 189
– (Fall) 126
Blasenentleerungsstörungen s. Miktionsstörungen
blaue Flecken 176
Blut 64, 90, 98
–, Fließfähigkeit 85
Blutaufbaumittel 63
Blutdruck, hoher 134, 210
–, –, Teilbäder 210
Bluterguss 167, 174
Blutgefäße 55, 148
Blutglucosespiegel 112, 159
Blutmenge 134
Blut-pH-Wert 35, 148
Blutsenkung, erhöhte 77
–, – (Fall) 82
Blutstärkung 103
Blutuntersuchung 8
Blutverlust 188 f.
Blutvolumen 134
Blutwert, Besserung 8
Boericke, William 20
Bradytrophe Gewebe 134
Brechdurchfall 187
Breiauflagen 211
Bronchien 90
Broteinheit 199, 217
Broy, Joachim 187
Brustdrüse 169

C

Calciumbehenat 195
Cellulitis 184 f.
–, (Fall) 186
charakterliche Strukturen 51
Chemotherapie 138
Cholesterinspiegel, Regulierung 189
Cholesterol 97
Cholinesterase 119
Chronifizierung 110, 182
chronische
–, Erkältung (Fall) 83
–, Übersäuerung 147, 173
Cimbal, W. 22
Cola 10
Cornea 55, 134
Creme 211

D

Darm 79, 133, 159
–, Fäulnisbildung 133
–, pH-Wert 160
Darmflora, physiologische 38
Darmperistaltik 75, 79
Darmzotten 79
Dauer der Einnahme
–, Jahre 216
–, Monate 216
–, Tage 216
–, Wochen 216
Dauerstress 47
Defizit
–, primäres 32
–, verborgenes 29
Dehnungsschmerzen, Entlastung 204
Dentin 168
depressive Verstimmungen 102
Dewy, W.A. 20
Diabetes 112, 189, 199
–, Broteinheit 217
–, Einnahme von Mineralstofftabletten 217
Diagnose 30
Diarrhö 159
– (Fall) 164
Diffusion
–, erleichterte 13
–, freie 13

Dilutionen 200
Diphtheriekranke 18
Dosierung
–, akute Störung 34
–, Auffassungen 23
–, besondere Belastungssituationen 34
–, chronische Störung 34
–, langfristige Einnahme 34
–, 3 Philosophien 23
–, Prophylaxe 34
Dosierungen
–, Mindest- 15
–, niedrige 15
–, Über- 15
Dosierungsempfehlungen
–, akute Störungen 195
–, besondere Belastungssituationen 195
–, chronische Fälle 195
–, langfristige Einnahme 195
–, Prophylaxe 195
–, sensible/ältere/bes. belastete Menschen 195
drittes Stadium einer Erkrankung 108, 110
Drüsen 88, 120
Duftdrüsen 169
Durst 9
dyspeptische Beschwerden 155

E

Einläufe 211
–, Entschlackungskuren 211
–, Verstopfung 211
Einnahme, langfristige 34
Einnahmedauer
–, Jahre 216
–, Monate 216
–, Tage 216
–, Wochen 216
Einnahmemöglichkeiten
–, Auflösen 196
–, Lutschen 196, 216
Einschlafstörungen (Fall) 125
Eisenmangel 78, 188 f.
– (Fall) 83
Eisenmangel-Anämie 75
Eiterungen 167, 174, 183, 185
Eiweiß 44, 86
Eiweißabbau 180, 182
Eiweißdickleibigkeit 91
Eiweißgehalt, Lymphe 150
Eiweißspeicherkrankheit 66

Eiweißsubstanzen 66
Eiweißverwertung 86
Ekzem, brennendes (Fall) 141
elastische Fasern 54
Elastizität der Gewebe 54
elektrische Spannung, Mund 45
Elektrogeräte 48
Elektrolyte 10
elektromagnetische Felder 48
energetische Einflüsse 48
Energiegewinnung 117 f.
Energiehaushalt 101
Energiemischung 81, 104
Energiestoffwechsel 39
Entgiftung 85, 88, 128, 138
–, Alkohol 110
–, höherer Flüssigkeitsbedarf 204
–, Medikamente 158
Entschlackungskuren 211
entzündliche Krankheitsprozesse 75 f.
Entzündungsstadien 87
Epidermis 169
–, Oberhaut 208
Epidermiszellen 108
Epilepsie 171
Epithelgewebe 165, 168
Epithelzellen 108
Ergrauen 189
erhöhte Blutsenkung 77
Erkältung, chronische (Fall) 83
Erkrankungen
–, allergische 190
– des rheumatischen Formenkreises 173
Ernährungsgewohnheiten, Grundregeln 42 f.
Erschöpfung
–, Therapie 101
–, unterschiedliche Formen 101
Erschöpfungszustände 189
Erste Hilfe 75, 77
Erstverschlimmerung 28, 216
Eustachische Röhre 88
exaktere Mittelbestimmung 29
Existenzanalyse 41
Exsudate 85, 87

F

fachkundige Begleitung 51
Fallbeispiel
– Akne 154

- Arthrose 142
- Asthma 115
- Augen, tränende 141
- –, trockene 141
- Beine, offene 105, 162
- Bettnässen 164
- Blähungskoliken 126
- Blutsenkung, erhöhte 82
- Cellulitis 186
- Diarrhö 164
- Einschlafstörungen 125
- Eisenmangel 83
- Ekzem, brennendes 141
- Erkältung, chronische 83
- Fettstoffwechselstörung 105
- Finger, gequetschter 82
- Fußschweiß 179
- Gase, abgehende stinkende 163
- Geheimratsecken 178
- Gichtanfall, akuter 152
- Globusgefühl 125
- Grippe, schwere 105
- Halsschmerzen 185
- Hände, rissige 60
- Harndrang 142
- Hautgrieß 93
- Heuschnupfen 115, 143
- Hörsturz 84
- Kahlköpfigkeit 178
- Knochenschmerz 72
- Knochenstärkung 74
- Krampfzustände 126
- Leistenbruch 176
- Lymphknoten, chronisch geschwollene 154
- Menstruationsbeschwerden 61
- Mitesser 154
- Morgenmuffel 125
- Muskelzuckungen, unwillkürliche 178
- Nase, verstopfte 186
- Nasenpolypen 144
- Neurodermitis 115
- nicht schwitzen können 143
- Nierensteine 73
- Periode, extrem starke 61
- Pigmentierung, unregelmäßige 116
- Pilzinfektionen, rezidivierende 153
- Plattfuß 59
- Prüfungsangst/Lernschwäche 106
- Reaktionen, allergische 73
- rheumatische Beschwerden 152
- Säugling, „spuckender" 154
- Schmerzen, krampfartige 126

- Schwellung Scheidenausgang 176
- Schwerhörigkeit 94
- Schwindelanfälle 107
- Spange 61
- Speiseröhrenbeschwerden 142
- Trigeminusbeschwerden 106
- Unterleibsschmerzen 177
- Verbrühung 143
- Verschleimung, chronische 93
- Vitiligo 116
- Verstopfung 163
- Völlegefühl 116
- Warzen 163
- Weißfleckenkrankheit 116
- Zahnschmerzen 72
- Zahnspange 61
- Zähne, lockere 60
Faltenbildung 169
Fasern, elastische 54
Faserproteine 89
Fast Food 42
Faszien 57
Fäulnisbildung im Darm 133
Feichtinger, Paul 21
Fetogenese 69
Fettabbau 149
Fettsäuren 43
Fettstoffwechsel 97
Fettstoffwechselstörung (Fall) 105
Fibrinogen 86
Ficksches Gesetz 13
Fieber 75, 77
-, hohes 101
Finger, gequetschter (Fall) 82
Fingernägel 56
-, Pflege 175
Flecken
-, blaue 176
-, hektische 124
Fleisch 10
Flexibilität 58
Fließfähigkeit, Blut 85
Frankl, V.E. 41
Frühschwangerschaft 137
Funktelefon 48
Funktionsmittel/-stoffe 8, 217
Fußbäder 210
Füße
-, geschwollene 162
-, kalte 141
Fußschweiß 169
- (Fall) 179

G

Gallenflüssigkeit 97
Gallensekretion 159
Gap junction 14, 65, 68
Gase, abgehende (Fall) 163
GBA – Gesellschaft für Biochemie nach Dr. Schüßler und Antlitzanalyse 23
Gebiss 45
Geburt 32, 95, 100
Geburtswehen 121
Gefäßbindegewebe 76
Geflechtknochen 167
Gefühle leben/wahrnehmen 91
Gefühlsnerven 100
Geheimratsecken (Fall) 178
Gehirn 99
Gehirnstoffwechsel 189
Gehirntätigkeit 188
Gehörgang 172
Gelenke 135
Gelenkknacken 141
Gemütsverstimmungen 102
Geräuschempfindlichkeit 176
gereizte Nerven 171, 175
Geruchssinn 137
Geschmack, Mineralstofftabletten 217
Geschmackssinn 137
Gesetz des Minimums 6
Gesicht 30
Gesichtshaut
-, Falten 29
-, Färbungen 29
-, Glanz 29
-, Strukturen 29
-, Veränderungen 29
gesunder Tagesrhythmus, unterstützende Maßnahmen 47
Gesundheit und Krankheit 28
Gesundheitsprophylaxe 30, 32, 41, 53
Gewebe, bradytrophe/kapillararme 134
Gewebeelastizität 54
Gewebeneubildung 97, 103
Gewebewachstum 64
Gewichtsverlust 189
Gewürze 217
Gicht 151, 173, 175, 183 f., 188
Gichtanfall, akuter (Fall) 152
Gier nach Mineralstoff 196, 201
Glaskörper 134
glatte Muskulatur 120

Gleichgewichtsorgan 76, 79, 172
Gleichgewichtssystem 172
Globusgefühl (Fall) 125
Glucosehaushalt, Regulation 155
Glück 173
Glykogenese 155
Grauer Star 135
Grippe, schwere (Fall) 105
Grundregeln, Ernährung 43
Grundsatz
–, biochemischer 26
–, homöopathischer 26
Grundsubstanz 181

H

Haare 56, 170
Haarwachstum 170
Haarwasser, biochemisches 211
Hahnemann, Samuel 17
Halsschmerzen (Fall) 185
Halswirbelsäule 54
Handbäder 210
Hände
–, geschwollene 162
–, kalte 141
–, rissige (Fall) 60
Handy 48
Harmonie 174
Harndrang (Fall) 142
Harninkontinenz 160
Harnsäure 145 f., 173
Haut 55, 90, 136, 168
–, Aufbau 208
–, juckende 120, 162
–, Querschnitt 208
Hautabschuppungen 109
Hautanhangsgebilde 168 f.
Hautausschlag
–, grünlich/gelbgrünliche Absonderungen 157
–, nässender 157
Hautgrieß (Fall) 93
Hautjucken 120, 162
Hautpflege 207
Hautpigmentierung 111
Heilpraktiker 22
Heiße Sieben 117 f.
–, Zubereitung 118, 196
heißes Wasser u. Mineralstofftabletten 217
Heißhunger 152

–, Mehlspeisen 146
–, Saures 146
–, Süßspeisen 146
hektische Flecken 124
Helicobacter pylori 137
Hering'sche Regel 111, 203
Herpes-Infektion 158, 161
Hersteller 217
Herz, Beruhigung 63, 68
Herzmuskel 100
Herzmuskelgewebe 121
Herzrasen 188
Herzstärkung 104
Heuschnupfen 140
– (Fall) 115, 143
Hickethier, Kurt 29
Hierarchie des Körpers s. Körperhierarchie
Hohlmuskel 121
Homöopathie – Biochemie, Zusammenhänge/Unterschiede 28
homöopathischer Grundsatz 26
Homöopathisches Arzneibuch (HAB) 27, 195
Hornhaut, Auge 55
–, übermäßige Bildung 207
Hornstoff 55
Hörsturz 79 ff.
– (Fall) 84
Hunger auf Schokolade 118, 124
Hydrogencarbonat-System 36
Hyperemis gravidarum 137
Hyperurikämie 173
Hypovolämie 134

I

Immunsystem 68, 75, 77, 148
–, Stärkung 189
Impfungen 88, 92
Impulsübertragung, Zelle 117 f.
Infekte 77
Inkontinenz 160
Insektenstiche 92, 139
Insulin 112
Insulinmangel 112
Internationale Verbreitung der Biochemie 20
Interstitium 156
Interzellularsubstanz 86
Ionenkanäle 14

J

Jadeverband 20
Jet-Lag 190
Juckreiz 157
–, heftiger 188

K

Kaffee u. Mineralstoffwirkung 216
Kahlköpfigkeit (Fall) 178
Kalium muriaticum 85
kalte Hände/Füße 141
Karnovsky, Morris 14
Kartoffelstärke 195
Katarakt 135
Katarrhe 108
Kehlkopf 67
Keratin 55
Kieferentwicklung 45
Kinder, Mineralstoffe für 199
Kindheit 64
K^+-Kanäle 14
Kleinkinder 199
Knochen(gerüst) 56, 122, 167
Knochenabbau 9
Knochenaufbau 65
Knochengewebemodellierung 53
Knochenschmerz (Fall) 72
Knochenstärkung 174
– (Fall) 74
Knochenstoffwechsel 65
Knorpelgewebe 135, 167
Knorpelstärkung 175
Koch, Robert 17
Kochsalz 128
Kochsalzzufuhr, überhöhte 130
Kohlendioxid 36
Kohlenhydrate 37, 43, 149
Koliken 117, 121, 189
Kompressen 210
Konsequenzen für die Anwendung 15
Konstitution 21
–, individuelle 9
Konstitutionsmittel 190
Konzentrationsfähigkeit 78
Konzentrationsunterschiede 14
Kopfhaut 136
Kopfschmerzen 77

Kopfschuppen 141
Korium 169
–, Lederhaut 208
Körperhierarchie 33 f., 202, 207
Körperhüllen, schützende
–, Aufbau 56
Kosmetik 31
Kost, vollwertige 44
Krampfadern 92, 148, 151
Krämpfe 117, 121
– (Fall) 126
Kräuter 217
Krankheitsprozesse, entzündliche 75
Kropf 188

L

Lactase 217
Lactose, Wirkung auf die Zähne 199, 217
Lactoseintoleranz 200
Lähmungsgefühl 100
Lampenfieber 124
Langerhansche Inseln 112, 159
langfristige Einnahme 34
Lebenseinstellung 47
Lebensmittelempfehlungen
–, Erweiterungsstoffe 319
–, Mineralstoffe 315 ff.
Lebensqualität IX
Lebensweise 209
Leber 110, 158 f.
Leberentlastung 39
Leberstoffwechsel 37
Lebertätigkeit 108
Lecithin, Aufbau 96
Leichtverdauliches 44
Leistenbruch (Fall) 176
Leistungsfähigkeit 78
Leitfähigkeit der Nerven 170
Leukozyten 87
Licht – Luft – Bewegung 46
Lichtempfindlichkeit 176, 189
Liebig, Justus von 6
Linse, Versorgung 134
Lipiddoppelschicht 13
Logotherapie 41
Lufthunger 110, 114
Lutschen 196
Lymphdrüsenmittel 150
Lymphe 122

Lymphknoten, chronisch geschwollene (Fall) 154

M

Magen 133
–, Übersäuerung 39 f., 140
Magen-Darm-Beschwerden 149
Magensäure 40
Magnesiumstearat 195
Makromineralien 8
Mandelentzündung 183, 185
Marathonläufer, Krampfungszustände (Fall) 126
Maßnahmen, gesundheitsfördernde, Beratung IX
Melaninbildung 111
Melaninhaushalt 189
Membrandepolarisation 14
Meniskus 167
Menstruationsbeschwerden (Fall) 61
mentholhaltige Zahnpasta 216
Metallausleitung 140
Metalllöffel 196, 218
Metallvergiftungen 188
Mikromineralien 8
Mikroorganismen 137
Mikrowelle, Nahrungszubereitung 44
Miktionsstörungen 155, 160
Milchbildung 92
Milchfluss 169
Milchsäure 39, 145 ff.
Milchzucker, Wirkung auf die Zähne 199, 217
Mindestdosierung 15 f.
Mineralien, lebensnotwendige 15
Mineralstoffanwendung, Tiere 217
Mineralstoffbäder 210
Mineralstoffdeckung
–, Ernährung, ausgewogene 217
–, Gewürze 217
–, Kräuter 217
Mineralstoffdefizit
–, ausgeprägtes 15
–, Ausgleich 27
Mineralstoffe
–, Aufnahme 10
–, ausscheidungsfördernde 204
–, Bedeutung für den Körper 4
–, basische 147
–, Dosierung zu niedrig 217
–, Einsatz XI
–, extra- und intrazellulär 8
–, falsche 217
–, Funktion XI
–, Resorption 38
–, schleimbildende 110
–, Verhältnis zueinander 7
–, Wirkungsbereich XI
Mineralstoffhaushalt, Regulierung 9
Mineralstoffspeicher, angegriffener 15
Mineralstofftabletten, Bestandteile 195
Mineralstoffverarbeitung, Verbesserung 8
Mineralstoffzufuhr
–, hochdosierte 7
–, regelmäßige 10
Mitesser 150
– (Fall) 154
Mittelbestimmung, exaktere 29
Mittelohrentzündung 183
Mittelwahl 26
Moleküle 13, 27
–, Vereinzelung X, 4
Moleschott, Jacob 18, 96
Morgenmuffel 120
– (Fall) 125
morning sickness 137
motorische Fehlentwicklung 46
– Nerven 100
Mundgeruch 104
Mundschleimhaut 4, 10
Muskelfasern 54
Muskelgewebe 100
Muskelkater 108, 111
Muskelzellen 75
Muskulatur 67, 99
–, glatte 120
–, Sauerstoffversorgung 79
–, willkürliche 122
Muttermilch, Regulierung der Menge 138

N

Nägel 56, 170
Nägelbeißen 120
Nahrungsergänzung 45
Nahrungsmittel
–, basenbildende 39
–, veränderte Bedürfnisse 203
Na^+-Kanäle 14
Na^+/K^+-Pumpe 14, 131

Narbenpflege 103
Nase, verstopfte (Fall) 186
Nasenpolypen (Fall) 144
Nebenhöhlenentzündung 185
Nebenwirkungen 28, 216
Nekrose 98
Nerven 67, 99
–, gereizte 171
–, Leitfähigkeit 170
–, vasomotorische 99
–, vegetative 119
Nervengewebe 97
Nervenschmerzen
–, Differenzierung 120
–, Therapie 120
Nervenschwäche 102
Nervenstärkung 104
Nervenstoffwechsel 97
Nervenzellen 96, 171
Netzhaut, Versorgung 134
Neubildung von Gewebe 97, 103
Neuralgien 148
Neurodermitis 109
– (Fall) 115
Neutralisierung überschüssiger Säuren 63, 68
Nexus 14
nicht schwitzen können (Fall) 143
Niere 132
Nierenfunktion 36
Nierensteine (Fall) 73
Nierenstoffwechsel 40
Normovolämie 134

O

Obstipation 140, 159
Ödeme, Abbau 156
Odontoblasten 63, 168
offenes Bein 157
–, (Fall) 105, 162
Ohren 79
Organuhr 197
Osmose 131
Osteoporose 65, 189

P

Pankreas 112, 160
Parasympathikus 47, 67
–, Stärkung 63
Passivität 46
Pasteur, Louis 17
Periode, extrem starke (Fall) 61
Persönlichkeitsaufbau 69
Pflege der Haut 207
Phosphat-Puffersystem 36
Phosphatzufuhr, massive 10
pH-Wert 35
–, Blut s. Blut-pH-Wert
–, Darm 160
–, Stuhl 38
Pickel 150
– (Fall) 154
Pigmentierung
–, der Haut 111
–, unregelmäßige (Fall) 116
Pilzerkrankungen 151
Pilzinfektion, wiederkehrende (Fall) 153
Plattfuß (Fall) 59 ff.
Postpartale Psychose 189
Potenzen, Auswahl 16
Potenzierungsstufen 10 f.
Präparate, alternative IX
primäres Defizit 32
Proteinat-Puffersystem 36
Prüfungsangst/Lernschwäche (Fall) 106
Psyche, Unterstützung 102
psychische Konflikte 51
psychisches Wohlbefinden 47
Pubertät 64, 66

R

Radikale, freie 5
Rauchen 114
Räuspern 188
Reaktionen auf Mineralstoffeinnahme 28
–, häufige 205
–, Durchfall 216 f.
–, Kopfschmerzen 216
–, seltenere 206
–, Verstopfung 216
Regeneration 65
– des Körpers 47

Regenerationsbeschwerden 53
Regenerationskraft 97
Regulierung des Mineralstoffhaushalts 9
Reiz oder Substitution 26
Reizüberflutung 47
Restless legs 171
Revel, Jean-Paul 14
Rheuma 151, 173, 175, 183 ff., 188
rheumatische Beschwerden (Fall) 152
rheumatoide Arthritis 189
richtige Ernährung 42 f.
Ruhemembranpotential 14

S

Salzsäure 133
Sauerstoff 78
Sauerstoffversorgung, Gewebe 75, 79, 109
Säugling 198
–, „spuckender" (Fall) 154
Sauna 209
Säureabbau 145
Säure-Basen-Haushalt 132
Säureflecken 204
Säuren, Neutralisierung 68
Schadstoffausleitung 189
Schadstoffbelastung 157
Schamesröte 124
Schilddrüsenfunktionsstörungen 188
Schilddrüsengewebe 168
Schlacken 157, 209
Schlaf 47
Schlafmischung 71, 124
Schlafplatzhygiene 47
Schlafstörungen 188, 190
Schleimabsonderung
–, verminderte 136
–, vermehrte 136
schleimbildende Mineralstoffe 110
Schleimhaut 90, 109, 183
Schleimhauthypertrophie 69
Schluckauf 121
Schmerzen 121
–, klopfende 77
–, krampfartige (Fall) 126
–, pochende 77
Schmiermittel 195
Schock 181, 185
Schokoladenhunger 118, 124
Schönheitsmittel, biochemisches 168

Schöpwinkel, D. 21
Schulkopfschmerz 54
Schulz, Hugo 21
Schuppenflechte 109
Schüßlerbund 20
schützende Körperhüllen, Aufbau 56
Schwangerschaft 45, 53, 64 f., 95, 100, 128
–, erstes Drittel 137
–, schlechte Versorgung 32
–, zweites Drittel 138
Schwangerschaftserbrechen 137
Schweiß 165
Schweißabsonderung 149
Schweißbildung 134 f., 169
–, riechende 175 f.
–, starke 176
Schwellungen 88
–, entzündliche (Fall) 176
Schwerhörigkeit (Fall) 94
Schwerverdauliches 44
Schwimmbadwarzen (Fall) 163
Schwindel 80
Schwindelanfälle (Fall) 107
Sehgrube 172
Sehkraft 55
Sehnen 54
Selbstmedikationsmarkt IX
Semmelweis, Ignaz 17
Sensorik 172
Sinneshaare, Ohr 172
Situationen, akute
–, Mineralstoffbedarf 16
Sitzbad 210
Skrofulose 122
Sodbrennen 133
Sonnenallergie 158, 162
Sonnenbrille 176
Spange, Zähne (Fall) 61
Spannung 47
Spätschwangerschaft 138
Speichelbildung 92, 132, 140
Speicheldrüsen 89
Speiseröhrenbeschwerden (Fall) 142
Spiegel i. Schlafraum 48
Sportler 122
Sportlermischung 81, 124
Sprühlotionen 211
Spurenelemente 5, 9
Stärkung, konstitutionelle X
Steinbildung 9, 68, 148, 151
Stillen 88
–, Regulierung der Milchmenge 138

Stimmband 54
stinkender Schweiß 175 f.
stoffarmes Wasser 203
Stoffaustausch, intra- und extrazellulär 13
Stoffwechselabbauprodukte 109, 157, 180
Stress 47, 102
Stromkabel 48
Stuhl-pH-Werte 38
Subkutis, Unterhaut 208
Substanzen, ausscheidungspflichtige 155
Substitution 23, 26
Substitutionstherapie 27
Sympathikus 47, 95, 99

T

Tablettierhilfsstoffe 195
Talgdrüsen 89, 150, 170
Talgproduktion 150
Tastsystem 172
Tee, schwarzer u. Mineralstoffwirkung 216
Teilbäder
–, Herzprobleme 210
–, hoher Blutdruck 210
–, Kreislaufprobleme 210
Theosophie 41
therapeutisches Vorgehen (Homöopathie –
    Biochemie) 28
Thermoregulation 135
Tiere, Mineralstoffanwendung 217, 221
Tinnitus 79
Totenasche 18
Transport, aktiver 14
Trigeminusbeschwerden (Fall) 106
Trigeminus-Nerv 137
Tropfen 211

U

Übelkeit 80
– am Morgen 137
Überdosierung 15
Überdrehtheit 101
übermäßige Zufuhr 4
Übersäuerung
–, akute/chronische 147 ff., 173
–, des Magens 140
Überschüssige Säuren, Neutralisierung 68

Übersichtstabellen 305 ff.
Ulcus cruris 157
Umklammerung anderer Menschen 184
Umweltbelastungen 209
Unglehrt, H. 21
Unterleibsschmerzen (Fall) 177
Unterschenkelgeschwür 157
Unterstützung der Psyche 102

V

vasomotorische Nerven 99
vegetatives Nervensystem 119
Verband biochemischer Vereine für das Deutsche Reich 20
Verbrennungen 136
Verbrühung (Fall) 143
Verdauungsbeschwerden 155
Verdauungsdrüsen 89
Verdauungsstörungen 112
vergessene Einnahme 201
Verhältnis der Mineralstoffe zueinander 7
Verletzungen, akute 75, 77
Verjüngungsmittel 169
Verkäsung 122
Versandapotheken X
Verschleimung, chronische (Fall) 93
Versorgung, medizinische IX
verstopfte Nase (Fall) 186
Verstopfung 140
– (Fall) 163
Verwertungsstörungen 4, 10
Virchow, Rudolf 17
visuelles System 172
Vitalität 7, 42
Vitamine 4, 22
Vitiligo 114, 189
– (Fall) 116
Völlegefühl (Fall) 116

W

Wachstumsprinzip 7
Wachstumsschübe 64
Wadenkrämpfe 71
Wangenzuckungen (Fall) 178
Warzen 161 f.
– (Fall) 163

Waschungen 210
Wasser
-, Aufnahme 131
-, Ausscheidung 131, 155
-, heißes 217
-, Kanäle 131
-, kohlendioxidarmes 203
-, stoffarmes 203
Wasserbedarf 44 f.
Wasserfass nach Hickethier 6
Wasserqualität 44
Weinerlichkeit 102
Weisheitszähne 45
Weißfleckenkrankheit 114
Weizenstärke 195
Wickel 211
willkürliche Muskulatur 122
Wirkmechanismus 7
Wirkungseintritt 216
-, Dosierung zu niedrig 217
-, falsche Mineralstoffe 217
wissenschaftliche Ergebnisse
- Erkenntnisse 51
-, Überhöhung 7
Wohlbefinden, psychisches 47

Z

Zähne 56, 65 f., 122
-, lockere (Fall) 60
-, Milchzucker 217

-, Pflege 45
Zäpfchen 211
Zahnbein, Aufbau 63, 167 f.
Zahnfisteln 168
Zahnfleischbluten 104
Zahngesundheit 175
Zahnpasta, mentholhaltige 216
Zahnschmerzen (Fall) 72
Zahnspange (Fall) 61
Zahnzement 168
Zellbiologie X
Zelle, Ultrastruktur 11 f.
Zellerhaltung 97
Zellforschung 3, 318
Zellkern 12
Zellmembran 13, 119
Zellschutz 119
Zellstoffwechsel 97, 148
Zellteilung 63 f., 127, 130
Zelltod 68, 98
-, programmierter 64
Zell-Zell-Kanäle 14, 65, 68
Zementoblasten 168
Zuckungen 175
-, Augenlider 171
-, Beine 171
-, Mundwinkel 171
-, Wangen 171
Zuckungen, Wangen (Fall) 178
Zufuhr, übermäßige 4
Zwerchfellkrampf 121
Zwischenwirbelscheiben 167
Zytoplasma 11